看護のための
クリティカルケア場面の問題解決ガイド
基礎からわかる臨床に活かす倫理調整

監修
一般社団法人
日本クリティカルケア看護学会

編集
江川幸二・山勢博彰

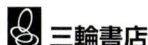
三輪書店

執筆者一覧

●監修
一般社団法人 日本クリティカルケア看護学会

●編集
江川　幸二　神戸市看護大学急性期看護学分野教授
山勢　博彰　山口大学大学院医学系研究科教授

●執筆（五十音順）
明石　惠子　名古屋市立大学看護学部教授
阿部美佐子　大阪市立大学医学部附属病院看護部，急性・重症患者看護専門看護師
伊藤　聡子　神戸市立医療センター中央市民病院看護部，急性・重症患者看護専門看護師
伊藤　伸子　青森県立中央病院看護部，急性・重症患者看護専門看護師
井上　和代　高知赤十字病院看護部教育担当師長，急性・重症患者看護専門看護師
井上　昌子　東北大学病院看護部，急性・重症患者看護専門看護師
宇都宮明美　聖路加看護大学准教授
江川　幸二　神戸市看護大学急性期看護学分野教授
大江　理英　大阪警察病院看護管理室，急性・重症患者看護専門看護師
雄西智恵美　徳島大学大学院ヘルスバイオサイエンス研究部教授
北村　愛子　大阪府立泉州救命救急センター看護部総看護師長
木下　佳子　NTT東日本関東病院副看護部長，急性・重症患者看護専門看護師
樽松久美子　北里大学病院救命救急センター，急性・重症患者看護専門看護師
黒田　裕子　北里大学看護学部教授・学部長，北里大学大学院クリティカルケア看護学教授
小島　朗　名古屋大学医学部附属病院看護実践力支援室，急性・重症患者看護専門看護師
後藤　順一　社会医療法人河北医療財団河北総合病院看護部，急性・重症患者看護専門看護師
佐々木吉子　東京医科歯科大学大学院保健衛生学研究科先端侵襲緩和ケア看護学分野准教授
佐藤　憲明　日本医科大学付属病院高度救命救急センター看護師長，急性・重症患者看護専門看護師
菅原　美樹　札幌市立大学看護学部准教授
高見沢恵美子　大阪府立大学看護学研究科教授
多田　昌代　小田原市立病院看護部，急性・重症患者看護専門看護師
立野　淳子　山口大学大学院医学系研究科講師
田村富美子　聖路加国際病院救命救急センターナースマネジャー，急性・重症患者看護専門看護師
中村　美鈴　自治医科大学看護学部教授，自治医科大学大学院クリティカルケア看護学教授
能芝　範子　大阪大学医学部附属病院看護部，急性・重症患者看護専門看護師
比田井理恵　千葉県救急医療センター看護局，急性・重症患者看護専門看護師
平尾　明美　神戸市看護大学急性看護学分野講師
藤野　智子　聖マリアンナ医科大学病院看護部クリティカルケア統括管理師長，急性・重症患者看護専門看護師
森田　孝子　横浜創英大学看護学部教授・学部長
山勢　博彰　山口大学大学院医学系研究科教授
山勢　善江　日本赤十字九州国際看護大学看護学部教授
山本小奈実　前山口大学医学系研究科保健学科，急性・重症患者看護専門看護師

序

　先進的で高度な医療の発展の恩恵を受け，人々の生命および生活の質がめざましく高められていく一方で，臓器移植，脳死，安楽死，虐待，難治疾患など，基本的人権を擁護することの困難さや複雑さをはらむ倫理的課題への対応は，日々後を絶たない状況がある．

　医療専門職にとって倫理的課題と真剣に向き合うことの必然性は，おそらく時代のいかなる変遷によっても避けて通ることのできない重大事項であり，医療専門職にはその責務がある．

　救命救急センターや集中治療室などを中心とするクリティカルケア領域では，他領域に比して多くの倫理的な課題に直面し，そして倫理調整を実施していると考えられる．しかし，わが国では"倫理""医療倫理""看護倫理"を取り扱った書物は多いが，クリティカルケア領域に特化した出版物はなかった．

　本書は，そのためクリティカルケア領域の倫理調整に焦点を当てている．制作にあたっては，一般社団法人日本クリティカルケア看護学会が本書の監修を行い全面的に支援した．執筆者はすべて学会会員である．

　また執筆者には，急性・重症患者看護専門看護師などの資格をもって現場で高度な実践をしている看護師が多くを占めている．したがって臨床家としての視点が濃厚に反映されており，倫理調整で困っている現場の看護師には最適で極めて有用な内容となっている．

　本書はPart 1からPart 4までの4部構成とした．

　Part 1は，倫理調整のための基礎知識を取り上げた．まずクリティカルケア領域に限定せずに基盤となる理論・概念・モデルといった基本的な内容を取り上げた．そのうえで，クリティカルケア領域における患者・家族・看護師の倫理的課題を取り上げた．

　Part 2は，コミュニケーション技法，カウンセリング技法，危機介入，ストレスマネジメントなど倫理調整場面で困らないためのスキルを取り上げた．

　Part 3は，倫理調整の実際として，患者・家族を対象とした異なる課題の10事例と，医療者を対象とした異なる課題の5事例をもとに，具体的に解説した．

　最後には，Part 4としてクリティカルケア領域の看護師に役立つ倫理的行動のための基準をおさめた．

　本書の編集の任をとっていただいた江川幸二先生と山勢博彰先生には，企画の段階から全体の編集に至るまで短期間に取り組んでいただき，心よりお礼を申し上げる．また，32人もの執筆者の入稿から編集まで，たいへん丁寧で粘り強い着実な編集作業に携わっていただいたニイ編集室の新居功三氏には頭が下がる思いである．感謝申し上げたい．

　最後になったが，本書の出版を快く受諾していただいた三輪書店の青山智社長のおかげで本書を刊行できた．心より感謝申し上げる．

　2013年9月

　　　　　　　　　　　　　　一般社団法人日本クリティカルケア看護学会代表理事　黒田裕子

目次

Part 1. 倫理調整のための**基礎知識**

第 *1* 章 倫理とは，倫理調整とは何か
- 1　倫理　………………………………………… 江川幸二　2
- 2　倫理調整　…………………………………… 江川幸二　5

第 *2* 章 倫理的課題を解決するための基盤となる理論・概念・モデル
- 1　倫理原則　…………………………………… 木下佳子　7
- 2　インフォームド・コンセント　…………… 明石惠子　11
- 3　ケアリング　………………………………… 平尾明美　17
- 4　アドボカシー　……………………………… 江川幸二　24
- 5　責務　………………………………………… 森田孝子　32
- 6　協働　………………………………………… 森田孝子　38
- 7　意思決定　…………………………………… 黒田裕子　45

第 *3* 章 クリティカルケア領域における患者・家族の倫理的課題
- 患者・家族の倫理的課題と看護介入　……… 高見沢恵美子　52

第 *4* 章 クリティカルケア領域における看護師の倫理的課題
- 看護師の倫理的ジレンマ　…………………… 山勢善江　62

Part 2. 倫理調整場面で困らないための**スキル**

第 *1* 章 倫理的問題を明確にし解決の方向性を決定する
- 事例分析の方法　……………………………… 木下佳子　70

第 *2* 章 倫理調整が必要な対象者とかかわるための基本的スキル
- 1　コミュニケーション技法　………………… 菅原美樹　76
- 2　カウンセリング技法　……………………… 佐々木吉子　82
- 3　危機介入　…………………………………… 山勢博彰　88
- 4　ストレスマネジメント　…………………… 山勢博彰　93
- 5　グリーフケア　……………………………… 立野淳子　98
- 6　スピリチュアルケア　……………………… 北村愛子　106
- 7　社会資源の提供　…………………………… 雄西智恵美　114
- 8　意思決定支援　……………………………… 伊藤聡子　120

第3章 倫理調整に必要な医療チーム内調整のための方法
1　医療チーム調整 ……………………………… 田村富美子　125
2　倫理カンファレンス ………………………… 北村愛子　130
3　看護倫理教育 ………………………………… 佐藤憲明　138

Part 3. 倫理調整の実際

第1章 患者・家族を対象とした倫理調整
1　終末期患者と家族 …………………………… 立野淳子　146
2　脳死患者の臓器移植に戸惑う家族 ………… 後藤順一　153
3　治療中止を訴える家族 ……………………… 能芝範子　159
4　必要以上の治療を要求する家族 …………… 小島 朗　167
5　自殺企図患者 ………………………………… 藤野智子　174
6　初療で突然死した患者の家族 ……………… 比田井理恵　179
7　児童虐待 ……………………………………… 井上和代　188
8　家族のサポートがない患者 ………………… 大江理英　198
9　家族間での意思の相違 ……………………… 山本小奈実　205
10　治療を拒否する患者 ………………………… 樽松久美子　211

第2章 医療者を対象とした倫理調整
1　主治医と看護師の方針の対立 ……………… 多田昌代　220
2　ベッドコントロールにおける倫理的問題 … 伊藤伸子　225
3　看護師間の価値観の相違へのかかわり …… 阿部美佐子　233
4　看護師の非倫理的行為 ……………………… 井上昌子　238
5　研究における非倫理的行為 ………………… 中村美鈴　245

Part 4. 倫理的行動のための基準
看護師が倫理的行動をとるための基準となるもの …… 宇都宮明美　254

索引・261
本書に出てきたカタカナ用語・252
本書に出てきた欧文と略語・260

編集協力：新居功三
表紙カバーデザイン：齋藤久美子（kum design）

Part 1

倫理調整のための
基礎知識

第1章 倫理とは，倫理調整とは何か
  1 倫理 …………………………………… 2
  2 倫理調整 ……………………………… 5

第2章 倫理的課題を解決するための基盤となる理論・概念・モデル
  1 倫理原則 ……………………………… 7
  2 インフォームド・コンセント ……… 11
  3 ケアリング …………………………… 17
  4 アドボカシー ………………………… 24
  5 責務 …………………………………… 32
  6 協働 …………………………………… 38
  7 意思決定 ……………………………… 45

第3章 クリティカルケア領域における患者・家族の倫理的課題
  患者・家族の倫理的課題と看護介入 ……… 52

第4章 クリティカルケア領域における看護師の倫理的課題
  看護師の倫理的ジレンマ ………………… 62

Part 1. 倫理調整のための基礎知識

第1章　倫理とは，倫理調整とは何か

1　倫理

江川幸二

倫理とは

「倫理」とは，ある集団での決まりごとや守るべき秩序であると定義づけることができる．つまり，私たちが日常的にさまざまな行動をするときに，無意識のうちに「倫理」はその判断基準として用いられているのである．

たとえば自動車事故にあって出血している人がいたら，医療に直接かかわりのない人間だったとしても，私たちはその人を助けるために，自分にできることはないかと考えるだろう．また看護師ならば，考えるよりも先に，とっさの救護活動をするかもしれない．

これは，私たちが「人の命は尊いものである」という考えを普段からもっており，それに基づき「人の命を助ける」という行為は，「善いこと」「正しいこと」であると判断しているからだ．

このように，私たちが社会の中で何らかの行為をするときに，これは「善いことか」「正しいことか」と判断する際の根拠になるものが「倫理」である．

「倫理」には，上記の「人の命は尊いものである」のように，普遍的に人間として守るべき秩序のようなものもある．しかし，特定の集団がもつ性質によって，微妙に変化するものでもある．したがって「看護倫理」「医療倫理」「企業倫理」「技術者倫理」「公務員倫理」などの言葉があり，集団ごとに遵守すべき秩序，つまり「倫理」が異なるのである．

倫理と道徳との違い

前述の倫理の定義を見ると，「道徳」とどう違うのかという疑問が生じてくる．

「道徳」は，広辞苑では「ある社会で，その成員の社会に対する，あるいは成員相互間の行為の善悪を判断する基準として，一般に承認されている規範の総体」とあり，また「倫理」は「実際道徳の規範となる原理．道徳」と記載されている．

この意味を見る限りでは，「倫理」と「道徳」は，ほぼ同じもので，言い換えても問題ないと考えられる．

表1　法と倫理・道徳の相違点

法	倫理・道徳
「〜してはならない，すべきではない，するな」という「禁止的性格」をもつ	「〜すべき，せよ」という「推奨的性格」をもつ
「法律」という形をとって，行為者の「外側」から行為を規制する	内面的な「良心」という形で，行為者の「内側」から行為を規制する
国家権力によって遵守することを強制され，それに反すれば社会的制裁が加えられる	行為者の自律によって主体的に遵守される．それに反しても法的な制裁は課せられない．ただしガイドラインや倫理綱領という形態を取る場合，それを制定している組織（学会や協会など）から「除名」されるなど，社会的な名誉の喪失を伴うこともある

板井孝壱郎（2003）．臨床倫理学を考えるための基礎事項．福井次矢・浅井篤・大西基喜編，臨床倫理学入門（p.148）．医学書院．より一部改変のうえ許可を得て転載

しかし「道徳」は個人や家族などの小集団に用いられることが多く，「倫理」は個々人の関係から社会に至るまで，より広範に用いられることが多いようだ．そのため，「道徳」は日常生活における行動の基準であり，医療現場における治療の方向性などの判断基準として用いられることは少ないと考えられる．

たとえば，私たちは多くの場合，日常生活で「真実を伝える」ことは道徳的に正しい行為であると考えている．しかし看護師は医療現場という職域集団内において「真実を伝える」ことが常に正しい行為であると考えているだろうか．

真実を伝えることによって，逆に相手を傷つけてしまうようなケースでは，「真実を伝えない」ことによって，「相手に危害（この場合は精神的危害）を与えない」ことを優先させることもあるだろう．

このように道徳的な行為は，医療現場においては必ずしも常に正しいとは限らないのである．

倫理と法との違い

前述したように，「倫理」や「道徳」は秩序や規範といった意味を含んでいるが，秩序や規範を定めた「法」と，「倫理」や「道徳」とは何が違うのだろうか．

「法」は，広辞苑によると「社会生活維持のための支配的な（特に国家的）規範」とされ，「道徳」は「法律のような外面的強制力を伴うものでなく，個人の内面的な原理」と記載されている．

これらから考えても「倫理」や「道徳」は，外的強制力を伴わない個人の内面的・自律的なものであり，「法」はそれを犯したときの罰則規定もあることから，外的強制力を伴うものであるという違いがあることがわかる（**表1**）．

臨床実践における「倫理」の活用

以上のことから，医療現場で看護師が直面するさまざまな倫理的問題は，「法」や「道徳」が解決してくれるものではなく，「その場面において，どのような行為が最

善であるか」という「倫理」によってしか解決することができないことがわかるだろう．

それも前述したように，一般的な倫理ではなく，看護という職域集団に特有の「看護倫理」によってのみ解決が可能になるのである．

このように臨床実践における倫理的問題を解決するためには，看護師個々が「どのような行為が正しいのか」についての規範や秩序を内面的にしっかりともっておく必要がある．それがなければ，目の前の医療現場で生じている現象が倫理的に問題あるのかどうか気づけなくなってしまい，問題解決の糸口を見出すこともできなくなる．

ICN（International Council of Nurses，国際看護師協会）や日本看護協会が，看護師の倫理綱領を定めているが，これらは「法」のように外的強制力や拘束力をもつものではない．しかし，看護の使命と目的を明確に示し，そこから看護師が守るべき倫理的な価値や義務を導きだしている．これらを参考にして，あくまでも看護専門職として自律的に自らの看護実践を内省し，内的価値としての規範を身につけていくことが，臨床実践に「倫理」を活用するうえで最も必要なことである．

文 献

福井次矢・浅井篤・大西基喜編（2003）．臨床倫理学入門．医学書院．
日本看護協会（2013）．看護倫理．http://www.nurse.or.jp/rinri/basis/index.html（2013年5月5日閲覧）

第1章　倫理とは，倫理調整とは何か

倫理調整

江川幸二

倫理調整とは

　日本看護協会によると，倫理調整とは「個人，家族及び集団の権利を守るために，倫理的な問題や葛藤の解決をはかる」ことであるとし，これを専門看護師の6つの役割の1つとして位置づけている（日本看護協会，2013）．

　しかし，看護の対象となる人々の権利を守り，倫理的問題や葛藤の解決をはかることは，専門看護師だけの役割ではない．日本看護協会の「看護者の倫理綱領」の第1条から第6条までは「人々に看護を提供する際に看護職が守るべき倫理的な価値と義務を表している」と明記されている（日本看護協会，2003）．

　具体的には，人間としての尊厳及び権利の尊重，対象となる人々への平等な看護の提供，信頼関係に基づく看護の提供，人々の知る権利及び自己決定の権利の尊重と擁護，守秘義務の遵守と個人情報の保護，対象となる人々が危険にさらされている場合の保護と安全確保の6つである（日本看護協会，2003）．

　これらはいずれも，専門看護師だけが守るべき倫理的な価値や義務を記したものではなく，看護師なら誰でもが守るべき内容として提示されていることを忘れてはならない．

倫理調整の具体像

　倫理調整という用語だけでは，「倫理」の何をどのように調整するのかが，まったく見えてこない．日本の専門看護師のモデルになった米国のAPN（advanced practice nurse）の役割をみると，そこにあがっているのは倫理的意思決定（ethical decision making）という表現である．

　したがって倫理調整とは，倫理的意思決定を行い，倫理的問題を解決に導くことであると考えることができる．

　医療や看護の現場では，①患者と家族の間での意見の相違および専門職種の間での意見の相違から生じる倫理的問題，②医療の進歩に伴う生命倫理上の問題，③真実の告知に関する倫理的問題など，数多くの倫理的問題が日常的に生じ得る．

また，どの倫理原則を優先させることが患者・家族にとって真の利益になるのかの判断が非常にむずかしい場面がある．ある倫理原則を優先させることが，他の倫理原則をないがしろにすることになり，本当にそれでよいのかと倫理的ジレンマを感じるのである．

倫理的意思決定プロセス

　こうした倫理的問題や倫理的ジレンマについて，①十分な情報収集による状況のアセスメントを行い，②問題を明確化し，③目標設定や行動計画を立案し，④それを実施し，⑤評価するという一連の問題解決技法を用いた倫理的意思決定プロセスのモデルが数多く提唱されている．トンプソン（Thompson, J. E., Thompson, H. O.）のモデル，ジョンストン（Johnstone, M. J.）のモデル，RESPECTモデルなどがそれに当たる．また，ナラティブアプローチを用いて価値の対立やその意味するものを当事者間で語ることにより認め合い，そこから解決の糸口を見出そうとするフライ（Fry, S. T.）のモデルなどがある．

　しかし，こうした倫理的意思決定プロセスのモデルを用いることで，容易に倫理的問題が解決できるわけではない．患者の状況の違いにより，倫理的問題にどのように取り組むべきかが変わる．また意思決定をする人や看護師，あるいは他の関係する人々の価値観によっても取り組みかたは異なるのである．

　フライは「"正しい"決定に到達するための間違いのない公式を提供するわけではない．看護実践に，倫理的決断のレシピはない．それぞれの看護師が倫理的決断に至るまでの過程に看護師自身の倫理的知識，価値観や人生経験，認知能力，道徳的感受性，論理的能力，道徳的直感を用い，それに従って行動するのである」と述べている（Fry & Johnstone, 2008/片田・山本，2010）．

　まさに倫理調整（倫理的意思決定）は，個々の看護師が自己のすべてをかけて取り組む必要があり，正しいではなく，よりよい解決方法を見いだすものであるといえる．

文　献

Fry, S. T., & Johnstone, M. J.（2008）/片田範子・山本あい子訳（2010）．看護実践の倫理―倫理的意思決定のためのガイド（p.76）　第3版．日本看護協会出版会．
日本看護協会（2013）．専門看護師．http://nintei.nurse.or.jp/nursing/qualification/cns（2013年5月5日閲覧）
日本看護協会（2003）．看護者の倫理綱領．日本看護協会．http://www.nurse.or.jp/nursing/practice/rinri/pdf/rinri.pdf（2013年5月5日閲覧）

Part 1. 倫理調整のための基礎知識

第2章 倫理的課題を解決するための基盤となる理論・概念・モデル

倫理原則

木下佳子

倫理原則とは

ここでいう「倫理原則」とは，ケア提供者のケアに臨む姿勢や行動の基盤となるものである．看護師が臨床実践のなかで，判断に困ったとき，何が正しいのか迷ったとき，考えを整理するために有用である．

医療倫理としては，1979年に医学研究をする際の基本的倫理原則として，人格の尊重・善行・正義の3原則が示された（ベルモントレポート，米国の被験者の保護のための国家委員会による報告書）．ここから医療全般に適用できる倫理原則が検討され，①自律尊重の原則，②無害の原則，③善行・恩恵の原則，④正義の原則の4原則（ビーチャムとチルドレスによる4原理，1979）が提唱されてきたのである（高崎・山本，2009）．

フライは，倫理原則を「すべてのヘルスケア実践にとって普遍的に重要である」としており，看護実践にとって重要な倫理原則として，善行，正義，自律，誠実，忠誠の5つをあげている（Fry & Johnstone, 2008/片田・山本，2010）．

以下，看護倫理の5つの原則について，それぞれみていこう（表1）．

表1　看護倫理の5原則

①善行の原則 beneficence	その人にとって善いこと・有益なことを考えて行い，害になること・不利益になることを行わないこと
②正義の原則 justice	利益と負担が患者たちのなかで公平・公正に配分されること
③自律の原則 autonomy	自ら選択した計画にそって自分自身の行動を決定すること
④誠実の原則 veracity	真実を告げる，うそを言わない，あるいは人をだまさない義務のこと
⑤忠誠の原則 fidelity	人のコミットメントしたことに対して誠実であり続ける義務のこと．守秘義務や約束を守ること

Fry, S. T., & Johnstone, M. J. (2008)/片田範子・山本あい子訳 (2010). 看護実践の倫理—倫理的意思決定のためのガイド　第3版 (pp. 28-33). 日本看護協会出版会. より作成

看護倫理の5原則

善行の原則

　善を行う「善行」と「恩恵」，害を避ける「無害」の原則とを合わせて1つになっている原則である．この原則に従うことは，その人にとって善いこと・有益なことを考えて行い，害になること・不利益になることを行わないことを意味する．

　しかし臨床では，この原則を完全に守ることがむずかしい場面がある．たとえば呼吸不全の患者に呼吸状態を改善することを意図して人工呼吸器を装着するが，そのことは患者に苦痛をもたらすし，人工呼吸器関連肺炎（ventilator associated pneumonia：VAP）や人工呼吸器関連肺傷害（ventilator associated lung injury：VALI）といった合併症ももたらす．つまり，呼吸状態の改善という「善」を期待して人工呼吸器を装着することにより，患者の苦痛や合併症といった「害」をもたらすことになる．

　この場合，医療者は，患者の「善」が最大になり，「害」が最小になるように努力をすることになる．また予想される「害」より，もたらさられる「善」（利益）が大きいときに，人工呼吸器装着といった選択がなされることになる．

　また，何を「善」とするか，患者，家族，医療者で考えかたが異なることがある．たとえば手術をすることが延命につながり，それを善とする家族と，術後の苦痛を考え「もう苦しみたくない」と延命を望まない患者との間でジレンマが生じることがある．1人の患者のことを考えても，それぞれの立場，状況，生きかた，信念などで「善」とするものが異なるのである．

　人間には，本来，自分と他者は同じように考え，同じものに価値をおいているという考えかたと，自分と他者は別々の存在であり，異なった価値をもち，異なった考えを尊重するという考えかたが共存している．人間関係の親密さや距離により，このどちらかが強調されることになる．

正義の原則

　看護師は自分のしている患者にとって適正かつ公平なヘルスケア資源の配分とは何かを決定しなければならない（Fry & Johnstone，2008/片田・山本，2010）．マンパワーや医療器材，病床数，医療費などといった医療資源には限りがある．その資源を公平に（分け隔てなく平等に恩恵が与えられるように），また公正に（誰もが納得できるルールにのっとり）分配されることが必要である．

　多くの看護師が，この公平な資源の分配で日々悩まされている．たとえば夜間，2人の看護師で勤務しているときに，1人の患者がナースコールを頻繁に押したとき，その患者への対応により，多くのケアを必要としている患者のそばにいけないことにジレンマを感じることがある．これは，看護師のケア量という医療資源が，

必要としている患者に公平に分配されていないことによって起こる．さらに，1人の患者がナースコールを頻繁に押すという状況（他の患者は遠慮しているかもしれない）は，ケアの分配に公正なルールをもってなされていないと考えられ，ジレンマとなる．

自律の原則

人を自律した個人として尊重することは，個人的な価値観や信念を基本に彼らの選択を認めることである（Fry & Johnstone, 1994/片田・山本, 2010）．つまり患者は，自分の信念や，おかれた状況に応じて，自らの意思で治療方針やケアの選択を行うべきであり，そのような意思決定ができない患者に対しては，それを擁護しなければならない．

かつては「まな板の上の鯉」と自らの状況を語る手術前の患者や「おまかせします」と医師の考えに従う患者が多くみられたが，このようなパターナリズム（父権主義）ではなく，自らの状況や今後の方向性，選択肢，その結果の善し悪しをよく説明され，患者自身が納得したうえで，患者自身が治療法を選択し，決定していくという考えかたが尊重されてきている．

日本語では説明と同意と訳されているインフォームド・コンセントの考えかたは，この原則がもとになっている．

また，自律の原則を語るときに，自己決定をするのは患者自身であることが望ましいが，家族の意思と食い違ったときに，誰の意思を尊重することがよいのか葛藤する場面がよくある．患者と家族だけではなく，患者・家族と医療者の考えが異なることも往々にしてある．

従来は，患者自身の考えが尊重されるべきとされていたが，残された家族の思いも尊重されるべきである．家族も当事者であると考え，かかわるすべての人の意思を尊重し，合意のうえで決定していくべきとするシェアード・デシジョン・メーキング（shared decision making）という考えかたが主流になっている．意識障害患者や重度の認知症の患者，小児などの場合は，当事者自身による意思決定がむずかしい状況もあるためである．

誠実の原則

真実を告げる，うそを言わない，あるいは人をだまさない義務のことである（Fry & Johnstone, 1994/片田・山本, 2010）．

正直であることは，人間として当然のことであるが，臨床においては，これが時に患者にとって害をなすことと懸念され，守られないこともよくある．がんの病名告知においては，患者ががんであることを知ることにより，生きる望みを失うという害をこうむることが懸念され，患者本人に病名を知らせないということが起こり得る．

忠誠の原則

人のコミットメントしたことに対して誠実であり続ける義務のことである．忠誠の範囲に通常含まれるコミットメントは患者と看護師の間の信頼関係に内在する義務である．守秘義務や約束を守ることである（Fry & Johnstone, 2008/片田・山本, 2010）．

これも人間として当然の道徳的事柄であるが，守秘義務や約束を守ることにより，当事者や第三者に害が加わることが予想されるときにも守るべきなのかというジレンマが生じる．

臨床倫理原則

清水は，臨床の医療現場は社会のなかで成り立っているものであり，ケアの社会化を加えた臨床の倫理原則として，次の3つをあげている（清水，2010）．

　P1：相手を人間として尊重する
　P2：相手にできる限り大きな益をもたらすことをめざす
　P3：社会的視点でも適切であるようにする

この倫理原則の前提には，「同」の倫理と「異」の倫理がある．「同」の倫理とは，自分と相手とは同じ価値観をもつということであり，「異」の倫理とは，自分と相手の価値観は異なり，それを尊重する（干渉しない）というものである．

「相手を人間として尊重する」ことは，ケア的態度で相手に接する「同」と，相手の自律（意思）を尊重する「異」を含んでいる．

「相手にできる限り大きな益をもたらすことをめざす」は，相手の益が自分の考えるものと同じこと（同）を期待することが多いが，最善はそれぞれにとっての善（異）とみることとも考えられる．それは，医療者，患者，家族の間柄の距離に応じても異なってくる．

「社会的視点でも適切であるようにする」は，医療が社会的なしくみとして成り立っていることを考える必要性である．選択しようとしている医療行為が第三者や社会に害をもたらさないか，不公平をもたらさないかを考えることである．

倫理的ジレンマを解決するとき，前述した看護倫理の5つの原則で考えるとともに，社会のなかでの適切さという視点から，その判断を検討することが必要である．

文　献

Fry, S. T., & Johnstone, M. J. (2008)/片田範子・山本あい子訳（2010）．看護実践の倫理―倫理的意思決定のためのガイド　第3版（pp. 28-33）．日本看護協会出版会．
清水哲郎（2010）．生命と環境の倫理（pp. 181-200）．放送大学教育振興会．
高崎絹子・山本則子編（2009）．看護ケアの倫理学―生活健康科学プログラム　第1版（p. 52）．放送大学教育振興会．

第2章 倫理的課題を解決するための基盤となる理論・概念・モデル

2 インフォームド・コンセント

明石惠子

インフォームド・コンセントとは

インフォームド・コンセント（informed consent）とは，information（情報・説明）に基づくconsent（同意・承諾）である．本来，あらゆる契約に適用される概念であるが，特に医療行為や治験，研究などにおいて，対象者がその内容について十分な説明を受けて理解したうえで，自分の意思に基づいて同意することを意味する．

インフォームド・コンセントの概念は1970年代に日本に導入された（松井，2004），今では安全な医療の提供に必要不可欠な概念である．病院機能評価（日本医療機能評価機構）の評価の要素としても患者・家族への説明と同意が随所にみられる．

また，インフォームド・コンセントは，①相互参加，②良好なコミュニケーション，③相互的な尊重，そして，④共同でなされた意思決定を特徴とした出会いから成り立つ（Jonsen, Siegler, & Winslade, 2002/赤林・蔵田・児玉，2006）．すなわち，医療上の問題をもつ患者と専門家である医療従事者が同等な立場で信頼関係を築き，共同して患者の医療上の問題を解決していく過程の基礎となるものである．

インフォームド・コンセントの原則

医療におけるインフォームド・コンセントは，①自律尊重，②善行，③無害という3つの倫理原則（図1）に支えられている（赤林，2005）．

自律尊重の原則

自律尊重の原則とは，自律的な患者の意思決定を尊重することである．人には，自らの価値観や信念，規範に沿って行動する自由がある．その治療を受けるのか，受けないのか，患者は自らの意思によって決定する．医療従事者は，この患者の意思決定を助け，患者の下した決定に従う．

善行の原則

善行の原則とは，患者に利益をもたらすことである．患者にとっての利益は，健

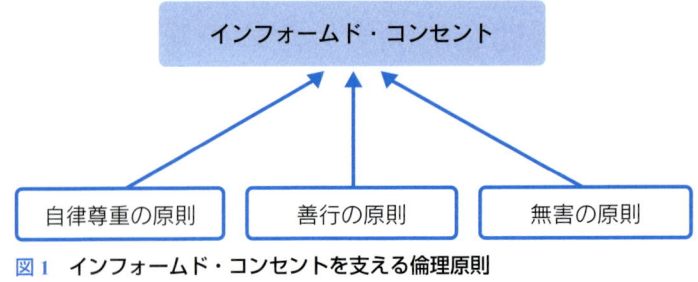

図1　インフォームド・コンセントを支える倫理原則

康の増進，疾病の予防，病気の治癒，苦痛の除去，延命，QOL向上などである．心理状態の安定や欲求の充足といった側面の利益も考えられる．また，客観的な視点で利益を判断することもある．医療従事者は，このようなさまざまな患者の利益を考慮する必要がある．

無害の原則

　無害の原則とは，患者に危害を及ぼさないことである．患者にとっての最悪の危害は，意図的あるいは過失に基づく死であろう．また，医療行為に伴って苦痛や不快が引き起こされたり，能力が奪われたりすることも危害である．医療従事者は，十分に注意を払って，患者への危害を回避する必要がある．

インフォームド・コンセントの成立要件

　医療におけるインフォームド・コンセントが成立するためには，次の4つの要件が必要である（赤林，2005）．

患者に同意能力があること

　同意能力には，理解力と判断力が含まれる．すなわち，医療従事者からの説明の内容や意味を正しく理解し，その治療を受けるかどうかを自らの価値観と照合して冷静に，理性に基づいて判断できる能力である．
　一般に健康な成人であれば同意能力はあるとみなされ，昏睡状態や乳幼児の場合は同意能力がないとみなされる．しかし，未成年や高齢者，精神障害や認知機能障害の患者などでは，どの程度の同意能力があるのか判断がむずかしい．また，代謝障害や薬物中毒によって意識レベルが低下している場合，感情が不安定な場合なども，同意能力の判断はむずかしく，慎重な対応が必要である．

患者へ十分な説明がなされること

　患者が受ける医療に同意するためには，事前に十分な説明がなされていなければならない．その説明とは，患者が適切な意思決定をするために必要かつ十分な情報でなければならない．医療従事者は，患者のおかれた状況や理解力を把握し，患者

のニーズに応じた説明をする必要がある．すなわち，専門用語を使用した一方的な説明ではなく，医学的知識の少ない患者であっても，自らの病状や治療を正しく理解できるようなわかりやすい説明が必要である．また，一度に説明する情報の量や内容，順序，説明の時期や回数，説明時の同席者なども考慮する必要がある．

そして，インフォームド・コンセントにおいて説明すべき事項として，次の5つがあげられている（赤林，2005）．
- 患者の病名・病態．
- これから行おうとしている医療の内容，性格，目的，必要性，有効性．
- その医療に伴う危険性と発生率．
- 代替可能な医療とそれに伴う危険性および発生率．
- 何も医療を施さなかった場合に考えられる結果．

患者がその説明を理解すること

患者が受ける医療に同意するためには，医療従事者からの説明を正しく理解していなければならない．これは，個別の患者に応じて，その患者が理解できるような説明がなされていることを前提としている．しかし，たとえば突然の発病や事故，複雑な医療や危険性の高い医療，患者がまったく予想していなかった病状や予想よりも悪い病状，患者の信仰に反する治療など，患者が理解したり，納得したりするのがむずかしい事柄もある．このような場合，医療従事者は，患者の感情の表出を促してそれを受けとめたり，可能な限り時間をかけたりして，患者の理解が進むようにかかわることも必要である．

患者が自発的に同意すること

患者の同意は，自発的なものでなければならない．患者が強制されて同意した場合は，同意とみなされない．また，医療従事者からの説明が不十分であったり，有益性のみを強調したりした場合も，有効な同意とはみなされない．

以上の要件より，インフォームド・コンセントは患者を中心としていることがわかる．十分な説明を受けた患者が，それを理解して自発的に同意するのである．そのため医療従事者は，患者の同意能力（理解力と判断力）を判断したうえで，それにふさわしい方法でわかりやすく説明する必要がある．そして，その基盤として患者と医療従事者との間に信頼関係が必要である（図2）．

しかし，表1のような場合は，上記の要件を満たすことができず，患者によるインフォームド・コンセントが免除される．

なお，患者の同意能力の判断がむずかしいことは，すでに述べたが，患者に同意能力がないと判断される場合は，患者の価値観を最も反映できる代諾者（代理意思決定者）が患者の代わりに同意することになる．また，クリティカルケア看護領域では，救急患者・意識障害患者・薬物による鎮静療法中の患者などの治療方針の決

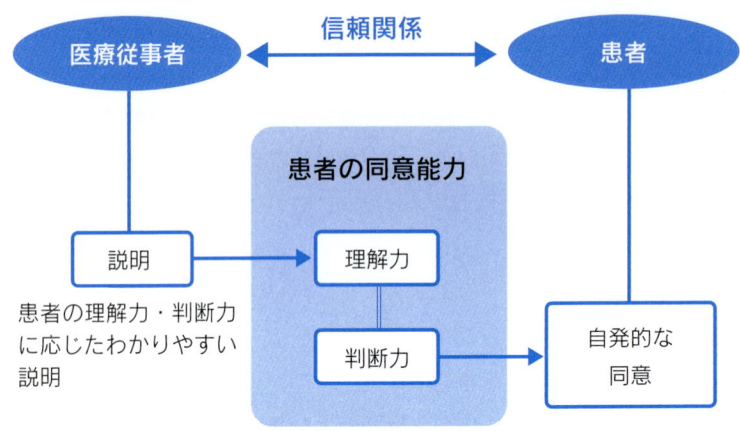

図2　インフォームド・コンセントの概要

表1　インフォームド・コンセントが免除される場合

①患者の生命が危険にさらされ，即座に医療を施さなければならない場合
②感染症患者の隔離や自傷他害の恐れのある精神障害患者の措置入院などの強制措置
③患者に同意能力がないと判断された場合
④患者が説明を受けることを拒否したり，自発的に同意することを拒否したりした場合

定や，緊急入院などで患者の背景がわからない状況での説明など，インフォームド・コンセントの要件が満たされないことが多い．そのようなときは，患者の自律尊重，善行，無害の原則に沿った倫理的な対応が必要とされる．

看護師に求められるインフォームド・コンセント

インフォームド・コンセントにおける看護師の責務

　インフォームド・コンセントは，医師のみならず，すべての医療従事者の責務である．医療法にも「医師，歯科医師，薬剤師，看護師その他の医療の担い手は，医療を提供するに当たり，適切な説明を行い，医療を受ける者の理解を得るよう努めなければならない」（第一条の四）と述べられている．治療に関するインフォームド・コンセントは医師の責務であるが，他の医療従事者も，それぞれの責務に応じて，患者が理解し，自ら意思決定ができるよう，適切な説明をしなければならない．また，医療従事者は医療行為を行う前に患者からインフォームド・コンセントを得ていなければならず，それを得ないで医療行為を行えば，行った医療行為に過誤がなくても，その医療従事者は損害賠償責任を課せられる可能性がある（赤林，2005）．

　インフォームド・コンセントに関する看護師の責務は，「看護者の倫理綱領」（日本看護協会，2003）に述べられている．第1条には，自己決定の尊重と，そのための情報の提供と決定の機会の保障に努めることが示されている．第3条には，看護

2．インフォームド・コンセント

表2　看護師に求められる実践能力と卒業時の到達目標（案）

看護師の実践能力	構成要素		卒業時の到達目標
I群　ヒューマンケアの基本的な能力	A　対象の理解（略）		
	B　実施する看護についての説明責任	4	実施する看護の根拠・目的・方法について相手に分かるように説明する
		5	自らの役割の範囲を認識し説明する
		6	自らの現在の能力を超えると判断する場合は，適切な人に助言を求める
	C　倫理的な看護実践	7	対象者のプライバシーや個人情報を保護する
		8	対象者の価値観，生活習慣，慣習，信条などを尊重する
		9	対象者の尊厳や人権を守り，擁護的立場で行動することの重要性を理解する
		10	対象者の選択権，自己決定を尊重する
		11	組織の倫理規定，行動規範に従って行動する
	D　援助的関係の形成（略）		
II群　根拠に基づき，看護を計画的に実践する能力（略）			
III群　健康の保持増進，疾病の予防，健康の回復にかかわる実践能力（略）			
IV群　ケア環境とチーム体制を理解し活用する能力（略）			
V群　専門職者として研鑽し続ける基本能力（略）			

看護教育の内容と方法に関する検討会報告書（厚生労働省，平成23年2月28日）より抜粋

は対象となる人々との間に築かれる信頼関係を基盤として成立すること，その信頼を得るために，自らの実践について理解と同意を得るための説明を行い，実施結果に責任をもつことが示されている．

また，看護師の説明責任は「看護教育の内容と方法に関する検討会報告書」（厚生労働省，2011）にも明確に示されている．この報告書は，看護師に求められる実践能力として5つの能力を設定し，それぞれの構成要素と看護基礎教育卒業時の到達目標を示すものである．具体的には，看護師の実践能力「I群　ヒューマンケアの基本的な能力」の構成要素として「B　実施する看護についての説明責任」が示され，到達目標として実施する看護や自らの役割の範囲を対象者に説明することがあげられている．また，構成要素の「C　倫理的な看護実践」においては，対象者の選択権，自己決定を尊重することもあげられている（表2）．

インフォームド・コンセントへの看護師のかかわり

看護師には，医師が行う診療に関するインフォームド・コンセントの調整的役割と，看護師自身が提供する看護サービスのインフォームド・コンセントが求められる．

● 診療に関するインフォームド・コンセントの調整的役割

病状説明や治療方針，検査や治療の方法など診療に関するインフォームド・コンセントは，医師から患者に説明され，患者がそれを理解し，同意することによって成り立つ．この過程において，看護師は調整的な役割を果たすことが求められる．

具体的には，まず患者の病状や心理状態を把握するとともに，医師の治療計画を理解し，インフォームド・コンセントが必要と思われる時期や内容を判断し，患者

や家族と医師との間の調整を行う．また，インフォームド・コンセントの場に同席し，①医師の説明は妥当で，患者にとってわかりやすい内容であるか，②医師の説明内容を患者が正しく理解できているか，③患者は自分の気持ちや価値観を医師に伝えているか，などを客観的に観察する．

　医師の説明によって，患者の不安が高まる場合もあるため，心理状態にも注意する必要がある．そして，患者が自分の意思で治療方法を選択し，決定できるように支援し，患者の下した判断・選択が最善の決断であることを認め，それを支持する．

● 看護サービス提供に関するインフォームド・コンセント

　看護サービス提供におけるインフォームド・コンセントは，日常業務として行っている看護実践の一連の過程で，その段階ごとに十分な説明を行い，患者および家族の理解を得る必要がある（瀬賀，2004）．

　具体的には，まず，アセスメントの段階では，患者から情報を得る際に，その目的と提供された情報の活用方法を説明し，承諾を得る．また，看護問題を抽出し，看護計画を立てる際には，問題とした根拠を説明したり，計画立案に患者の意思や選択を反映させたりして，目標や計画を患者と共有する．看護実践の段階では，1日のスケジュールや行う看護行為の目的・方法・期待する結果などを説明し，患者の同意を得てから実施する．さらに，評価のプロセスにも患者の参画を促す．

　しかし，高度救命救急センターに勤務する看護師を対象としたインフォームド・コンセントへのかかわりの実態調査（川村，2011）では，医師からの説明への同席80.2％，医師からの説明後の患者の理解の確認80.5％，看護計画の患者への説明36.6％，看護計画についての患者の同意26.1％と報告されている．看護計画の患者への説明や同意が実際にどのような内容を指すのかわからないが，看護サービスの提供における説明や同意が少ないという実態が示された．

　看護師は，看護行為を実施する際に，たとえ意識のない患者であっても，常に声をかけながら実施している．これは，インフォームド・コンセントとはいえないかも知れないが，患者の自律性を尊重し，患者に利益をもたらし，危害を及ぼさないという倫理原則に沿った看護につながるものであろう．

文　献

赤林朗編（2005）．入門・医療倫理Ⅰ（pp. 141-169）．勁草書房．
Jonsen, A. R., Siegler, M., & Winslade, W. J. (2002)／赤林朗・蔵田伸雄・児玉聡監訳（2006）．臨床倫理学―臨床医学における倫理的決定のための実践的なアプローチ　第5版（pp. 60-66）．新興医学出版社．
川村未樹（2011）．クリティカルケア領域におけるインフォームドコンセントへの看護師のかかわりに関する実態調査．日本赤十字看護大学紀要，25，43-52．
厚生労働省（2011）．看護教育の内容と方法に関する検討会報告書．
松井英俊（2004）．インフォームド・コンセントの歴史的展開から得られた患者：医療従事者関係の検討．看護学統合研究，5（2），66-73．
日本看護協会（2003）．看護者の倫理綱領．
瀬賀裕子（2004）．看護職の説明すべき事項とは何か．看護，56（8），40-42．

Part 1. 倫理調整のための基礎知識

第2章 倫理的課題を解決するための基盤となる
理論・概念・モデル

3 ケアリング

平尾明美

ケアとケアリングの意味

　ケアリングという言葉は，日常的に臨床で聞くようにはなってきたが，まだ十分にその意味の理解を含めて浸透しているとは言いづらい．それに対してケアは，看護師が普段の会話でもよく使う身近な言葉の1つではないだろうか．

　ケア（care）は名詞として「心配，注意，配慮，世話」などの意味があり，自動詞としては「心配する，気づかう，世話をする，看護する」の意味がある．

　一方，ケアリング（caring）は名詞として「介護，思いやり，世話，福祉活動，やさしさ」の意味があり，形容詞としては「世話をする，面倒をみる，気づかう」の意味がある．これらから，ケアとケアリングは，言葉の意味としては本質的な差はないといってよいようだ．

　また，言語のもつ文化的要素の違いなどにもかかわらず，ケアとケアリングの概念には共通の認識がみられるという報告もあり（操，1997），ここで記すケアとケアリングは，紹介する理論家が意図していない限り，区別なく使用することとしたい．

看護師に望まれる3つの関心

　ナイチンゲール（Florence Nightingale）は『病人の看護と健康を守る看護』の中で，「看護師は自分の仕事に三重の関心を持たなければならない．ひとつはその事例に対する理性的な関心，そして病人に対するもっとも心のこもった関心，もうひとつは病人の世話と治療についての技術的（実践的）な関心である」と述べている（Nightingale，1893/薄井・田村・小玉，1974）．

　看護師のケアリングに対する姿勢には，この「関心」が伴い，19世紀のナイチンゲールの教えは，その後に発展した看護理論にも脈々と受け継がれている．

　しかし，現在のクリティカルケアの場における先進医療はキュア（cure）そのものであり，その場で働く看護師にはケアリングが存在しないか，存在できないかのように捉えられてしまうことがある．

　ハイテクノロジーの進化がめざましい現在，看護師は医療機器を監視することに

集中し，患者の存在そのものを見失うことがある．そして看護師は，高度医療と看護師としての役割にジレンマを感じている．

しかし，たとえクリティカルケアの場であっても，医療機器の先にある患者への関心を意識することで，ケアリングを育むことは可能なはずである．

ケアリングとは

メイヤロフ（Milton Mayeroff）は，その著書『ケアの本質』の冒頭で「一人の人格をケアするとは，最も深い意味で，その人が成長すること，自己実現することをたすけることである」といい，ケアをする経験，ケアをされる経験について述べ，ケアを受けることで自分自身や他者をケアできるようになり，「相手をケアすること，相手の成長を援助することによって，自分もまた自己実現する」という（Mayeroff, 1971/田村・向野, 1987）．

ここでいうケアは，単に相手に温かい関心を示し，手をさしのべるということではない．ケアをするためには多くの知識を得る必要がある．その人の求めにどう応えられるのか，ケアをする者としての力をどの程度もち得ているのかが問われる．その意味で，看護師は患者のためにと単に援助を行えばよいのではなく，ケアリングとなるような良質の方法を，広く知識として求め行わなければならないのである．

また，ここでいう知識は，机上だけで学びとれるものではない．実践的な知識として，経験から得ることのほうが大きいのである．この実践的な知識を得るためにも，ケアをされる経験，ケアをする経験を通して，意識的にケアリングを行うことが必要である．

メイヤロフは「私は他者を自分自身の延長と感じ考える．また，独立したものとして，成長する欲求を持っているものとして感じ考える．さらに私は，他者の発展が自分の幸福感と結びついていると感じつつ考える．そして，私自身が他者の成長のために必要とされていることを感じとる．私は他者の成長が持つ方向に導かれて，肯定的に，そして他者の必要に応じて専心的に応答する」という（Mayeroff, 1971/田村・向野, 1987）．つまり自分と他者は独立しているが，他者の成長にかかわり，自分自身のことのように関心をもつことで，他者のことを感じとることができ，そして他者の要求にもかかわることができるのである．ここでいう「感じとる」は他者を気づかうことができる感受性をもつことといえる．

看護におけるケアリング

ケアすることによって得られるもの

ケアリングについて，教育学者のノディングズ（Nel Noddings）は2つの特徴があるという（Noddings, 1984/立川・清水・新・林・宮崎, 1997）．

その1つは，他者の中に存在するものを受け入れながら，自分のエネルギーが他者の苦境や企図に向かって流れていくことを感じることである．

ケアリング関係にあるときには，エネルギーは他者へ流れていくだけではなく，ケアされる側からケアする側に肯定的な反応が返ってくる．そうすると，ケアする側にもエネルギーが湧いてくる．このことにより，ケアする看護師は行動がしやすくなるとともに，自然なケアリングが営まれやすい（表1）．

しかし，ケアされる側の患者からネガティブな反応が返ってくる，または反応が乏しいときには，看護師は自分のケアに自問自答を繰り返すか，そのことに無関心を装うことになる．

患者の反応がない中でケアを行う．このような状況では，看護師のエネルギーは枯渇しないまでも，消耗し続けていくことだろう．

クリティカルケア領域では，気管挿管や鎮静が必要な患者が多く，言語的な反応はほとんど得られない．しかし，ここでいう患者からの肯定的な反応は言語によるものだけではない．看護師は，明確なサインを出せない患者のわずかな表情の動き，まぶたや指先の動き，身体に現れる一瞬の動作なども「患者からのサイン」として読みとることができるのである（平尾，2003）．この能力は患者への専心性で得られるものである．

専心性は，ノディングズのいう，もう1つのケアリングの特徴である．ケアする人は専心（engrossment）と呼ぶ特別なしかたでケアされる人に注意を向けるのである．専心性により，看護師のエネルギーは枯渇することなく湧き出し，また患者へ注がれるのである．

看護におけるケアリングの多義性

ケアリングは，哲学，教育と，さまざまな分野で，その概念が用いられている．
看護においては，多くの欧米の看護理論家によって看護の中核概念であるとの認

表1 患者・看護師へのケアリングの結果

	ケアリングの結果 患者に対するケアリングに関する研究結果	ケアリングでない結果 患者に対する ケアリングをしないことに関する研究結果
患者	・情熱的/霊的な安寧（尊厳，セルフコントロール） ・身体的なヒーリング（healing）が高められる，生命が救われる，安全，もっと元気になる，より少ない経費ですむ，もっと安楽になる，喪失が少ない ・信頼関係がある，疎外感が少なくなる，家族関係がより親密になる	・恥をかかされた，ビックリさせられた，コントロールを失う，落胆，無力さ，疎外感，弱点，長引く悪い記憶 ・ヒーリングの低下
看護師	・情熱的/霊的な安寧/霊的遂行，満足，意思，感謝の感覚 ・誠実，充足感，全体性，自尊心を維持する ・自分自身の哲学を実践する ・生命と死の尊重 ・思慮深さ ・看護への愛情，知識を増やす	・無感覚 ・気にとめない ・抑うつ ・ビックリさせられる ・疲れ果てる

識を得ている．また，ケアリングによる「思いやり行動」は，看護師が行う行為すべてに必要である（Larson, 1986；Mayer, 1987）．

しかし，状況や場，かかわる人々によって解釈が変わり，理論家による定義においても，いまだ十分なコンセンサスが得られているとはいえない．

看護実践としてのケアリング

先に述べたメイヤロフによって『ケアの本質』が1971年に刊行された後，看護におけるケアリングの2つの有名な理論，レイニンガー（Madeleine M. Leininger）の「文化的ケア理論」（Leininger, 1978）と，ワトソン（Jean Watson）の「ヒューマンケアリング」（Watson, 1979）が発表された．

レイニンガー　レイニンガーは1978年に，ケアリングを「人間の条件や生活様式を改善・向上させる必要がある人，またはその必要性が予見される人に対して行われる援助，支持の行動，力を発揮させることにつながる行為および活動を意味する」と定義している（Leininger, 1992/稲岡, 1995）．

レイニンガーは，ケアと文化は分けることができないという．レイニンガーのいう文化とは，集団が習得し，共有し，伝達してできた価値観・信念・規範・生活様式である．ケアリングとは，その文化に調和する看護ケアとして，ケアの対象者を援助し，支持し，力を助長し，発揮させるために行われる活動または意思決定であるとした．

ワトソン　ワトソンは，1979年にケアリングを対人関係の中のみで実践できるものとし，ケアする相手をかけがえのない独自の存在として対応することで，ケアリングしている人は，相手の感情を察知し，相手の独自性を認識すると述べる（Watson, 1979）．

また，看護におけるヒューマンケアとは，感情，関心，心構え，人のためになりたいという願望といったものではないという．看護を道徳的理念からみた場合に，ケアといわれるものであって，そこにおいては人間的尊厳を守り，高め，維持することが目的とされるべきだとしている．

ワトソンによれば，ヒューマンケアリングは10のケア因子に基づく看護実践，すなわちプロセスからなり，そのケア因子は人間のニーズを充足するものである．さらにケアリングが看護実践の中心であり，道徳的理念であり，社会に対して看護がもつ責務であるとしている．

ベナー　1980年代に入って，ベナー（Patricia E. Benner）は，現象学的な方法でケアリングと看護実践の関連を研究した．ケアリングとは，感情や感覚といった感性だけではなく，患者の安寧を向上することを目的として，治癒過程の促進を請け負う看護行為そのものを示すとしたのである（Benner, 1984/井部, 1992）．

また，看護は「人を気づかい世話をする実践（caring practice）」の1つであり，そこで用いられる科学は人を気づかい責任を引き受けるという道徳的技能とその倫理によって統制されると述べ，さらにこの道徳的技能はあらゆる医療実践の第一原

表2 ケアリングの実践（Caring Practices）

目的：快適さと癒しを促進し，不必要な苦痛を防止する		
看護特性による専門知識（技能）の幅　要求にかなう ↕ エキスパート（熟達者）	レベル1	患者の通常のニーズに重点をおく 今後に予測されるニーズがない プロトコルに基づく標準的なケアを行う 安全な身体の環境を維持する 死亡を起こり得る結果と認める
	レベル3	患者および家族のわずかな変化に応じる 患者への個別的な配慮を保証する ケアリングの実践を患者および家族の特性を認識して調整する 患者・家族の環境を整える 死亡が許容できることと認める
	レベル5	患者および家族の変化とニーズを予測し認識する 患者・家族・コミュニティを認識して看護する 患者・家族のニーズにしたがう 危険を予測・回避し，患者・家族の全体の安全を促進する 重症/死の問題のある患者/家族の懸念を調整し，不安を解消する

American Association of Critical-Care Nurses（2013）．Nurse Competencies of Concern to Patients, Clinical Units and Systems. The AACN Synergy Model for Patient Care. http://www.aacn.org/wd/certifications/content/synmodel.pcms?menu=（2013年5月24日閲覧）より引用

理であるとする．

　表2に示したものはベナーらの考えを受けAACN（American Association of Critical-Care Nurses，米国クリティカルケア看護師協会）が示したcaring practiceの例である．caring practiceの示す看護活動は，心のこもった支持的で治療的な環境を患者とスタッフに対してつくり出す．その目的は安楽の増進，癒やし，不必要な苦痛の防止である．それは家族やヘルスケアスタッフを含むケア担当者（caregiver）の注意や関与，反応性を含むが，それに限られるものではないとしている．

　以上，代表的な看護理論家によるケアリングの見解をみてきたが，モースらは25人の理論化の定義について概念分析を行っている．その結果は，①人間の特性（自然な状態での人間存在），②道徳的な規範，③感情，④看護師―患者の人間関係（個人間の相互作用），⑤治療的な介入であった（Morse & Field，2003/野地，2012）．

　道徳的な規範は，徳（virtue）であり，患者にとっての善であり，人としての尊厳を守られることであり，この点でワトソンやベナーと同様である．なお，ケアリングの結果は，①患者の主観的体験，②患者の身体的反応，③看護師の主観的体験であることが明らかにされている（Morse & Field，2003/野地，2012）．

　以上の看護理論家の共通点として，第1にケアリングは普遍的なケアの実践行為であり，看護の本質であるということ，第2にケアリングは看護師と患者の相互関係によって成り立つものであること，第3にケアリングを理論化することは看護の発展とともに，ケアリングを実践する看護の社会に対してもつ責務であることである．

ケアリングと倫理性

　クリティカルケアの場面では非常に多くの倫理的判断を看護師は求められるが，それをケアリングの視点からみればどうなるだろうか．

　看護理論家たちは，ケアリングの倫理的側面についても言及している．ケアリングは他者との関係の中で人間としての尊厳，庇護・擁護や改善を特徴としており（Fry, 1989；Morse, 1990；Watson, 1988），クリティカルケア領域のケアリングでは，さらに死に直面すること，公平さが焦点となる（Benner, 2003）．ここには複数の意味の倫理が含まれているようである．

　ケアリングの倫理の主体とは，西欧の主流派倫理学における自立した個人ではなく，「関係性にある自己」（Kittay, 1999）である．すなわち，苦しむ者の呼びかけに応じる，という応答責任（responsibility）が看護師に課せられる．そこでは，患者と看護師の個別の関係がある．ケアする者は「感情にも耳を澄ませながら，文脈に応じて，1つ1つの状況の個別性に注意を払う」．そのことで看護師は患者の状況を改善し，尊厳を守らなければならない．クリティカルケアにおいては，特に患者は「不可避的に依存する者」であり，看護介入によって，はじめて尊厳を保つことができる存在である（Kittay, 1999）．

　一方で看護師は，ケアする者一般とは異なった面も併せもつ．それは専門職であり，現代の高度な医療に携わる者である，ということからくるものである．つまり，患者と1対1の人格的関係をもつと同時に，高度な知識・技術を駆使し，専門職としてチーム，さらには社会の一員として存在している．このことは，患者との間に，ある距離をもたらす．

　看護師は，一般的な原理，普遍的な知識・技術を個々の患者，状況に繰り返し適用する．その場では患者にとって，看護師はかけがえのない存在である一方で，チームの一員として考えるならば他の看護師と交替可能な存在でなければならない．

　前者を「我―汝」の二人称の関係，後者を「我―彼」の三人称の関係になぞらえることもできる（表3）．この2つの関係は時にせめぎあうことがある．看護師の行う観察を例にとるならば医療機器の監視に集中することで患者を見失うことが一例である．しかしその一方で，物言わぬ患者のバイタルサインに応答を読みとる場合など，この2つの関係が統合して，はじめて可能となる例もある．

　いずれにせよ，これらの間を往還することがクリティカルケア領域で看護師の倫理を形づくるということができるだろう．

表3　看護倫理の2面性

二人称	三人称
ケアする者	専門職
応答責任	説明責任
個別性	普遍性
直接性	間接性
一回性	反復性
個人	集団

文 献

American Association of Critical-Care Nurses (2008). AACN Scope and Standards for Acute and Critical Care Nursing Practice. American Association of Critical-Care Nurses. http://www.aacn.org/WD/Practice/Docs/130300-Standards_for_Acute_and_Critical_Care_Nursing.pdf（2013年5月23日閲覧）

Beeby, J. P. (2000). Intensive care nurses' experiences of caring. Part 2：Research findings. *Intensive Crit Care Nurs*, 6（3），151-163.

Benner, P. (1984)/井部俊子訳（1992）．ベナー看護論―達人ナースの卓越性とパワー．医学書院．

Benner, P. (2003). Current controversies in critical care. Reflecting on what we care about. *Am J Crit Care*, 12（2），165-166.

Chinn, P. L., & Kramer, M. K. (2004)/川原由佳里訳（2007）．チン＆クレイマー 看護学の総合的な知の構築に向けて．エルゼビア・ジャパン．

Fry, S. T. (1989). The role of caring in a theory of nursing ethics. *Hypatia*, 4（2），88-103.

平尾明美（2003）．急性期領域の看護師のケアリング体験．神戸市看護大学修士論文．

Kittay, E. F. (1999)/岡野八代・牟田和恵訳（2011）．ケアの倫理からはじめる正義論―支えあう平等．白澤社．

Larson, P. J. (1986). Cancer nurses' perceptions of caring. *Cancer Nurs*, 9（2），86-91.

Leininger, M. M. (1978). Transcultural Nursing：Concepts, Theories and Practices. John Wiley & Sons.

Leininger, M. M. (1992)/稲岡文昭訳（1995）．レイニンガー看護論―文化ケアの多様性と普遍性．医学書院．

Mayer, D. K. (1987). Oncology nurses' versus cancer patients' perceptions of nurse caring behaviors：a replication study. *Oncol Nurs Forum*, 14（3），48-52.

Mayeroff, M. (1971)/田村真・向野宣之訳（1987）．ケアの本質―生きることの意味．ゆみる出版．

McKinley, M. G. ed. (2007). Caring Practices, Acute and Critical Care Clinical Nurse Specialists：Synergy for Best Practices（pp. 155-181）．Saunders.

Morse, J. M. (1990). Qualitative Nursing Research：A Contemporary Dialogue. SAGE Publication.

Morse, J. M., & Field, P. A. (2003)/野地有子（2012）．モース＆フィールドの看護研究．日本看護協会出版会．

Nightingale, F. (1893)/薄井坦子・田村真・小玉香津子訳（1974）．病人の看護と健康を守る看護―ナイチンゲール著作集　第2巻．現代社．

Noddings, N. (1984)/立川義康・清水重樹・新茂之・林泰成・宮崎宏志訳（1997）．ケアリング―倫理と道徳の教育 女性の観点から．晃洋書房．

操華子（1997）．日本語文献と英語文献におけるケア/ケアリング概念の比較分析．聖路加看護学会誌，1（1），17-26.

Watson, J. (1979). Nursing：The Philosophy and Science of Caring. Little Brown & Company.

Watson, J. (1988). Nursing：human science and human care. A theory of nursing. NLN.

Part 1. 倫理調整のための基礎知識

第2章 倫理的課題を解決するための基盤となる理論・概念・モデル

4 アドボカシー

江川幸二

アドボカシーとは

「権利擁護」としてのアドボカシー

　アドボカシーとは，英語の"advocacy"の発音を，そのまま日本語にしたもので，本来「擁護」や「支持」などの意味をもつ言葉であるが，日本では一般に「権利擁護」の意味で用いられている．

　医療現場においては，アドボカシーは自らの権利を十分に行使することのできない患者の権利を代弁するという意味で用いられている．

　アドボカシーの定義としては，表1に示した日本看護科学学会看護学学術用語検討委員会が作成したものが参考になる（日本看護科学学会看護学学術用語検討委員会，2011）．これによると，アドボカシー（権利擁護）の中に「権利の保護・チェック」と「権利の行使と自律支援」という2つの役割が含まれていることが読みとれる．

　また，日本看護協会が2003年に公表した「看護者の倫理綱領」は，あらゆる場で実践を行う看護者を対象とした行動指針であり，また自己の実践を振り返る際の基盤を提供し，なおかつ看護の実践について専門職として引き受ける責任の範囲を，社会に対して明示するものである．その第4条には「看護者は，人々の知る権利及び自己決定の権利を尊重し，その権利を擁護する」と明記されている（日本看護協会，2003）．

　これは権利擁護，すなわちアドボカシーが看護師の専門職としての役割の1つであることを意味している．

表1　権利擁護（アドボカシー，advocacy）の定義

　権利擁護とは，一般に，擁護，代弁，支持という意味である．医療・福祉における権利擁護では，権利を侵害されやすい立場の人々の権利を保護・チェックする機能と，当事者の権利の行使と自律を支援する機能の側面をもつ．

日本看護科学学会看護学学術用語検討委員会（2011）．看護学を構成する重要な用語集（p.23）．日本看護科学学会．より許可を得て転載

法学用語との意味の違い

アドボカシーという用語は「権利擁護」という意味合いから，法学の分野でもよく用いられているが，法学では「権利の保護，保障，救済」などを示し，看護や福祉におけるアドボカシーとは微妙に異なるニュアンスが含まれている．具体的には「エンパワーメント」(empowerment)という用語と組み合わせることで，より看護や福祉におけるアドボカシーという用語のイメージが明確になるという（服部，2006）．

エンパワーメントは，社会で抑圧され意思決定への参加やその力を剥奪された人々が，自分自身や仲間の力で，あるいは他者の援助により，自意識を高め，意思決定への参画の力と機会を回復し，社会の承認を得ていくプロセスである．

看護や福祉におけるアドボカシーにも，このエンパワーメントと同様の連帯性に支えられた実践の1つのありかた，あるいはその技法という意味合いが含まれているのである．

アドボカシー概念の導入

アドボカシーは，元来，ソーシャルワークに関する文献で用いられてきた用語だが，1970年代初頭から，英語圏の看護論文に「患者の権利擁護」(patient advocacy)という用語が登場しはじめた．これをきっかけに，新たな看護の役割として注目を浴びるようになった．

その理由として，当時は「ヘルシンキ宣言」（世界医師会，1964年），「患者の権利章典」（米国病院協会，1973年）など，患者の権利に関連する宣言がされており，より権利擁護の重要性が着目されていたことと，看護におけるフェミニズム運動や職業的自律が唱えられ，アドボカシーを看護師の専門職倫理として位置づけようとしたことが相まったためと考えられる．

その後，1980年代に入り，看護理論家によるアドボカシー論の高まりにより，米国で看護師の教育カリキュラムにも組み込まれるようになった．しかし，看護師が患者の権利擁護を担うことに対して，その危険性など疑問を呈する声もあり（後述），大きな動きにはならなかった．

アドボカシー概念の多様性

看護において，アドボカシーという用語に何を意味づけようとするのかは，理論家によってさまざまであり，そのことが看護におけるアドボカシーの統一的理解を妨げる原因になっているともいわれる．実際，後述するように複数のアドボカシーの考えかた（アドボカシーモデル）がある．

服部は，このように多様な考えかたが提示されてきたのは「看護師がおかれてきた状況の複雑さ・困難さに起因する」と述べる（服部，2006，p.2051）．

つまり，看護師は法律や職場の内部規律にしたがい，なおかつ医師の指示を受け

患者に向き合い，診療の補助や療養上の世話を行う．そうした状況の中では，看護師が果たすことができる役割についての考えかたも多様となりがちで，アドボカシー概念の多様性につながっているというのである．

このようにアドボカシー概念が多様であることは，アドボカシーがどのような意味をもつものであるのか，また看護師がアドボカシー役割をどのように果たしていけばよいのかを考えるうえで，大きな混乱を招いているのである．

アドボカシーモデル

機能的モデル

提唱者 マリー・コーンク（Kohnke, M. F.）

概要 このモデルは，看護師として何を実践することがアドボカシーをすることになるのかという機能面に焦点を当てていることから機能的モデルと呼ばれる．

特徴 第1の特徴は，このモデルが個人には自己決定権があるという信念に支えられていることである．看護師が実践すべき役割機能として，患者に自己決定に必要な情報を提供すること，そして患者の自己決定を支援することであるとしている．つまり患者への情報提供と決定支援という実にシンプルな意味をアドボカシーとしてとらえている．

第2の特徴は，患者がどんな決断をしたとしても，その決定を擁護することである．

第3の特徴は，患者に対して偏見のない客観的情報を伝えることが重要であるとされる．そのため看護師には人間，社会，社会秩序に関する幅広い知識の獲得が求められている．

注意点 機能的モデルでは，患者がどんな決断をしても，その決定を擁護することが重要である．しかし，それは場合によっては危険で有害な事象をもたらすこともある．つまり，患者が「治療拒否」という自己決定をした場合，その決定を擁護することは患者の生命を守ることを善行とする看護師としての倫理的責務が果たせなくなるからである．

それを承知のうえでこのモデルは提唱されており，徹底した個人の自己決定権を尊重しようとする考えかたであることがわかる．

実存的モデル

提唱者 サリー・ガドウ（Gadow, S）

概要 ガドウは，看護の哲学的基盤にアドボカシーを据えるべきであると主張している．このモデルは，医療従事者の中でも，特に看護師だけが実行可能なアドボカシーのありかたを唱えている．

特徴 第1の特徴は，患者が自己決定する自由が，最も基本的で価値のあるものだという原則に基づくことである．「本人の利益のため」という善行の原則に基づい

て，個人の自己決定を侵害するパターナリズムの危険性を孕むアドボカシーとは一線を画する．

そのため，患者の利益を決定するのは，あくまで患者本人であり，看護師などの代理者でないことを強調している．だからといって，看護者は単に情報のみを提供して，後は患者が自由に自己決定すればよいという放任を認めているわけでもない．

では，看護師はどのように患者にかかわればよいのか．それが次にあげる，このモデルの第2の特徴である．

第2の特徴は，患者は自らが抱く独自の価値観全体と整合した決定を下すことによって，真の自己決定権を行使することができるため，看護師は患者がそうした真の自己決定ができるように支援することである．

患者は今直面している病や苦痛が，自身にとって，どのようなことを意味するのかを問い，それがわかることによって，はじめて治療法などの決定をすることができる．そのため患者の経験の意味づけが重要になるが，その作業は患者にとって容易ではない．看護師が全人格的に患者とかかわりをもち，その意味づけを支援するのである．

そうしたかかわりができるのは，患者の経験を最も理解していると考えられる看護師が理想的だ，とガドウは主張する．このように患者の実存的状況に，看護師が相互作用的にかかわる全体論的ケアを重要視しており，実存的モデルといわれる所以となっている．

注意点 このモデルでは，パターナリズムに陥らないように，患者の経験の意味づけによって，真の自己決定に導くことが特徴である．しかし，クリティカルケアの場における多くの患者は，意識レベルの低下などにより，そのような経験の意味づけが困難な状況にある．また，時間的な切迫性により，じっくりとした看護師のかかわりも困難である．こうしたことから，看護師が患者の意思を操作したり誘導することで，パターナリズムに陥る危険性がないとはいえない．

人間尊重モデル

提唱者 リア・カーティン（Curtin, L. L）

概要 このモデルが提唱された1970年代は，医療技術が進歩し，キュア（治療）を強調する医学モデルが急速に台頭してきた時代である．カーティンは，看護もこうしたハイテク技術を強調する医学モデルに追随してきたことを反省すべきことだという．そこで看護とは何か，ケアとは何かと，看護の本質を哲学的に考察し，アドボカシーの概念として人間尊重を中心にすえたのである．

特徴 第1の特徴は，アドボカシーとは患者の権利運動でも，法的なものでもなく，看護師と患者の関係を構築する際の，最も重要な基盤を与えるものというとらえかたをしている．つまり患者との関係性を重要視する看護実践の哲学的基盤をアドボカシーにおいたのである．

第2の特徴は，看護師も患者と同じ人間として共通の人間性，共通のニーズ，共

通の人権が備わっているという考えかたにもとづくことが，アドボカシーの理想であるとしている点である．

カーティンは，病気によって患者の人間性が損なわれた状況として，①自律性・独立性の喪失，②行動の自由の喪失，③自己決定能力の低下，④他者の管理下におかれる，の4つをあげている．

そして，特に②や③の意思表示ができない患者の場合には，看護師は患者にとって大切なことや価値あるものが何かを探り，その価値にもとづき患者を支援することが，人間尊重アドボカシーの核心であるとしている．そのためにも看護師は自身の人間性を高める必要があるという．

注意点 上記のような患者の人間性が傷つけられる状況は，クリティカルケアにおいては通常みられることである．看護師が患者にとって価値あるものが何かを探ってケアしなければならないことは，クリティカルケアにかかわる看護師なら誰でも納得がいくところで，このモデルはクリティカルケアの場でも活用できるものであろう．しかし，患者にとっての価値を探ることの困難さもまたクリティカルケア看護師ならわかっていることである．カーティンのモデルは，クリティカルケア状況において理想的ではあるが，看護師が患者の本来の価値とは異なる選択をする危険性もあり，それは看護師にとって都合のよい選択を押しつけること，つまりパターナリズムに陥ることになるという指摘もある．

アドボカシーのパターン

この他にもいくつかのアドボカシーモデルがあるが，図1ではこれらの複数のアドボカシーモデルをわかりやすく類型化している（服部，2006）．

水平軸は「支援・保護の対象」で，左方は患者の「意思」を重視するもので「自己決定支援」につながり，右方は医療者が考える患者の「利益」を重視するもので「パターナリズム」につながるものである．また垂直軸は「連帯性の向き」で，上方は組織や医療システムに対して「対抗・対外的」にかかわるもので「エンパワーメント」と関連し，下方は患者に対して関係性を重視し「内面志向的」にかかわるもので「ケア」と関連したものを意味している．

先に述べたアドボカシーのモデルを，この図の中に位置づけてみると「機能的モデル」は患者の自己決定権を何よりも重視することから，左半分に位置することは明らかである．

またこのモデルでは，患者がどんな決定をしてもその決定を擁護することから，場合によっては，それが医師の治療方針に反する決定であっても，それを擁護するということになり，組織に対抗的にかかわることになるため第Ⅱ象限に位置すると考えられる．

次に「実存的モデル」はパターナリズムとは一線を画することから，これも左半分に位置すると考えられる．また自己決定の結果よりも患者と全人的にかかわるこ

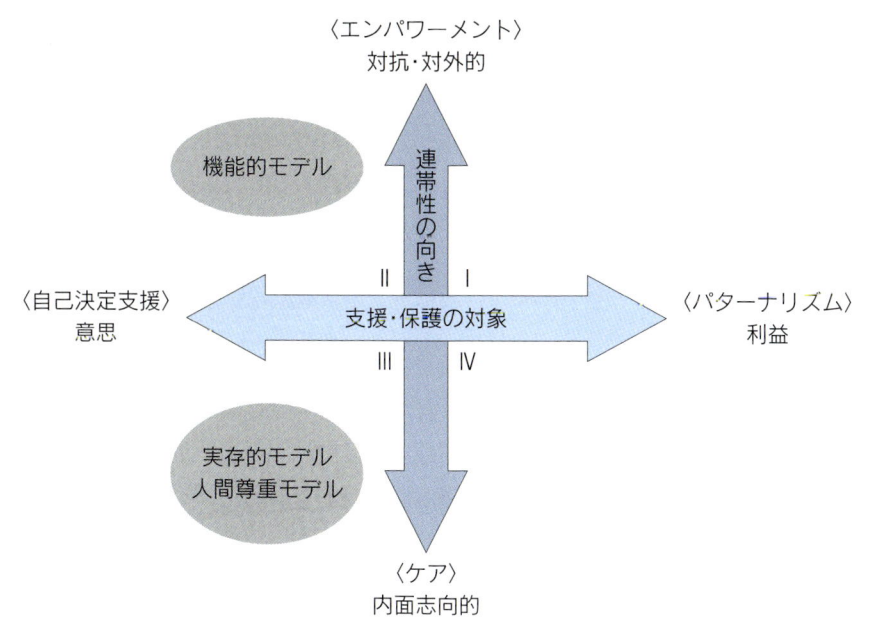

```
         〈エンパワーメント〉
            対抗・対外的
              ↑
   ┌─────────┐   連
   │ 機能的モデル │   帯
   └─────────┘   性
              │   の
              │   向
              │   き
〈自己決定支援〉  II │ I   〈パターナリズム〉
   意思    ←─────┼─────→    利益
          支援・保護の対象
              III │ IV
              │
   ┌─────────┐
   │ 実存的モデル  │
   │ 人間尊重モデル │
   └─────────┘
              ↓
            〈ケア〉
            内面志向的
```

図1　看護アドボカシーモデルのパターン
服部高宏（2006）．看護専門職とアドボカシー—アドボカシーの諸相と看護の可能性．臨牀看護，32（14），2053．に加筆のうえ許可を得て転載

とで，患者に起きていることの意味づけを支援することは，まさに患者の内面を志向したケアそのものであるため，第Ⅲ象限に位置すると考えてよいだろう．

「人間尊重モデル」についても，患者・看護師の関係性の構築に重点をおいていることから下半分に位置すると考えられる．また意思表示が可能な患者の場合には患者の意思を尊重した価値判断が可能となることから，第Ⅲ象限に位置すると考えられる．しかしこのモデルへの批判でも記述したように，意思表示ができない患者の場合に看護師が患者の価値を探ることは，パターナリズムに陥り第Ⅳ象限に移行してしまう危険性もあることに注意しなければならない．

こうして図示すると，それぞれのモデルによって何を重視しているのかの違いが明確になると同時に，患者がおかれている状況によって，どのモデルを用いることが適切なのか，またそのモデルを用いた場合に，どのような点に注意しなければならないのかが明確になる．

看護師がアドボカシー役割を行うことに対する批判

誰が患者のアドボカシー（権利擁護）を行うべきかに関しては，さまざまな議論がある．看護理論家が，看護独自の倫理的役割の基盤としてアドボカシーの概念を取り入れようとしたことは上述したとおりである．しかしながら，医療システムや病院・施設で働く看護師が真の意味で患者のアドボカシーを実践することができるのか，についてはいくつかの批判がある．

まずは，看護師は医師や病院などの所属機関との関係性において従属的な立場に

あるため，患者の権利擁護のために彼らの指示に逆らうことは困難だろうといわれている．次にアドボカシーの役割を担うべき人物は，患者がおかれている体制（医療システムや病院）の中にいる看護師などではなく，むしろ体制の外にいる人であるべきだとする考えかたがある．

最後は，「看護者の倫理綱領」でうたわれているように，患者の権利擁護が看護師の義務であると極度に強く思い込み，権利擁護のありかたについての十分な知識もないままに患者とかかわることで，看護師が考える患者の利益を優先させてしまう危険性があることである．これは図1のパターナリズムに陥る危険性を示唆している．

看護師が行うアドボカシーの可能性

上述したように，看護師が患者のアドボカシー（権利擁護）を実施しようとする場合に生じる組織や医療システムおよび医師などとの軋轢，また患者の意思の尊重と患者の利益のどちらを優先させるべきかという葛藤などを考慮すると，看護師はどこまで患者のアドボカシーにかかわればよいのか，非常にむずかしい問題である．

しかし，これは看護師だけで解決できる問題ではない．こうした問題があったからこそ，米国でも看護におけるアドボカシー論が下火になっていったのである．現在は，北欧での患者オンブズマン，米国のアドボカシー・センター，ドイツの患者代弁者制度など，病院とは独立した機関が患者のアドボカシーの役割を担っているという．だからといって看護師は何もしなくてもよいのだろうか．

答えは"No"である．看護師は医療従事者の中でも最も患者の身近にいる存在であり，患者の考えや思いを知りうる立場にいる．だからこそ，できることがあるのである．同様のことが表1であげたアドボカシーの定義の解説に「看護職者は，医療・福祉と患者の両方を理解できる立場にあり，かつ最も患者の身近で長時間接する者として，患者の思いや声をその人の立場に立って仲介する代弁者や自己決定の支援者として権利擁護の役割を果たすことが期待されている」と記載されている（日本看護科学学会看護学学術用語検討委員会，2011）．看護師は倫理的感受性を豊かにし，患者の思いに耳を傾けて倫理的問題を明確にし，患者の権利を擁護するために，看護師自身だけで何とかできる場合にはよいが，どうしようもない場合には，さまざまな社会的資源（病院とは独立した機関や市民団体は日本でも存在している）につないでいく必要がある．

また，特に患者の権利擁護をする上で軋轢が生じることが多い医師との関係性においては，対抗的・攻撃的にかかわるのではなく，共に患者の権利について話し合い考えていこうとする姿勢で接することが，医師の理解を得るための第一歩となるだろう．

最後に，看護師が行う患者の権利擁護として，具体的にどのような行為があるのかを表2に示した．

表2 アドボカシーに関連する具体的看護行為とその定義

情報提供	対象が必要とする健康や療養生活に関するさまざまな知識や社会資源，対象自身に関する事柄を示したり，説明したりすること
患者・家族の代弁	患者や家族の共感に努めながら，その真意を理解することにより，患者や家族の主張しがたい意思や意見を，代わって伝えたい対象に述べること
自己決定への支援	健康上の問題を抱える人に対し，十分な情報を提供し理解を助け，自身で意思決定ができるように働きかけること
性暴力相談	性暴力を受けた人からの相談に対し，必要な支援を行うこと
虐待への介入	安否の確認と保護を行い，虐待行為の背景への理解を示しながら，継続的な観察を行い，育児または介護を適切に行うことのできる家族関係がつくれるように働きかけること

日本看護科学学会看護学学術用語検討委員会（2005）．看護行為用語分類（pp. 288-296）．日本看護科学学会．より許可を得て転載

　「情報提供」と「自己決定への支援」は，上述したコーンクの「機能的モデル」の内容に近い．また「性暴力相談」と「虐待への介入」に関しては，援助の対象となる人々との関係性を大切にしながらケアを行うといった要素が強く，図1で示した「実存的モデル」に近い．「患者・家族の代弁」については，患者・家族の意思を尊重しながら，伝えたいけれども伝えにくい対象にそのことを代弁していくことから，図1の第Ⅱ象限に位置するかかわり方であると考えられる．

文　献

足立智孝（2010）．看護アドボカシー概念の検討．麗澤大学紀要，91，1-26．

土井英子・松本幸子・石本傳江（2006）．マリー・コーンクのアドボカシー論―Adovocateとしての看護師．臨牀看護，32（14），2072-2074．

Fry, S. T., & Johnstone, M. J.（2008）/片田範子・山本あい子訳（2010）．看護実践の倫理―倫理的意思決定のためのガイド　第3版．日本看護協会出版会．

服部高宏（2006）．看護専門職とアドボカシー―アドボカシーの諸相と看護の可能性．臨牀看護，32（14），2050-2055．

石本傳江（2006a）．看護アドボカシーとは何か―その意義と課題．臨牀看護，32（14），2056-2062．

石本傳江（2006b）．リア・カーティンの「ヒューマン・アドボカシー」．臨牀看護，32（14），2063-2065．

松本幸子（2001）．看護におけるアドボカシー―サリー・ガドウの「実存的アドボカシー」論について．県立長崎シーボルト大学看護栄養学部紀要，1，35-48．

松本幸子（2006）．サリー・ガドウの「実存的アドボカシー；看護の哲学的基盤」．臨牀看護，32（14），2066-2068．

日本看護科学学会看護学学術用語検討委員会（2005）．看護行為用語分類（pp. 288-296）．日本看護科学学会．

日本看護科学学会看護学学術用語検討委員会（2011）．看護学を構成する重要な用語集．日本看護科学学会．

日本看護協会（2003）．看護者の倫理綱領．日本看護協会．http://www.nurse.or.jp/nursing/practice/rinri/pdf/rinri.pdf（2013年5月13日閲覧）

竹村節子（2006）．看護におけるアドボカシー―文献レビュー．人間看護学研究，4，1-11.

Part 1. 倫理調整のための基礎知識

第2章　倫理的課題を解決するための基盤となる理論・概念・モデル

5　責務

森田孝子

　看護という仕事のほとんどすべての行為や状況には倫理的側面がある．看護者は，日々の実践において，意識するとしないにかかわらず，倫理的な概念を用い，倫理原則に照らして，意思決定し行動している．ここでは倫理的な概念のなかの「責務」について解説する．

責任と責務

　「責任」と「責務」，この2つの用語について，フライらは以下のように説明している（Fry & Johnstone, 2008/片田・山本，2010）．

　責任（responsibility）　個人が特定の役割を義務として果たすように強いられること．

　責務（accountability）　個人が引き受けているある特定の役割に関連する責任，あるいは行ったことのためにその人が対応できること．公的な規律・規定に従って根拠や説明を提供することを含む．法的責務の基準・規定は免許規定や看護実践法・条例によって特定される．道徳的責務の基準・規定は倫理綱領や実践の基準によって特定される．

　「責務」は，今，目の前にいる患者が求めていること，言い換えれば患者から委託された責任を，根拠となる法規や基準，倫理綱領や業務基準などに照らして提供し，それを説明できることといえる．

　また，国際看護師協会の「ICN看護師の倫理綱領」では，看護師の基本的責任として，健康の増進（promote health），疾病の予防（prevent illness），健康の回復（restore health），苦痛の緩和（alleviate suffering）の4つをあげている（国際看護師協会，2005/日本看護協会，2008）．

　「責任」と「責務」の違いや医療現場における看護師の自立と責務について，江藤は「accountabilityは社会，すなわち権限や責務を委譲している人々への責任であり，そこでは，このような権限や責務を委譲されているという自覚，公共に奉仕するという精神，そして，情報の公開や手順の公平性などを志向するといった前提が要求されている．ナース自身がその仕事の公共的使命をいかに自認しているかと

いった点が問題になる」と述べている（江藤，2005）．対象に対して看護を提供する責任を引き受けていることを看護師自身が自覚し，法と倫理原則に則り公平・平等・誠実に看護サービスを提供しているかが問われるということであろう．

日本看護協会の「看護者の倫理綱領」には，「看護は，あらゆる年代の個人，家族，集団，地域社会を対象とし，健康の保持増進，疾病の予防，健康の回復，苦痛の緩和を行い，生涯を通して最期まで，その人らしく生を全うできるように援助を行うことを目的とする」とうたわれている（日本看護協会，2003）．そこに示された看護師の責任は，健康の増進，疾病の予防，健康の回復，苦痛の緩和の4つであり，責任を引き受ける看護の対象は，健康・不健康を問わず，ありとあらゆる人々ということになる．

この「責任」を1人ひとりの対象あるいは社会に対してどのように遂行するか，自分自身の行為を説明できるようにすることが「責務」である．なぜなら，根拠に基づいた実践ができていないと他者の理解を得るような説明にはなりにくい．看護師は働いているあらゆる場において，それぞれ異なる対象の異なるニーズに対し，看護師の基本的責任を果たすべく行動している．そのプロセスに「責務」は存在し行使されるのである．

責務の法的・道徳的側面

「責務」には，法律に則り果たす「法的責務」と倫理的な行動指針や原則に則りケアを提供する「道徳的責務」の2側面がある．

法的責務

法的責務は，保健師助産師看護師法に定められている免許と業務に則り遂行することである．また，医療提供のありかた全般を示した医療法では，日々の実践は「医師，歯科医師，薬剤師，看護師その他の医療の担い手と医療を受ける者との信頼関係に基づき」「医療を受ける者の意向を十分に尊重し」「医療の担い手は，医療を提供するに当たり，適切な説明を行い，医療を受ける者の理解を得るよう努めなければならない」と医療関係者の責務について明記している（医療法第一条）．

看護は医療の一部である．看護師が提供する医療・看護にあたっては，看護師自身がインフォームド・コンセントに携わることが求められる．これも看護者としての責務である．「看護者の倫理綱領」には，「看護者は，人々の知る権利及び自己決定の権利を尊重し，その権利を擁護する」と看護師が業務を行うにあたっての立ち位置を含めて明記している（日本看護協会，2003）．

専門職である看護師は，法に基づき，法の範囲で，法を遵守し，法に守られながら看護を提供しているのである．

道徳的責務

道徳的責務は，日本看護協会の「看護者の倫理綱領」（日本看護協会，2003）や「看護業務基準集」（日本看護協会，2007）に示されている．

日々の実践のなかで看護師は，「法的責務」と「道徳的責務」の2つの側面を強く自覚し，これらを遵守しながら看護を提供しなければならない．

医療は信頼関係に基づいて提供することが医療法にうたわれているが，「看護者の倫理綱領」にも「看護は，対象となる人々との間に信頼関係を築き，その信頼関係に基づいて看護を提供する」と明記されている（日本看護協会，2003）．信頼関係構築のための方策は，対象によって異なった様相がある．それは，おのおの価値観が異なるからである．

保健師助産師看護師法に守秘義務がうたわれているが，「看護者の倫理綱領」にも「看護者は，守秘義務を遵守し，個人情報の保護に努めるとともに，これを他者と共有する場合は適切な判断のもとに行う」と明記されている（日本看護協会，2003）．

このように，法と倫理は表裏一体である．このことを自覚し，同時に看護師は常に患者・家族，利用者の擁護者（アドボケーター：advocator）として，その責任を果たす立場にあることを忘れてはならない．

看護師の責務

日本看護協会の「看護者の倫理綱領」には「看護者は，常に，個人の責任として継続学習による能力の維持・開発に努める」と記されている（日本看護協会，2003）．これは，個別性ある対象に合う形で看護師としての責任を果たすには，常に自律的に学び続ける必要があることを意味している．患者のケアに対して一定の責任を負う者として，業務についての判断や行動を社会（個人）に対して説明する義務があり，そのための研鑽も求められている．それが責務（accountability）である．生涯学習することが本質的に求められることを看護師は自覚しなければならない．

看護師は日々，対象（健康・不健康を問わず，あらゆる年代の個人および家族，集団，社会）に看護を提供している．たとえば退院する患者Aに対し，現状を維持あるいは健康を増進できるように，日々の生活リハビリテーション計画を他職種と共同で立てて指導する．また食事時に誤嚥しにくい頭位を理解し守ってもらうことで肺炎などの新たな疾病の予防に努める．

術後の患者Bに対しては，健康回復を促進する目的で呼吸リハビリテーションへの参加を促すが，患者が痛みを訴え呼吸リハビリテーションへの参加に消極的である場合は，まず苦痛の緩和をはかり早期のADL自立をめざす．

いうまでもなく，これらは日常的に臨床で実践していることである．その際に看護師はさまざまな対象の個人的・社会的あるいは文化的因子を考慮しながら，アド

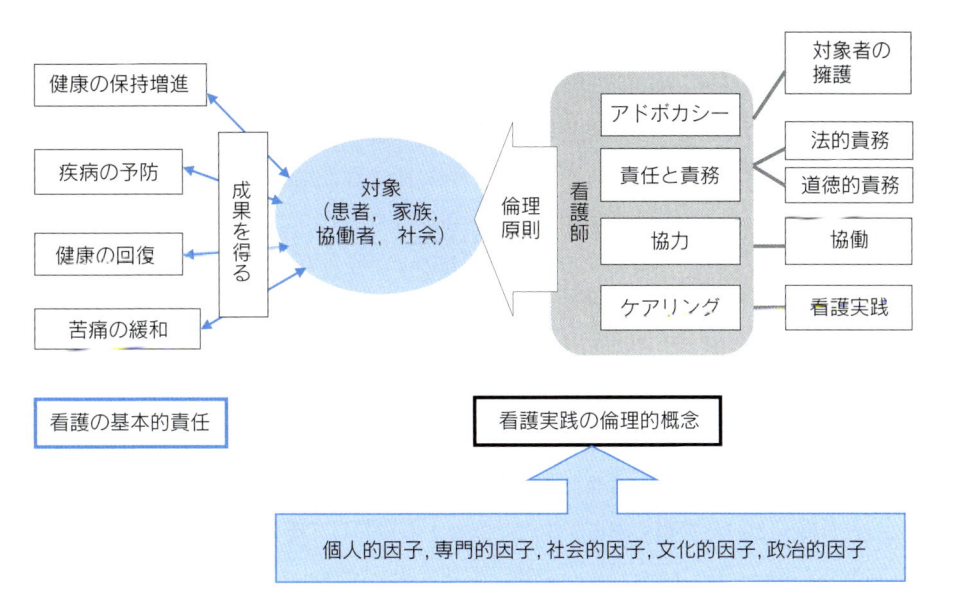

図1 看護者の責務

ボカシー（advocacy, 権利擁護），責任と責務，協力，ケアリングなどの看護実践の倫理的概念に基づいて意思決定をし，行動している（図1）．

責務を果たすために看護師は，常に倫理原則（善行と無害，正義，自律，誠実，忠誠）に照らしながら行動する必要がある（Fry & Johnstone, 2008/片田・山本，2010）．

看護の基本的責任（健康の保持増進，疾病の予防，健康の回復，苦痛の緩和）は，保健領域で働いているか，医療領域で働いているか，あるいは福祉領域や学校などで働いているかによって，その比重は異なるだろう．しかし，どこで働いていても，この4つの責任は対象に応じた方法で遂行しているのである．また，看護師の行動のほとんどが倫理にかかわり，倫理的概念は看護実践にあたっての判断の拠りどころでもある．

臨床実践場面での看護師の責務

看護実践の現場には，緊急度，重症度，健康度などレベルの異なる，さまざまな年代や医療ニーズの異なる患者がいる．そこで，どのような医療・看護が提供されているかを考えれば，自ずと看護師には，①ケア実践者としての責務，②チームで医療を提供する一員としての責務，③看護資源の配分に関する責務，④看護を改善する責務などがあると見えてくるだろう．個別性の高い患者と家族に対し，看護師の責任をどのように遂行するかを考え，行動に移していくことが必要となる．

看護師の専門職としての責務，あるいは道徳的責務を示す場面は多々ある．

身体拘束がされている患者

　意識レベルが低下し，気管挿管により呼吸管理をしている患者がいる．各種の輸液ラインやモニタリングのためのラインに囲まれた生活であり，そのうえに抑制帯や薬剤などによる身体拘束がされている場合もある．このような患者に対しては，必要な観察と抑制部位のマッサージなどのケアを行わなければならない．

　一般的には，一定時間ごと（通常は2時間ごと）の抑制部位への対処がプロトコル（看護基準など）で定められており，それに沿ってケアを行う．それが行われなかった場合は，看護の基本的責任を怠り，道徳的責務を果たさなかったと指摘されることになる．

　この場合，受け持ち看護師1人では予定外のライン抜去の危険もあり，他者の協力を仰ぐという責務もある．また，協働する職員は，それに協力する責務が生じる．チームリーダーには，必要な看護が適切に提供できるように，人，もの，時間などを調整する責務もある．

点滴ボトルの間違え

　他の患者の点滴ボトルを，間違えて輸液ラインにつないでしまう医療事故が発生することがある．しかし点滴ボトルの内容が対象の患者のものと変わらず，患者には危害が加わることがないので報告しない，といったことはないだろうか．

　現在，医療事故は包み隠さず報告するシステムができ上がっているはずである．たとえ，そのことがアクシデントレベルでないと判断できた場合であっても，口頭およびインシデントレポートを用いて報告し，学びや新たな改善などに結びつけるようにするのが専門職としての責務である．

　また，医療事故の報告を躊躇する同僚に，報告することをすすめるのは，チーム医療を提供する一員としての責務でもある．一方で管理者は，報告しやすいシステムづくりや，当事者の問題ではなく組織の問題として捉える環境づくり，検討会などの学びの機会づくり，事例の分析から看護の改善につなげていく方向づけをすることなどが責務となる．

能力を超えた業務の実施

　育児休暇から復帰して間もない看護師が，まだ環境にも慣れず悩みながら仕事をしているとき，先輩看護師に「○○さん，この指示お願い」と言われ，やったこともない処置を「できない」と言えずに引き受けてしまうことはないだろうか．

　フライらは「看護師は，自分がもつ看護知識と技能，教育，実践経験に照らして看護ケアの責任をもつ．その機能を遂行するのに十分な能力をもっていないと判断したら，看護師自身が看護師長にそれを知らせ，任された仕事を拒否する責任がある」と述べている（Fry & Johnstone, 2008／片田・山本, 2010）．これは対象の擁護者としての看護師の責務であると考えられる．また，「看護者の倫理綱領」にも「看護

者は，自己の責任と能力を的確に認識し，実施した看護について個人として責任をもつ」とある（日本看護協会，2003）．これに則した行動をすることが道徳的責務でもある．

たとえば注射，清潔ケア，吸引，ベッドサイド・リハビリテーションなど，看護師が行う医行為の代行や診療の補助，看護ケアなどについては，看護師が患者にインフォームド・コンセントをする必要がある．それが看護師としての責務である．

岡崎らは，看護ケアにあたっては，看護者として，①患者に役立つ必要なケアは看護者の責任として実施する，②患者に計画された看護ケアについては看護師から詳細に説明をする，③看護師は患者の意思をケアに反映させる，④患者は看護ケアの実施に対して自由裁量をもち，同意して看護ケアに参加する権利がある，⑤患者にアセスメントの範囲を十分に知らせる，といったことに責任をもって実践することが必要と，看護実践における責務について述べている（岡崎・小島，2002）．

看護者としての基本的責任を，その対象に合った形で遂行する．どのように遂行するかは個々に異なるが，この責務を果たしている自己を認識することが自己の看護観，倫理観をより高めることになると考える．

文　献

江藤裕之（2005）．看護・ことば・コンセプト（pp.162-164）．文光堂．
Fry, S. T., & Johnstone, M. J.（2008）／片田範子・山本あい子訳（2010）．看護実践の倫理―倫理的意思決定のためのガイド　第3版．日本看護協会出版会．
国際看護師協会（2005）／日本看護協会訳（2008）．ICN看護実践の倫理綱領　2005年改訂版．
日本看護協会（2003）．看護者の倫理綱領．
日本看護協会編（2007）．看護業務基準集―2007年改訂版．日本看護協会出版会．
日本看護協会監修（2006）．新版看護者の基本的責務―定義・概念／基本法／倫理．日本看護協会出版会．
岡崎寿美子・小島恭子編（2002）．ケアの質を高める看護倫理―ジレンマを解決するために（p.19）．医歯薬出版．

Part 1. 倫理調整のための基礎知識

第2章 倫理的課題を解決するための基盤となる理論・概念・モデル

6 協働

森田孝子

　医療の高度化とともに，さまざまな専門職が誕生し，医療現場ではそれらの専門職が互いに協力しながら「チーム医療」という名の医療サービスを提供している．現状のチーム医療は，①専門性志向，②患者志向，③職種構成志向，④協働志向の4つの要素に分類でき，協働志向のチーム医療は「複数の職種が対等な立場で互いに尊敬しあい協力して業務を行う」ことである（細田，2002）．

　厚生労働省は医政局長通達で，チーム医療において「協働」の概念を周知して実践することを求めている（厚生労働省，2010）．

　一方，フライらは看護実践上の倫理的概念の1つとして「協力」という用語を用いている（Fry & Johnstone, 2008／片田・山本，2010）．

　ここでは協働を，協力との相違点を含めて説明する．

一般概念としての「協働」

「協働」と「協力」の意味

　最近，「協働」「コラボレーション（コラボ）」などの言葉をマスメディアでみることが多くなった．異なる立場や技能をもつ芸能人や芸術家などによるコラボレーション（collaboration）は，新たな芸術をつくり上げるという意味であるし，共に協力するという意味もあろう．共同制作という意味でもコラボレーションが使われている．

　医科と歯科による誤嚥防止のためのコラボレーションなどもあるだろうが，マスメディアでは芸能を除くと，行政と市民活動，NPO法人などとの協働に関する記事が多いようだ．たとえば自治体と市民グループによる新たな街づくりのための協働，厚生労働省とNPO法人との協働事業などである．

　研究者が共同研究を行うときは共著者（collaborator）として名前を連ねることになるが，「協働」という用語は和英辞典では「coproduction, cooperation」となっている．英和辞典で「cooperation」の意味をみると，共同，協力，協調，提携，合作となっている．よく使われているコラボレーション（collaboration）は，協力，協同，

38

援助，協調性などと記されていて，協働は出てこない．広辞苑によると「協働」は「協力して働くこと」，「協力」は「ある目的のために心をあわせて努力すること」とあり，協働の意味の曖昧さを感じる．

フライらは看護実践上の倫理的意思決定の基盤となる概念の中の協力（cooperation）について「物事を獲得したり，達成するために他者と協調したり相互的に行動したり能動的に参加することを含む概念」と説明している（Fry & Johnstone, 2008/片田・山本，2010）．ここで使われている「協力」は日本語の「協働」に近い．では「協働」という言葉はどのような語源をもっているのだろうか．

「協働」の語源

「協働」という言葉は，アメリカのインディアナ大学のオストロムらが公共サービスについて述べた著書で「coproduction」という用語を用い（Ostrom, Bish, 1977），これを日本語にする際に「協働」と訳されたのがはじまりといわれている．

日本においては，行政とNPO法人との間で「協働」の概念が導入されてきた．行政と市民活動との「協働」の代表的な定義として，横浜市の「公的サービスを担う異なる主体が，地域課題や社会的な課題を解決するために，相乗効果をあげながら，新たな仕組みや事業を創りだしたり，取り組むこと」がある．また，ここでは6つの協働の原則「対等の原則，自主性尊重の原則，自立化の原則，相互理解の原則，目的共有の原則，公開の原則」が定められている（横浜市市民局，1999）．

「協働」のためには，この6つの原則が成立することが求められており，単に心を合わせて努力するという意味の「協力」との違いがあるといえる．

行政とNPO法人の「協働」について愛知県は「さまざまな主体が，主体的，自発的に共通の活動領域において，相互の立場や特性を認識・尊重しながら共通の目的を達成するために協力することをいう」と定義している（NPOと行政の協働のあり方検討会議，2004）．

横浜市も愛知県も，行政とNPO法人という異なる立場から1つの目的に向けて主体的・自発的に相乗効果を上げるように取り組むことが意図されている．

つまり，「協力」とは，ある目的に向け誰かに依頼され，あるいは進んで誰かを助けるように努力することと考えられ，「協働」は責任と行動において相互に対等な立場で1つの目的に向けて自主的に，共同して何かを創出するように協力することと考えられる．

倫理概念における「協働」

「ICN看護実践の倫理綱領」（2005年改訂版）では，基本領域4つの中に「看護師と協働者」を設けている．

そこでは「看護師は，看護および他分野の協働者と協力関係を維持する．看護師は，個人，家族および地域社会の健康が協働者あるいは他の者によって危険にさら

されているときは，それらの人々や地域社会を安全に保護するために適切な措置をとる」と倫理行為の基準を定めている．また，協働者については「他の看護師，他の保健医療従事者および専門職，保健医療領域以外の従事者および専門職」と明記し（国際看護師協会，2005/日本看護協会，2008），対象を擁護する立場の看護師がその責任を果たすために，常に同僚や他の医療提供者に対し，対等で主体的に行動することを求めている．

「協力」について，フライらは「保健医療分野で，多彩な専門職に就くヘルスケアチームのメンバーが安全で質の高いヘルスケアを行う際に調整しながら共同で取り組むという信頼に基づいた生産的相互関係を表す概念である」という．そして協力においては「協力者全員が，①他の協力者のことを考える．②各自が特定の目的を認識し，ともに貢献し，達成へ向けた活動に同意する．③お互いに対して倫理的に施行するよう配慮する．④お互いを信頼し，①～③のすべてに従って行動する」と述べる（Fry & Johnstone, 2008/片田・山本，2010）．

ここに目的を共有し，達成に向けた活動による生産的相互関係であると明記されているように，フライらがいう「協力」には共同生産的な coproduction（協働）の意図が含まれている．その効率を上げるためには，相互信頼性，目的志向性，対等，主体性など，先にあげた6つの協働の原則とも相通じるものがある．そのため，ここで使われている「協力」は「協働」と同義語として捉えることができる．

「看護者の倫理綱領」の9条には「看護者は，他の看護者及び保健医療福祉関係者とともに協働して看護を提供する」とある．また，その解説には「看護者は，看護及び医療の受け手である人々に対し最善を尽くすことを共通の価値として協働する．看護者は，この共通の価値のもと，他の看護者及び保健医療福祉関係者と協力関係を維持し，相互の創意，工夫，努力によって，より質の高い看護及び医療を提供するよう努める．また，看護者は，協働する他の看護者及び保健医療福祉関係者との間に自立した専門職として対等な関係を構築するよう努める．すなわち，お互いの専門性を理解し合い，各々の能力を最大限に発揮しながら，より質の高い看護及び医療の提供をめざす」とある（日本看護協会，2003）．

これらから，臨床看護における「協働」とは「患者のニーズに対し，看護師と医師その他の医療従事者が対象のもつ特定の課題を解決するために，目的を共有し，ケアを統合し，包括的なアプローチを行うこと」ということができよう．いずれにしても協働のためには，相互に対等で尊敬と信頼関係に基づき，相互補完的なアプローチによって相乗効果を上げることをめざさなくてならない．

臨床現場における「協働」

看護現場，特にクリティカルケアを行う現場においては，成熟したチーム医療が求められる．看護師は日々，患者・家族のアドボケーター（擁護者）として，健康の回復，苦痛の緩和，疾病の予防などの看護の責任を果たすために，さまざまな専

図1 患者を支えるチーム

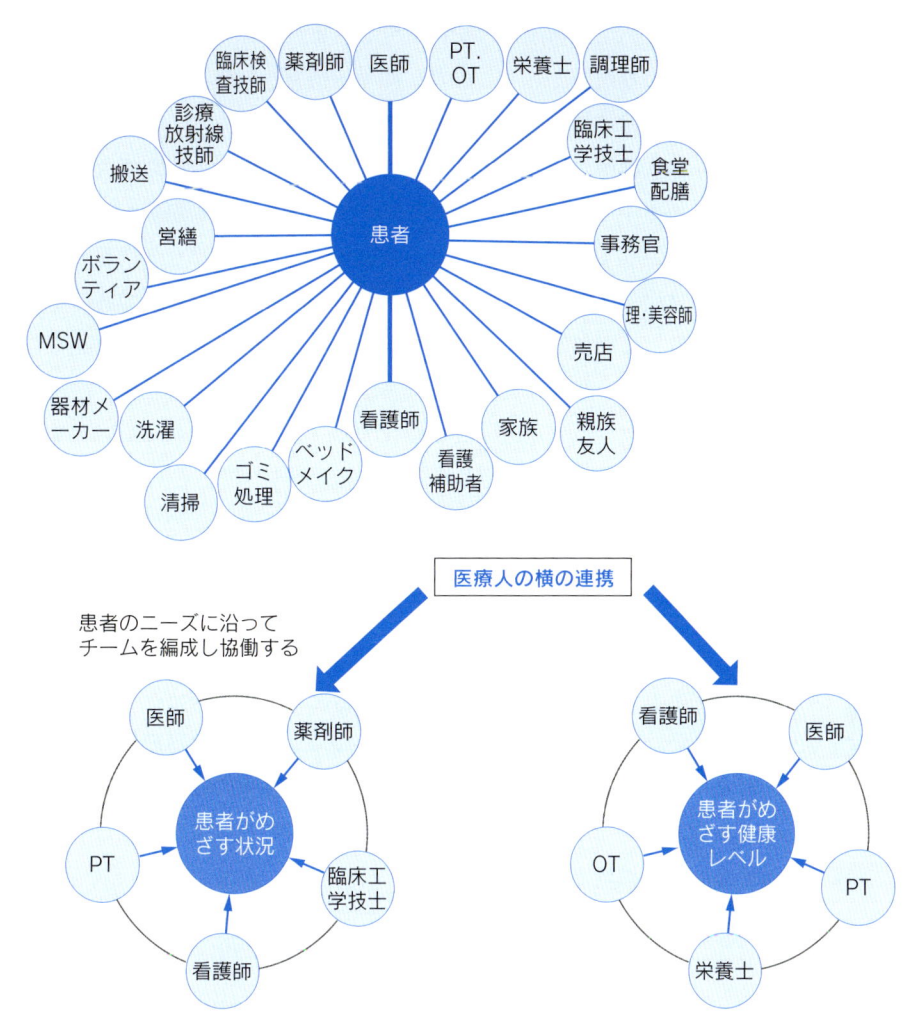

「役割分担」と「相互支援」の認識が大切

門職と連携し，協力しながら看護を提供している．個々の対象に適したチームを編成し，提供する医療の質を高めるような調整などにも努力している（図1）．

チーム医療においては，専門職・非専門職の協働は必須となる．しかし，川島は「協働の意味についての誤解がないだろうか」と疑問を投げかけ，「協働する職種間の関係は分担する領域がそれぞれに異なっているということであって上下関係ではうまくいかないことを看護師が認めなければならない．つまり，各職能はそれぞれに独立していてその専門性を発揮しつつ，相互にオーバーラップしながら，患者の必要に応じた機能を提供するのである」と述べている（川島，2011）．

日常の臨床現場では「○○先生，Aさんに清拭していいですか」「○○先生，Bさんに体位変換開始していいですか」などの声を耳にする．この言葉の裏には，何らかの看護師自身の判断があると思われる．「これだけの情報分析から清拭（体位変換）をしてよいと解釈します．主治医の意見を聞き，その上で実施したい」という意味ではないかと思うことがある．自分が判断していることに根拠を添えて説明するこ

とが不足しているために，指示だけを待っているようにみえるのかもしれない．いずれにしても看護の専門職として，患者に関する情報を収集し，アセスメントし，看護判断を行い，自律的に行動することが求められる．

細田は「多くの看護師が情報の入手先として同僚看護師のみならず医師その他病院に雇用されているすべての職種を挙げ，このことを指して看護師は『協働』と言っている」と述べている（細田，2003）．これは協働ではなく，単なる情報収集といえる．また，細田は協働の条件として，それぞれの職種が対等な存在であることをあげているが，それはまだ協働ができていない現実を指摘しているとも考えられる．

フライらは「協力は，相互に支持しあうネットワークや緊密な仕事上の関係を強化する．協力という概念は，看護活動を強化する．安全で質の高い患者ケアを計画し提供するための専門職としての協働を推奨する」と述べている（Fry & Johnstone, 2008/片田・山本, 2010）．このことから，協働の下支えをするのは相互信頼に基づく協力関係であるといえよう．医療提供的側面からみた協働には，①他の医療従事者との協力関係が平等な関係であること，②協調したり相互的に行動したり能動的に参加すること，③医療の成果を生み出すこと，が含まれていると考える．

患者ケアの向上という課題解決のためには，看護師や他の医療従事者が対等な立場で，協力しあい，相互支援することが必須となる．そこには信頼関係に基づく相互理解・尊重がなければならない．1人の患者の問題解決には多くの医療専門職とその他の人々（図1）がかかわる．かかわる人たちが，その対象に適したチームを形成して適正な医療を提供する．

日本看護協会の「看護業務基準集」（2007年度改訂版）の看護実践の責務には「チーム医療におけるメンバーの専門能力を理解し，協働する．チーム医療を実践していくためには，看護職はメンバーそれぞれの専門能力を理解・評価し，協働して対象者に適した医療を提供していく」と明記されている（日本看護協会，2007）．

医師と看護師，その他の医療従事者は1人の患者のために常に協力し合っている．しかし，それは常に平等な関係にあるといえるだろうか．協力関係が平等・対等な関係で実践されてはじめて協働といえるのである．

看護師が協働しながらアドボケーターや調整者として機能できれば，人々の健康を向上させることへ生産的に貢献できる．医療専門職のよりよい協働のためには看護師の果たす役割は大きい．また，看護師は医師，看護補助者と対等な関係を維持することが求められているだろう．

看護実践における今後の課題

看護師は常に患者・家族を擁護する立場から看護を提供している．1人ひとりの患者に対する医療提供は，他の専門職者とチームを組んで行われる．そのチーム医療に参加するメンバーは，協働していることを自認し，積極的に，主体的に協力し合っている必要がある．

看護師はチーム医療における調整の役割も担っている．看護師がその役割を果たしていくためには，厚生労働省の「新たな看護のあり方に関する検討会報告書」において示された能力と権限・責務をもてることが課題といえよう．

すなわち，①看護職は療養生活支援の専門家として的確な看護判断に基づく看護技術を提供すること，②療養上の世話には医師の指示は必要ないが，看護職は医師への相談の要否について適切に判断できる能力・専門性を養う必要があること，③看護職は医師の指示内容の適切性や自らの能力と整合性を判断し，必要に応じて疑義を申し立てること，である（厚生労働省医政局，2003）．

また，看護問題研究会は「的確な看護判断を行い，適切な看護技術を提供し自律的に業務を遂行して行くこと．診療の補助は医師の指示を受けて実施する看護業務であるが，この過程においても的確な看護判断を行い，医師との連携を密に行って，実施者としての責任を果たすべきこと」と明記している（看護問題研究会，2004）．

これは保健師助産師看護師法第五条をどのように読むかを示したものでもある．他の専門職と協働するためには，この法律をはじめ医療法など関連する法解釈への理解も求められる．これらは他の専門職と協働していくためには必須のことといえよう．

また，星野は「医師が患者から同意を得た医療行為の中の一部で看護師自らが行う医療に直接関係のある看護のためには，看護師が重ねて，自分で患者から同意を得るためにインフォームド・コンセントで患者から同意を得なければならない」と述べている（星野，1997）．看護師には，患者にわかるインフォームド・コンセントの能力開発も必要とされている．看護師に課せられた説明責任でもある．

特にクリティカルケア領域のチーム医療では「専門部隊型チーム医療」が展開されている（チーム医療推進会議，2011）．各職種がそれぞれ患者の課題に応じてチームを編成し，その課題を解決すべく目的と情報を共有し，業務を分担しつつ，相互補完的に協力し合い，患者の状況に的確に対応した医療を提供するのである．

たとえば人工呼吸器からの離脱（ウィーニング）が行われるとする．安全・安寧，効率的にウィーニングを行うために，医師，看護師，理学療法士（PT），臨床工学技士がチームを編成し，患者を取り込んで実施する．ウィーニング後は，メンバー編成を変えての医療提供となる．そこでは，チームメンバー間で信頼関係を構築し，情報を共有することが求められる．知識・技術・経験に裏づけられた専門職として，対等な立場で主体的・自律的に協力し合う姿勢が協働の基本となるのである．看護師は協働が可能となる能力の獲得を日ごろから心がけていなければならない．

文　献

Fry, S. T., & Johnstone, M. J. (2008)/片田範子・山本あい子訳 (2010). 看護実践の倫理—倫理的意思決定のためのガイド　第3版 (pp. 54-56)．日本看護協会出版会．
星野一正 (1997). インフォームド・コンセント—日本に馴染む六つの提言 (p. 161). 丸善．
細田満和子 (2002). チーム医療とは何か?. 鷹野和美編著, チーム医療論 (pp. 4-5), 医歯

薬出版.

細田満和子（2003）.「チーム医療」の理念と現実―看護に生かす医療社会学からのアプローチ（pp.25-56）. 日本看護協会出版会.

看護問題研究会監修（2004）. 厚生労働省「新たな看護のあり方に関する検討会」報告書（p.8）. 日本看護協会出版会.

川島みどり（2011）. チーム医療と看護―専門性と主体性への問い（p.40）. 看護の科学社.

国際看護師協会（2005）/日本看護協会訳（2008）. ICN看護実践の倫理綱領 2005年改訂版.

厚生労働省医政局（2003）. 新たな看護のあり方に関する検討会報告書.

厚生労働省医政局（2010）. 医療スタッフの協働・連携によるチーム医療の推進について. 医政発0430第1号.

日本看護協会（2003）. 看護者の倫理綱領.

日本看護協会編（2007）. 看護業務基準集―2007年改訂版（p.539）. 日本看護協会出版会.

NPOと行政の協働のあり方検討会議（2004）. あいち協働ルールブック2004―NPOと行政の協働促進に向けて. 愛知県. https://www.aichi-npo.jp/7_keisyo/kyodo/Aichi_Rule-Book_2004.pdf（2013年2月27日閲覧）

Ostrom, V., & Bish, F. P. (1977). Comparing urban service delivery systems: structure and performance. Sage Publications.

チーム医療推進方策検討ワーキンググループ（チーム医療推進会議）（2011）. チーム医療推進のための基本的な考え方と実践事例集（p.3）. 厚生労働省.

横浜市市民局(1999). 横浜市における市民活動との行政の協働に関する基本方針(横浜コード). http://www.city.yokohama.lg.jp/shimin/tishin/jourei/sisin/code.html（2013年2月27日閲覧）

Part 1. 倫理調整のための基礎知識

第2章 倫理的課題を解決するための基盤となる理論・概念・モデル

7 意思決定

黒田裕子

　クリティカルケア領域の看護師は，生死にかかわるような重篤な疾患をもった患者や事故にあった患者のケアを行うことが多い．そして，このような状況におかれた患者の家族は，否応なく患者になり代わり（代理で）意思決定をせざるを得ない場面に遭遇する．この家族に突然求められる意思決定への援助は，クリティカルケア領域の看護師にとっても困難でかつ克服がむずかしい課題となっている．

　相浦と黒田は，生命危機状況にある患者の代理として家族が行う治療上の判断において「決断のしかた」「決断の影響要因」「決断に対する評価」「決断後の家族関係」という4つのカテゴリーを見いだし，多様な状況におかれた家族の患者の代理としての意思決定の困難さを報告した（相浦・黒田，2006）．

　一方，救命救急センターや集中治療室などに収容された重篤な患者に対する終末期ケアに関連する研究では，"治療の打ち切り"に対する医療従事者の道徳的な葛藤状況が報告され（St Ledger, Begley, Reid, Prior, McAuley, & Blackwood, 2012），その意思決定の合法的なありかたに関し議論も高まっている．

　ここでは，看護師が家族の意思決定あるいは医療従事者自身の意思決定について考える際に有用な理論やモデルを取り扱いたいと思う．しかし意思決定の理論は，歴史的にみても看護分野以外，とりわけ経営学や心理学などで研究されてきており，それらの概念やモデルを看護分野に適用するには，むずかしい面をもっている．本書のテーマである倫理的な場面における意思決定には必ずしも限定しないで，意思決定そのものの定義や理論に触れることをお断りしておきたい．

さまざまな意思決定の考えかた

　社会学や経営学などでは，古くから意思決定に関する理論が紹介されている．まず社会学における意思決定の定義をみておこう．

　意思決定（decision-making）とは，行為者に開かれた一定数の選択の中，選択肢を選択する過程である（富永，1958）．

　これは古典的な定義といえるが，本質的な定義であり，現在であっても十分に通用する．

一方，経営学の視点からは「意思決定の近代理論は，記述的意思決定論と規範的意思決定論の2つから成り立っている」という（占部・宮下・今井，1968）．

　記述的意思決定論とは「組織において人間は実際にどのように意思決定を行っているか．彼らは組織において何を意思決定しているか．彼らはどのような動機をもって，どのようなプロセスを経ながら意思決定を行っているか．組織的環境は彼らが行う意思決定に対してどのような影響を及ぼしているか」といった問題に答えようとするものである．また，このような記述的意思決定論は，近代組織論の創始者であるバーナード（Chester I. Barnard, 1886-1961），サイモン（Herbert A. Simon, 1916-2001），マーチ（James G. March, 1928-）を中心に展開されてきた近代組織論による（占部・宮下・今井，1968, p. 43）．

　もう1つの**規範的意思決定論**とは「企業の特定の目的を最適に達成するには，企業がどのような選択原理によって意思決定を行わなければならないか．企業が直面する意思決定問題をできるだけ合理的に解決するためには，どのような選択の原理や技法を開発しなければならないか」といった問題に答えようとするものである．このような規範的意思決定論は，ビジネス・エコノミックス（business economics, 企業経済学），マネジメント・サイエンス（management science, 経営科学），オペレーションズ・リサーチ（operations research）などとして研究され展開してきている（占部・宮下・今井，1968, p. 44）．

　確かに企業組織にとっての意思決定は，その組織の繁栄や進化をめざした重要なものであろう．私たち医療に携わる個人にとっての意思決定とは角度が異なると思うが，その重要性は医療組織においても同様であると考えられる．

　さて，1978年にノーベル経済学賞を受賞したサイモンは，その著書の中で意思決定者としての経営管理者について言及している．意思決定は4つの主要な局面から成り立つというのである．すなわち，①決定のための機会を見いだすこと，②行為の代替案を見いだすこと，③行為の代替案の中から選択を行うこと，④過去の選択を再検討すること，である（Simon, 1977/稲葉・倉井，1979）．サイモンは，これによって経営の意思決定過程を理論化している．

　ここまでに紹介した意思決定に関する理論は，1970年代以前の文献からであるが，2000年近くになって心理学の視点から意思決定が取り上げられる．

　竹村は，1996年に発表した著書の中で社会生活における意思決定を，主体の側から，①個人的意思決定（恋人選びや買い物のような個人でなされる意思決定），②集団的意思決定（陪審員制度での判決のような集団単位でなされる意思決定），③組織的意思決定（会社や行政組織での組織単位でなされる意思決定），④社会的意思決定（社会的政策の決定のような社会の単位でなされる意思決定）に分けている（竹村，1996, p. 4）．

　とりわけ竹村は，この4つの意思決定の中でも個人的意思決定を取り上げ，その性質を5点あげている（**表1**）．

　翌年の1997年には印南が，やはり心理学の立場から意思決定について，次のよう

表1　個人的意思決定の5つの性質

性質	例
①選択肢の集合の要素が離散的であり有限である	たとえば，商品の選択において検討されるブランドは有限であり，想起される選択肢の数はかなり少ない．
②多属性の決定である	たとえば，商品の選択においては，価格，機能，デザイン，色彩などが考慮される．また，異性の交際相手の選択においても，性格，ルックス，趣味などが考慮される．
③属性の評価や選択肢の全体的評価が主観的である	たとえば，異性の交際相手の選択でいえば，性格やルックスなどに関する評価はまったく主観的なものである．
④個々の属性の評価や選択肢の全体的評価に，幅があり，曖昧性がある	たとえば，「性能がかなりよい」「デザインがもうひとつよくない」などの自然言語による評価をすることが多い．
⑤選択肢を採択した結果の出来事や意思決定の状況に不確実性や曖昧性が存在する	たとえば，外出する際に，雨が降るかどうかに関して明確な情報はなく，あっても天気予報などによる確率的情報である．地域格差を考慮すれば曖昧性が含まれる．

竹村和久（1996）．意思決定の心理―その過程の探究（p.5）．福村出版．より許可を得て転載

にいっている．

> 意思決定論には大きく分けて2つある．1つは規範的ないし演繹的意思決定論と呼ぶべきもので，「合理的な人間であればどういう意思決定をするか」を示す分野である．（中略）もう1つは，記述的意思決定論といわれる分野で，「実際の意思決定がどのように行われるか」を，実験などの実証的研究を通じて明らかにする立場である．これらに対して本書は診断的意思決定論とでも呼ぶべき立場を主張する（印南，1997，p.19）．

印南の主張する診断的意思決定とは「規範的意思決定論の規範性を引き継ぎながら，これらに実証的な根拠を明らかにし，実際的な立場から，すぐれた意思決定を実現する術を追究する．人間の意思決定プロセスそのものに関する実証研究を通じて，人間が共通して犯しやすい誤りを明らかにし，どうしたら罠にはまらず，すぐれた意思決定ができるかを探求する」ものである（印南，1997，p.19）．

以上のように，経営学や心理学などの分野で長く意思決定が主題とされ，研究されてきたことがわかる．

それでは医療，とりわけ看護分野で適用できる意思決定の理論はあるのだろうか．

看護分野で適用できる意思決定の考えかた

ここでは，ラドフォードと中根の意思決定にかかわる文献をもとに検討してみたい．ラドフォードと中根は意思決定の「意思」は，「意思」ではなく，「意志」であるとしている．英語では同じdecision-makingである．その理由を，「意志」のほうは，ある行動をとることを決意し，かつそれを生起させ，持続させる心的機能であるのに対し，「意思」の意味については説明がほとんどされていないためである．意

表2 意志決定の3つの型

意志決定の型	内容
①機能的意志決定 (functional decision making)	社会の中で機能していくために，まずなさねばならないような決定のことをさす． 例：食べ物，服装，結婚，職業などの選択
②組織的意志決定 (organizational decision making)	組織がその機能を全うできるように培ってきた，もろもろの手続きや業務体系をさす． 例：官庁や行政機関などの選択
③論理的意志決定 (logical decision making)	特殊な系統樹のようなパラダイムを発展させたもの．このパラダイムによって，意志決定行為はよりたやすいものとなり，かつ標準化された決定が行われる．このパラダイムは，意志決定者が一連の問題を段階的に判断または解決していき，その結果として最終的な判断決定に至ることができるようになっているものである． 例：精神科的意志決定（psychiatric decision making）．「精神障害の分類と診断の手引き」における診断基準あるいは現在症診察表などの精神科的構成面接法も，サンプルである．

マーク・ラドフォード，中根充文（1991）．意志決定行為—比較文化的考察（p.5）．ヒューマンティワイ．より一部改変して引用

志決定は，学問的には「ある特定の状況下でなされる合理的な判断，およびその経験」を意味するという（ラドフォード・中根，1991, p.3）．

これによると，意志決定は3つの型に大別される（表2）．

3つ目の「論理的意志決定」は，臨床医師が，いくつかの症状の有無に関して一連の質問を行うことによって，一定の標準化された診断に到達できるようにした一種の意志決定とされており，看護診断などの診断への到達も同様に論理的意志決定と考えることができる．

それでは，ラドフォードと中根の「意志決定の構造モデル」「意志決定のプロセスモデル」をみていこう．

意志決定の構造モデル

この構造モデルは，どのような決定あるいは選択がなされるか，言い換えれば，刺激と反応との間における構造的な関係性に焦点をおくものである（ラドフォード・中根，1991, p.17）．このモデルでは，意志決定者がどのような選択肢があるかを，まず特定し，それぞれの選択肢の魅力や利点と，ある選択肢を選ぶことによって生じてくる結果の予測性を検討し，そのうえで効用が最大になると期待されるものを選択するということが前提となる．

このような考えかたは，経営学者としてのアダム・スミス（Adam Smith, 1723-1790），ワルド（Abraham Wald, 1902-1950）による統計的決定理論，ノイマン（Johannes Ludwig von Neumann, 1903-1957）のゲーム理論などの数学モデルがもとになっているという．このような経済学者，数学者，心理学者らの業績を基盤にして，ワード・エドワーズ（Ward Edwards, 1927-2005）は行動意思決定論を開発し，「人は効用と主観的確率の所産を最大限に活用する」と主張するモデルの開発に

力を注いだ．つまり，人は与えられた選択の範囲内で最高の結果を生むとみなされるものを選ぶという考えかたであった．

ラドフォードと中根の著書が書かれた20年前の行動決定論では，以下の6つのステップを踏み意志決定がなされると仮定されていた（ラドフォード・中根，1991, pp. 18-19）．

①行動における合理的な道筋あるいは決定にあたって考えられるすべての選択肢を特定すること
②そうした行動の道筋あるいは選択肢によって，もたらされる結果のすべてを特定すること
③各結果の魅力（効用）あるいは嫌さ加減（非効用）を，評価すること
④仮に，意志決定者がある行動なり選択肢を選んだ場合に生じる結果の確率を評価すること
⑤おのおのの結果に期待される価値，つまり効用に確率をかけて算出すること
⑥最大の価値が期待できる行動あるいは選択肢を選ぶこと

このような構造モデルの限界や問題点を克服するために，次に取り上げる意志決定に関するプロセスモデルがいくつか提案されてきたようだ．

意志決定のプロセスモデル

意志決定のプロセスモデルは，どのようにして決定が下されるのか，すなわち選択にいたるまでのプロセス，あるいは刺激から反応にいたるまでのステップに注目するものとされている（ラドフォード・中根，1991, pp. 21-30）．ここではジャニス（Irving L. Janis, 1918-1990）らによる葛藤モデルを取り上げる．

● 葛藤モデル

ジャニスらによって開発された葛藤モデルでは，葛藤とは後に影響をまったく残さない，あるいは影響をほとんど残さないような決定である．たとえば朝食に何を食べるかといったことより，むしろ「結果を考慮した選択」，あるいは「強烈な認知を含むような決定にかかわろうとするもの」だという．つまり，決定に伴う葛藤が前提となるようだ．

そこでの葛藤は，一個人において行動の一定の経過を受容するか，または拒否するかという相反した傾向が同時に存在していることと定義ができるという．この葛藤モデルにしたがうならば，結果を熟慮した決定というのは，意志決定者の内部に過度なストレスを惹起することがありうるという前提に立っている．

ジャニスらによって開発された"決定結果を考慮した意志決定・葛藤理論モデル"について，ラドフォードと中根は，次のように解説している．図1はこれを模式的に示したものである．

熟慮型の意志決定者は，自己のもてる力と情報処理能力の限りを尽くして，①とるべき行動において考えられる限りの選択肢を広い範囲にわたって調べ上げ，②充足されるべきすべての目的とその選択肢によってもたらされる価値の概略を知り，

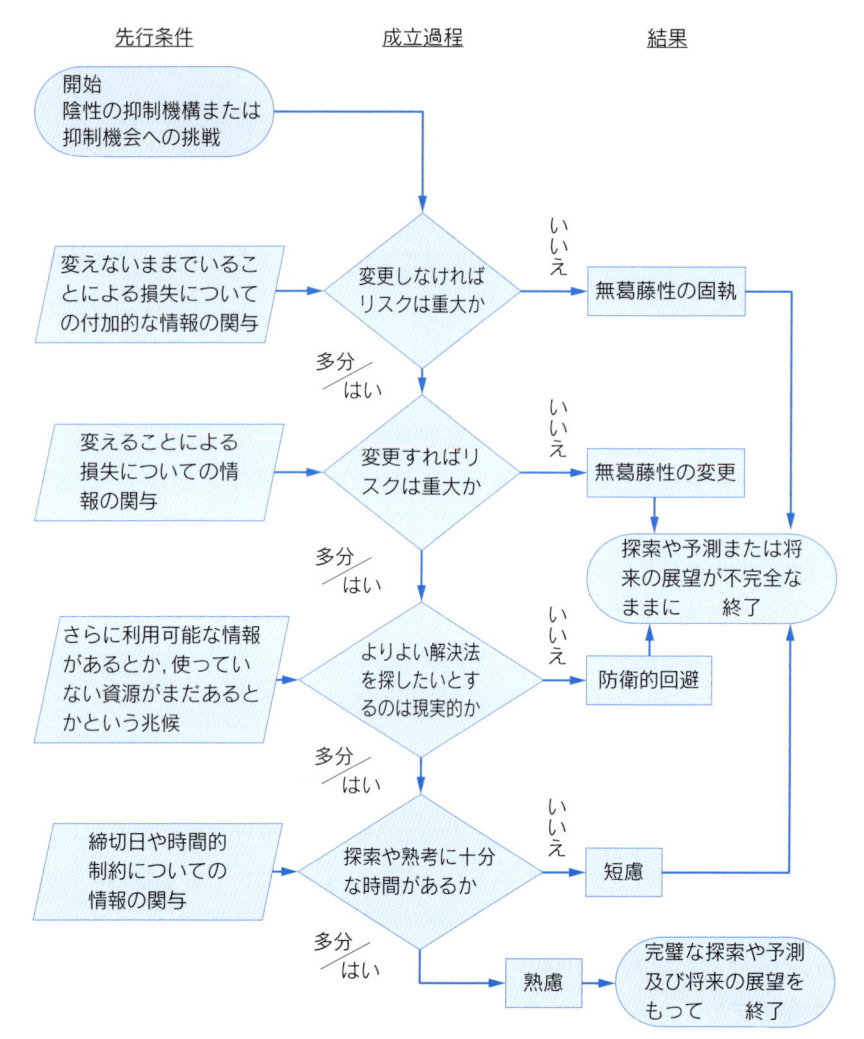

図1 決定結果を考慮した意志決定・葛藤理論モデルの概要

先行条件 / **成立過程** / **結果**

- 開始：陰性の抑制機構または抑制機会への挑戦
- 変えないままでいることによる損失についての付加的な情報の関与 → 変更しなければリスクは重大か
  - いいえ → 無葛藤性の固執
  - 多分/はい ↓
- 変えることによる損失についての情報の関与 → 変更すればリスクは重大か
  - いいえ → 無葛藤性の変更
  - 多分/はい ↓
- さらに利用可能な情報があるとか，使っていない資源がまだあるとかという兆候 → よりよい解決法を探したいとするのは現実的か
  - いいえ → 防衛的回避
  - 多分/はい ↓
- 締切日や時間的制約についての情報の関与 → 探索や熟考に十分な時間があるか
  - いいえ → 短慮
  - 多分/はい → 熟慮

結果：
- 探索や予測または将来の展望が不完全なままに 終了
- 完璧な探索や予測及び将来の展望をもって 終了

Janis, I. L., & Mann, L (1977). Decision Making：A Psychological Analysis of Conflict, Choice, Commitment (p. 70). FreePress. マーク・ラドフォード，中根充文（1991）．意志決定行為―比較文化的考察（p. 26）．ヒューマンティワイ．より引用

③各々の選択肢を選ぶことによって生じてくるよい結果あるいは悪い結果のいずれについても損失や危険性を十分に測り，④選択肢をさらによく吟味するのに役立つ新しい情報を探し，⑤自分が直面している問題についての新しい情報や，エキスパートの下した判断などを，たとえそれらが自分の当初行おうと考えたこととは違ったものであっても，正しく吸収したり考慮したりし，⑥最終的な選択をする前に，すべての選択肢の正・負の両方の結果を，到底受け入れないと思われるようなものまで含んで，今一度吟味し，⑦結局自己の選んだ行動を実行するために，特に予想される危険性が現実のものになって現れた場合に必要な偶発事態への対応計画に注意を払うようにして，こと細かな準備を整える（ラドフォード・中根，1991, pp. 24-25）．

ラドフォードと中根は，構造モデルと葛藤モデルにおける合理的とみなされる意

志決定プロセスを比較している．

＊

　ここでは意思決定に関する理論について，それらの考えかたを中心に取り上げた．いずれも経営学や心理学など，看護以外の学問分野のものである．これらは抽象度が高いために，看護師が臨床の現場で患者や家族の意思決定援助にたやすく適用できる内容ではないが，参考にしていただければと思う．

文　献

相浦桂子・黒田裕子（2006）．生命危機状況にある患者の代理として家族が行う治療上の決断．日本クリティカルケア看護学会誌，2（2），75-83．

印南一路（1997）．すぐれた意思決定―判断と選択の心理学．中央公論社．

マーク・ラドフォード・中根充文（1991）．意志決定行為―比較文化的考察．ヒューマンティワイ．

McGowan, C. M. (2011). Legal aspects of end-of-care. *Critical Care Nurse*, 31 (5), 64-69.

Simon, H. A. (1977)/稲葉元吉・倉井武夫訳（1979）．意思決定の科学．産業能率大学出版部．

St Ledger, U., Begley, A., Reid, J., Prior, L., McAuley, D., & Blackwood, B. (2012). Moral distress in end-of-life care in the intensive care unit. *Journal of Advanced Nursing*, 20, 1-12.

竹村和久（1996）．意思決定の心理―その過程の探究．福村出版．

富永健一（1958）．意識決定の社会学理論―行動過程の分析．社会学評論，8（3），52-84．

占部都美・宮下藤太郎・今井賢一（1968）．意思決定論：新経営学全集6．日本経営出版会．

第3章 クリティカルケア領域における患者・家族の倫理的課題

患者・家族の倫理的課題と看護介入

高見沢恵美子

　クリティカルケア領域で働いている看護師は，患者のケアの問題について必ず倫理的課題に直面するといわれている（Eelen & Frost, 1991；Holly & Lyons, 1993；Pierce, 1989；Ray, 1987；Wlody, 1990）．

　クリティカルケア領域で倫理的課題が生じる背景には，①急激な状態の変化に対応するため侵襲的治療の意思決定が患者に求められること，②患者の複雑な病態や治療により意識障害のある患者が多いこと，③患者の生命を維持し回復をめざすため人工呼吸・補助循環・持続血液濾過透析などの高度医療技術の使用が増加し，終末期ケア移行への判断がむずかしいことがあげられ，それぞれ，①患者の意思決定時の危機介入，②家族の代理意思決定への援助，③クリティカルケアから終末期移行の判断とターミナルケアが必要とされる．

患者の意思決定時の危機介入

　クリティカルケア領域では，患者の状態が急激に悪化し，緊急に侵襲的治療が必要になることが多い．患者・家族は医師から病状の説明を受けても，命にかかわる内容であったことに衝撃を受け，その内容を覚えていなかったり，まだ回復できる病状だと思い込んだりと，どうしてよいかわからない危機状態に陥ることが多い．

　そのため治療における意思決定場面でも，患者も家族も十分に病状を理解しないまま，回復できる，あるいは逆にまったく回復の見込みがないと思い込み，病状にそぐわない判断をしてしまうことがある．また，よくわからないので「医師におまかせする」と意思決定し，事後に後悔や自責の念にとらわれる家族も少なくない．

　看護師が患者の病状をアセスメントし，現在の患者の状態に必要な最善の医療が決定できるよう患者・家族に対して危機介入を行う．家族が患者の状態を理解できるよう援助することによって，患者の病状にそぐわない代理意思決定を予防することが重要となる．

　危機介入は，①危機状態（衝撃を受け動転したり，パニックになっている状態）の原因を把握し，②その原因について患者・家族がどのように認識しているか把握し，③事実とは異なるゆがんだ認識を修正し，④ソーシャルサポート（社会的支援）

が得られるよう援助し，⑤普段のコーピング（対処行動）がとれるようにすることである（Stuart & Sundeen, 1986/稲岡他, 1986）．

①原因の把握

まず，危機状態になった原因を把握するため，家族に「気持ちが動転する直前に，どんなことがありましたか？」と聞くなど，患者と代理意思決定をする家族が危機状態になる直前の出来事を把握する．

②認識の把握

気持ちが動転する直前にあった出来事が，たとえば医師による患者の病状についての説明であった場合は，患者・家族にそれがどんな内容の説明だったか聞き，病状をどう認識しているのか把握する．

③認識の修正

患者・家族にとって説明による衝撃が大きいほど，実際の医師の説明とは食い違う内容で理解されていることが多い．患者・家族が医師の説明での医学用語がわからず理解できていない場合は，看護師はわかりやすく補足説明し理解を促すように援助する．

しかし，患者・家族が医師の説明と異なる理解をしている場合は，医師に患者・家族の認識を伝え，患者・家族が頼りにしている人も同席できサポートを得られる状態で，何回かに分け，医師の説明を受けられるよう調整する必要がある．

④ソーシャルサポートへの援助

ふだん困ったことが起きたとき，患者・家族が相談したり，頼りにしている人を聞き，その人に連絡をとり，来院してもらうよう促す．または了解をとり，医療者側から連絡をとり，患者・家族がソーシャルサポートを得られるよう援助する．

⑤コーピングへの援助

さらに困ったことが起こったとき，どのように対処しているか情報収集し，ふだん行っている対処を勧めたり，参考になる本を提供するなど，コーピングがとれるよう援助する．

家族の代理意思決定への援助

クリティカルケア領域で多く行われる人工呼吸器管理や侵襲的治療では，苦痛軽減のために鎮静薬・鎮痛薬の投与が行われ，患者は判断能力が低下し，明確に意思決定や意思表示をできない状態であることが多い．

判断能力とは，提供された情報から，医学的状況と起こりうる結果を理解し，治療選択について自らの価値観に基づいて合理的に熟考する能力である．

判断能力の判定が困難な場合，精神医学的リエゾン部門，病院のリスク管理担当者，倫理委員会，弁護士などに相談すべきであるといわれる（Jonsen, Siegler, & Winslade, 2002/赤林・蔵田・児玉, 2006）．患者に判断能力がない場合，適切な代諾者（代理意思決定者）が決定権を引き受けることになる．

また，患者の病態によっては，低酸素血症や循環不全，臓器不全などの影響で，意識障害を引き起こしている．クリティカルケア領域の患者の多くが，本人による意思確認が困難である．十分な説明の理解，自発的な同意がきわめてむずかしく，患者へのインフォームド・コンセントが成立しない場合が多い．

患者と家族に説明し，患者にインフォームド・アセント（informed assent：説明を受けての同意）を，家族にインフォームド・コンセント（informed consent：説明を受け十分に理解し納得したうえでの同意）を行う場合や，患者の意識がないので家族のみにインフォームド・コンセントを行い，家族が代理意思決定を行う場合がある．

しかし代理意思決定で問題となるのが，患者の意向を反映した決定がされているか，患者にとって最善の決定がされているかなどを考慮することであり，倫理的視点として重要である（神田，2005）．

患者の意思が確認できない場合は，厚生労働省の「終末期医療の決定プロセスに関するガイドライン」（終末期医療の決定プロセスのあり方に関する検討会，2007）に準じ，①家族が患者の意思を推定できる場合は患者の推定意思を尊重し，②患者の意思を推定できない場合は患者にとって何が最善であるか家族と十分に話し合い，③家族がいない場合および家族が判断を医療・ケアチームに委ねる場合は，チームで患者にとって最善の治療方針をとることを基本とする（**表1**）．

表1　終末期医療およびケアの方針の決定手続

(1)	患者の意思の確認ができる場合	①専門的な医学的検討を踏まえたうえでインフォームド・コンセントに基づく患者の意思決定を基本とし，多専門職種の医療従事者から構成される医療・ケアチームとして行う． ②治療方針の決定に際し，患者と医療従事者とが十分な話し合いを行い，患者が意思決定を行い，その合意内容を文書にまとめておくものとする． 上記の場合は，時間の経過，病状の変化，医学的評価の変更に応じて，また患者の意思が変化するものであることに留意して，その都度説明し患者の意思の再確認を行うことが必要である． ③このプロセスにおいて，患者が拒まない限り，決定内容を家族にも知らせることが望ましい．
(2)	患者の意思の確認ができない場合	①家族が患者の意思を推定できる場合には，その推定意思を尊重し，患者にとっての最善の治療方針をとることを基本とする． ②家族が患者の意思を推定できない場合には，患者にとって何が最善であるかについて家族と十分に話し合い，患者にとっての最善の治療方針をとることを基本とする． ③家族がいない場合及び家族が判断を医療・ケアチームに委ねる場合には，患者にとっての最善の治療方針をとることを基本とする．
(3)	複数の専門家からなる委員会の設置	上記（1）および（2）の場合において，治療方針の決定に際し， ・医療・ケアチームの中で病態等により医療内容の決定が困難な場合 ・患者と医療従事者との話し合いの中で，妥当で適切な医療内容についての合意が得られない場合 ・家族の中で意見がまとまらない場合や，医療従事者との話し合いの中で，妥当で適切な医療内容についての合意が得られない場合 等については，複数の専門家からなる委員会を別途設置し，治療方針等についての検討および助言を行うことが必要である．

終末期医療の決定プロセスのあり方に関する検討会（2007）．終末期医療の決定プロセスに関するガイドライン—解説編．厚生労働省．http://www.mhlw.go.jp/shingi/2007/05/dl/s0521-11b.pdf より引用

代理意思決定をする代諾者を中心とし，家族が患者の現在の状態と医学的に最善の治療を理解できるように援助し，家族と共に患者の価値観を前提に，患者の意思や推定意思を検討する必要がある．

患者の意思や推定意思が確認できない場合は，家族で話し合ったうえで代諾者が代理意思を決定できるよう援助する．

実際には，患者の推定意思が確認できない場合が多いが，個々の家族構成員の価値観によって，それぞれ希望する意思決定が異なり，個々の家族構成員が医療者に異なる意思決定をアピールしてくる場合もある．

このような場合は，医療チーム内で代諾者の意思を明確に理解し，代諾者の意向を尊重し，家族間で互いの価値観や意思を話し合える機会を提供するなど，代諾者が意思決定前に家族からサポートを得られ，また意思決定後も家族関係がくずれないような援助を行う．

看護師は患者・家族の意思決定に関する情報を得やすく，医療チームの中で最も正確に意思決定にかかわる内情を把握できる立場にある．カンファレンスなどの機会をつくり，看護師間で患者・家族の意思決定について情報を提供し合い，問題が生じそうな場合には医師など他のチームメンバーとも話し合い，医療チームで患者・家族の意思決定にそった方針を決め，家族ケアに統一した姿勢でのぞむ必要がある．

米国クリティカルケア看護師協会（American Association of Critical-Care Nurses：AACN）は，道徳上の苦悩を克服するクリティカルケア看護師の最善な実践として，ask（質問），affirm（確認），assess（評価），act（実行）の4Aを提唱している．看護師間で，それぞれがもっている家族の情報や疑問などを出し合い，方策を検討することで，倫理的課題を回避し，看護師の抱くジレンマの解決へと結びつけることである．

終末期移行の判断とターミナルケア

移植医療や人工心臓をはじめとする補助循環の導入，持続血液濾過透析などの高度医療技術が普及し，これまで致命的であった症例が救命可能となった．

集中治療の対象疾患における末期状態（end-stage）とは，最大の薬物治療でも治療困難な状態である（高屋，1999）．

その末期状態に対して，侵襲的治療として，人工呼吸や血液浄化に加え，大動脈内バルーンパンピング（intra-aortic balloon pumping：IABP），経皮的人工心肺装置（percutaneous cardio pulmonary support：PCPS），補助人工心臓（ventricular assist system：VAS），臓器移植，人工透析，ペースメーカー植え込みなどが施行される．

本来，集中治療室は救命のために集中治療を行う場であり，ターミナルケアを提供する場ではない．しかし，救命のために装着された多数の医療機器によって生命

を維持され，救命可能性のない末期状態になっても，それらが中止できない症例がまれではない現状がある．このようにクリティカルケア領域では，倫理的判断がむずかしい状況がある（児玉，中野，白井，2001；日本医師会，2009；高野，2001）．

ここでは，厚生労働省の「終末期医療の決定プロセスに関するガイドライン」（終末期医療の決定プロセスのあり方に関する検討会，2007）を順守する意味から，生命を短縮させる意図をもつ積極的安楽死については触れない．

終末期の判断

日本医師会の「終末期ガイドライン2009」では，広義の終末期を「担当医を含む複数の医療関係者が，最善の医療を尽くしても，病状が進行性に悪化することを食い止められずに死期を迎えると判断し，患者もしくは患者が意思決定できない場合には患者の意思を推定できる家族等が『終末期』であることを十分に理解したものと担当医が判断した時点から死亡まで」とし，狭義の終末期（臨死状態）を「臨死の状態で，死期が切迫している時期」としている（日本医師会，2009）．

全日本病院協会の「終末期医療に関するガイドライン」では，終末期を，①医師が客観的な情報を基に，治療により病気の回復が期待できないと判断する，②患者が意識や判断力を失った場合を除き，患者・家族・医師・看護師等の関係者が納得する，③患者・家族・医師・看護師等の関係者が死を予測し対応を考える，の3つの条件を満たす場合と定義している（終末期医療に関するガイドライン策定検討会，2009）．

日本医師会と全日本病院協会のガイドラインに共通する終末期の定義は，複数の医療者によって客観的に判断されるものであるという点である（中村・有賀，2012）．

さらに厚生労働省の「終末期医療の決定プロセスに関するガイドライン」では，「終末期医療の開始・不開始，医療内容の変更，医療行為の中止等は，多専門職種の医療従事者から構成される医療・ケアチームによって，医学的妥当性と適切性を基に慎重に判断すべき」とされている（終末期医療の決定プロセスのあり方に関する検討会，2007）．

つまり，患者が終末期の状態となった場合には，医療チームで患者が終末期の状態であるかどうか医学的妥当性について話し合い，終末期医療への移行の是非を判断する．

終末期医療に移行する場合は，患者・家族に看護師同席のもとで医師の病状説明を依頼し，患者・家族が病状を理解したうえで意思決定できるよう支援する．

また終末期をどのように過ごしたいか患者・家族の希望について情報収集し，医療チームで今後の治療方針とターミナルケアについて話し合い，必要ない治療はなるべく差し控え，患者の苦痛を緩和し，患者の容姿の変化を少なくするなどの患者の尊厳を維持するターミナルケアが行えるよう計画する．

終末期の治療選択

● 新たな治療の差し控え（withholding）

多臓器障害などで救命できないと考えられた場合には，たとえ腎不全になっても血液浄化法を開始しない，感染症が進んでも抗生物質を追加しないなど，今以上の治療を追加するのを控えることをwithholdingという（日本集中治療医学会，2001）．

治療の差し控えは，終末期の治療選択として多く用いられている．

● 治療の中止（withdrawal）

補助循環，血液浄化法，機械的人工呼吸法あるいは血管作動薬など，今行っている治療を中止することである（日本集中治療医学会，2001）．

治療の中止については，直接死につながらない処置は決定しやすいが，人工呼吸器を止めたり，昇圧薬を止めるなどの医療行為は法的解釈も定まっておらず，一般的ではない（日本集中治療医学会，2001）．

わが国における延命治療の中止基準がないため（会田，2008），患者本人の延命治療拒否の事前指示が存在し，家族もその意思を尊重することを望み，さらに病院倫理委員会も治療の中止が適切と判断したが，病院長と県の行政官が「治療を中止した場合の医師への刑事罰のおそれが否定できない」と判断し，治療中止が回避された例もある（毎日新聞，2007年1月9日付朝刊）．

治療の中止は，裁判になる場合もあることを視野に入れ，病院管理者にも相談した上で慎重に判断する必要がある．

● DNARオーダー

脳死状態，がん末期，多臓器障害の末期などで，「心肺停止が起こっても蘇生を行わない」という本人や家族の希望を受けて行われる医師による指示をDNAR（do not attempt resuscitation）オーダーという．

● 終末期の治療選択と記録

終末期の治療選択にあたっては，侵襲的な治療を含めた積極的な治療を希望するのか，終末期の蘇生術をしないのか（DNAR），さらに治療の手控えあるいは治療の終了を希望するのか，担当医/主治医は看護師同席のもとに，患者と家族もしくは代表する意思をもつ家族に文書により説明し同意を得る（高屋，1999）．

また，上記のガイドラインが示すように，終末期の判断は，その医学的根拠のみならず，家族への説明や家族らの理解，納得の状況を含めた内容として診療録へ記載することが重要である（中村・有賀，2012）．

診療録に記載が必要な内容は，表2に示した．

多臓器障害患者のターミナルケア

従来，多臓器不全（multiple organ failure：MOF）と呼ばれていたが，臓器機能に重点がおかれ治療を行うことから多臓器障害（multiple organ dysfunction syn-

表2 終末期における診療録記載の基本

(1) 医学的な観点から	①医学的に終末期であることが明示されている ②上記①について家族らに説明している ③上記②に際して家族らによる理解・納得の状況を観察し把握している
(2) 患者本人による意思表示があるかどうかについて	①患者の意思に関する患者本人による記録などについて尋ねている ②家族らによる理解を得,家族らの意思について尋ねている ③上記①がない,またはわからない時に,家族らによる忖度(他人の気持ちを推しはかる)として尋ねている ④上記①③がない場合にも,それらがないことについてその理由とともに記載している ⑤家族らとその範囲などについて具体的に記載している
(3) 延命措置中止の決定	①選択肢の可能性とそれらの意義について検討している ②主治医を含む医療チームとして検討している ③"患者の最善の利益"(患者本人の意思)と家族らの意思などについて記載している ④法律・社会規範などについて検討している
(4) 状況の変化への対応	①医学的な観点について記載している ②患者本人の意思表示の有無について記載している ③延命処置中止の決定について記載している
(5) 治療プロセス	①いわゆる5W1H(いつ,どこで,誰が,なぜ,何を,どのように)を記載している ②結果について記載している

日本救急医学会(2007).救急医療における終末期医療に関する提言(ガイドライン).http://www.jaam.jp/html/info/info-20071116.pdf(2013年3月24日閲覧)より許可を得て転載

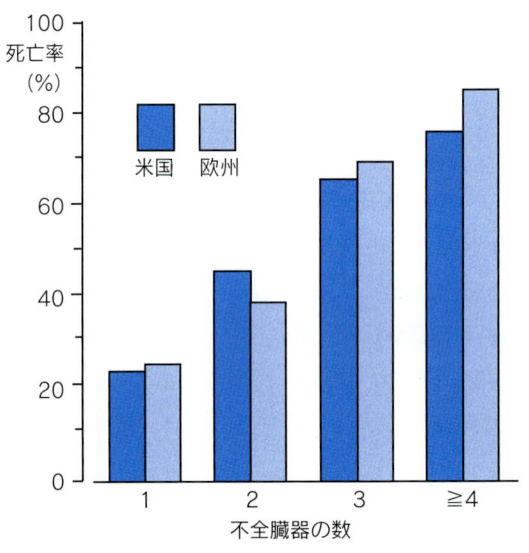

図1 重症患者における不全臓器(多臓器障害)の数と死亡率の関係

Marino, P. L.(2007)/稲田英一監訳(2008).ICUブック第3版(p.644).メディカル・サイエンス・インターナショナル.より許可を得て転載

drome:MODS)と呼ばれるようになってきている.

多臓器障害の死亡率は障害臓器の数と相関し,米国と欧州で報告された障害臓器(不全臓器)の数別の死亡率(図1)をみても,障害臓器の数が増えるにつれて生存

表3 多臓器不全（多臓器障害）症例

症例	2～3臓器不全 症例	2～3臓器不全 救命例	4～6臓器不全 症例	4～6臓器不全 救命例	合計 症例	合計 救命例
消化器外科系	75	52 (69%)	63	3 (5%)	138	55 (40%)
その他の外科系	51	35 (69%)	26	6 (23%)	77	41 (53%)
内科系	110	56 (51%)	57	13 (23%)	167	69 (41%)
合計	236	143 (61%)	146	22 (15%)	382	165 (43%)

日本集中治療医学会編（2001）．多臓器不全．集中治療医学（p. 367），学研メディカル秀潤社．より許可を得て転載

率が低下する（Angus et al., 2001；Marino, 2007/稲田, 2008；Vincent et al., 1998）．

　日本の医学部付属病院のGICU（general intensive care unit）における治療成績は，2～3臓器不全の救命率60％以上であるが，4臓器以上の臓器不全を発症した症例の救命率は15％である（日本集中治療医学会，2001，表3）．

　このように多臓器障害の患者に，救命のための医療を提供するか，終末期へ移行するかの判断はむずかしく，病態の複雑さから家族の病状理解が困難であることも指摘されている（池松，2002）．

　患者が2臓器の障害状態であるときから，患者が死亡する可能性が40～50％あることを視野に入れ，健康なころの患者の価値観や治療への意思・推定意思や家族のケアへの希望などについて患者・家族の話を傾聴する．そして家族の病状の理解を補足し，予期悲嘆のケアを行うとともに，患者の回復をめざすケアや，状態悪化を防ぐケアを行っていく．

　予後の不確かさの中で，患者の生と死の両方の結果に対応できる援助が要求される．この2～3臓器の障害時期のケアを慎重に行うことが，多臓器障害の患者・家族へのケアの質を左右し，倫理的課題に向けての重要なポイントとなる．

　幸運にも患者が回復傾向をみせた場合は，家族の希望を取り入れ，患者の清潔ケアや安楽などのケアを家族と共に行い，患者の回復徴候を家族が自覚できる援助に移行していく．しかし，患者の障害臓器の数が増え，4臓器に達する場合にはターミナルケアに移行する．

心不全患者のターミナルケア

　循環器疾患の特徴は，終末期になっても補助人工心臓，移植，透析，ペースメーカー，ICD（implantable cardioverter defibrillator，植え込み型除細動器），侵襲的治療などの集中治療により，改善するチャンスが残されていることである．そのため積極的に機械的補助を行うが，結果として延命治療から終末期治療への移行の判断がむずかしくなる．

　心不全の終末期では，急激に病態が変化した場合には，患者の意に反し安らかな死を迎えられないことがある．患者の意思にそった終末期が迎えられるように援助することは，心不全末期のターミナルケアにおいて重要である．

心不全の進行によるターミナルケアへの移行は，患者・家族にとっては死を覚悟した意思決定をすることになるため，患者・家族と十分コミュニケーションをとり慎重に援助する必要がある．

　心不全末期の患者のターミナルケアは，生活の質を保つために症状をコントロールするとともに，患者の死を暗に予測した家族の予期悲嘆への援助も必要である．

　急性心不全では，本人の意思確認が得られない状況で補助循環を適用せざるを得ない場合が多い（高屋, 1999）．終末期であることが医療チームで合意された場合は，家族に治療効果が見込めないことを十分説明し，それ以上の侵襲的治療を不用意に加えないようチームで方針を統一しケアを実施する必要がある．

　致死的心室性不整脈あるいは低心機能でICDやCRT-D（cardiac resynchronization therapy-defibrillator, 心臓再同期治療除細動器）の植え込みを受けた患者は，病状の進行により回復不能な心不全状態または末期状態にいたることがある（高屋, 1999）．ICDの植え込み適用については，「不整脈の非薬物治療ガイドライン」で6か月以上の余命がない場合には非適用とされている（日本循環器学会他, 2011）．

　このような治療機器を植え込んでいる患者が終末期を迎えた場合は，医療チームでターミナルケアを検討し，代替治療を患者・家族へ情報提供するとともに，蘇生処置の可否について患者・家族の意思を確認しておく必要がある（高屋, 1999）．

　循環器専門施設504病院の調査結果では，特殊治療に依存した症例の家族からの中断申し入れを経験した施設は47％あり，①人工呼吸，②PCPS（経皮的人工心肺装置），③CHDF（continuous hemodiafiltration, 持続血液濾過透析），④透析の順で多く，そのうち治療中断を検討した施設は71％，結果的に中断に至ったのは28％と低値であった（日本循環器学会他, 2010）．これらから治療の手控えについては，非常に困難な判断を求められ，中止には消極的であることがうかがえる．

文　献

会田薫子（2008）．延命治療の差し控えと中止．医学のあゆみ, 226（9）, 809-814.
Angus, D. C., Linde-Zwirble, W. T., Lidicker, J., Clermont, G., Carcillo, J. et al.（2001）. Epidemiology of severe sepsis in the United States：analysis of incidence, outcome, and associated costs of care. Crit Care Med, 29（7）, 1303-1310.
Eelen, J. A., & Frost, B.（1991）. Nurses' perceptions of powerlessness in influencing ethical decisions. West J Nurs Res, 13（3）, 397-407.
Holly, C. M., & Lyons, M.（1993）. Increasing your decision-making role in ethical situations. Dimens Crit Care Nurs, 12（5）, 264-270.
池松裕子（2002）．敗血症/多臓器不全患者の看護．看護教育, 43（2）, 156-161.
Jonsen, A. R., Siegler, M., & Winslade, W. J.（2002）/赤林朗・蔵田伸夫・児玉聡監訳（2006）．患者の意向．臨床倫理学―臨床医学における倫理的決定のための実践的なアプローチ第5版（pp. 56-127）．新興医学出版社．
神田直樹（2005）．クリティカルケア領域における倫理問題の特徴と課題．ベストナース, 16（12）, 15-17.
児玉三枝子・中野みさお・白井精一郎（2001）．高齢の難治性狭心症患者の看護をとおして学んだこと―延命を望む家族と重症化していく患者にかかわって．ハートナーシング,

14（6），573-577．

毎日新聞 2007 年 1 月 9 日付朝刊．

Marino, P. L.（2007）/稲田英一監訳（2008）．ICU ブック　第 3 版（pp. 641-649）．メディカル・サイエンス・インターナショナル．

日本医師会（2009）．看取りの医療「終末期ガイドライン 2009」．グランドデザイン 2009―国民の幸せを支える医療であるために（pp. 67-70）．http://dl.med.or.jp/dl-med/teirei-kaiken/20090218_11.pdf（2013 年 3 月 24 日閲覧）

日本循環器学会・日本移植学会・日本救急医学会・日本胸部外科学会・日本集中治療医学会他（2010）．循環器疾患における末期医療に関する提言．循環器病の診断と治療に関するガイドライン．http://www.j-circ.or.jp/guideline/pdf/JCS2010_nonogi_h.pdf（2013 年 3 月 24 日閲覧）

日本循環器学会・日本胸部外科学会・日本人工臓器学会・日本心臓血管外科学会・日本心臓病学会他（2011）．不整脈の非薬物治療ガイドライン（20011 年改訂版）．循環器病の診断と治療に関するガイドライン．http://www.j-circ.or.jp/guideline/pdf/JCS2011_okumura_h.pdf（2013 年 3 月 24 日閲覧）

日本救急医学会（2007）．救急医療における終末期医療に関する提言（ガイドライン）．http://www.jaam.jp/html/info/info-20071116.pdf（2013 年 3 月 24 日閲覧）

日本集中治療医学会編（2001）．多臓器不全．集中治療医学（pp. 365-378），学研メディカル秀潤社．

日本集中治療医学会編（2001）．脳死と生命倫理．集中治療医学（pp. 564-567），学研メディカル秀潤社．

中村俊介・有賀徹（2012）．今後の方向性と課題―我が国のガイドラインからみえてくるもの．INTENSIVIST，4（1），133-139．

野々木宏（2012）．ICU，CCU における臨床倫理に基づく末期医療へのアプローチの必要性について．ICU と CCU，36（9），625-629．

Pierce, S. F.（1989）．The critical care nurse：an ethicist by trade. *Crit Care Nurs Q*, 12（3），75-78．

Ray, M. A.（1987）．Technological caring：a new model in critical care. *Dimens Crit Care Nurs*, 6（3），166-173．

Stuart, G. W., & Sundeen, S. J. 編（1986）/稲岡文昭・稲岡光子・川野雅資・津波古澄子・早川和生他訳（1986）．危機療法．新臨床看護学大系―精神看護学Ⅱ（pp. 77-89），医学書院．

終末期医療に関するガイドライン策定検討会（2009）．終末期医療に関するガイドライン―よりよい終末期を迎えるために．全日本病院協会．http://www.ajha.or.jp/topics/info/pdf/2009/090618.pdf（2013 年 3 月 24 日閲覧）

終末期医療の決定プロセスのあり方に関する検討会（2007）．終末期医療の決定プロセスに関するガイドライン―解説編．厚生労働省．http://www.mhlw.go.jp/shingi/2007/05/dl/s0521-11b.pdf（2013 年 3 月 24 日閲覧）

高野里美（2001）．集中治療室での死のケアを困難にする要因．死の臨床，24（2），151．

高屋尚子（1999）．クリティカルケアにおける倫理的課題とナースの役割．インターナショナルナーシングレビュー，2（4），61-65．

Vincent, J. L., de Mendonca, A., Cantraine, F., Moreno, R., Takala, J. et al.（1998）．Use of the SOFA score to assess the incidence of organ dysfunction/failure in intensive care units：results of a multicenter, prospective study. Working group on "sepsis-related problems" of the European Society of Intensive Care Medicine. *Crit Care Med*, 26（11），1793-1800．

Wlody, G. S.（1990）．Ethical issues in critical care：a nursing model. *Dimens Crit Care Nurs*, 9（4），224-230．

Part 1. 倫理調整のための基礎知識

第*4*章 クリティカルケア領域における看護師の倫理的課題

看護師の倫理的ジレンマ

山勢善江

　クリティカルケア領域の患者やその家族には，他領域とは違ったいくつかの特徴がある．これらが看護師の倫理的ジレンマ[*1]の要因となっていることも少なくない．そのため，ここでは患者・家族・看護師に分けて，倫理的ジレンマの発生要因を考える．

　まず，クリティカルケア領域の患者は，急病の発症や外傷，あるいは重篤な病状や急変など，程度の差こそあれ，予期せぬ変化のために，身体的・精神的危機状況におかれることが多い．病態によっては，意思表示や判断力が不十分になる．

　また，家族は，患者に起こった突発的な出来事や，先の見えない不安などによって心理的に不安定になるにもかかわらず，患者への治療や処置に対して，代理意思決定者（代諾者）として迅速な判断や重大な決定をせざるを得ない場面も多い．

　そして，このような患者や家族へケアを提供する看護師は，時間的制約の中でクリティカルケアの最大の使命である患者の救命をめざし，"医師―看護師"間のみならず，他の専門職との協働や調整が求められる（図1）．

患者側の要因

　救急医療の機能分担整備，プレホスピタルケア[*2]の充実などによって，内因性・外因性問わず，重症患者が病院前から専門的・集中的な治療を受けることができるようになり，患者の生存率は上昇している（山村他，2009）．

　また，医療技術の高度化や，低侵襲手術の普及によって，超高齢者でさえも侵襲のある手術を受けることができるようになった．しかし，人体は過大侵襲に反応し，神経伝達物質であるサイトカインが過剰に分泌されると，重要臓器が機能不全を起こす．これらを代償またはサポートするためには，呼吸・循環・代謝の集中的な管理が必要となる．

　つまり，以前は蘇生を断念せざるを得なかった患者が，救命可能となり，さらに集中的な治療によって生命を維持することができるようになった．これらの状況の

＊1　ジレンマ：dilemma，複数の相反する事柄の板ばさみになること．
＊2　プレホスピタルケア：pre-hospital care，病院に運ばれる前の医療処置．救急車内での対応．

```
           ┌─────────────────────┐
           │    患者側の要因       │
           │ ・生命の危機状態      │
           │ ・意思表示困難・判断力不足 │
           └─────────────────────┘
              ╱              ╲
┌──────────────────┐   ┌──────────────────┐
│   家族側の要因     │   │   看護師側の要因   │
│ ・時間的切迫性     │   │ ・権利擁護に対する知│
│ ・精神的動揺      │    │  識や技術不足     │
│ ・社会的・経済的問題 │   │ ・他の医療従事者との│
│ ・家族主義       │    │  連携（IPW）     │
└──────────────────┘   └──────────────────┘
```

図1 倫理的ジレンマの発生要因

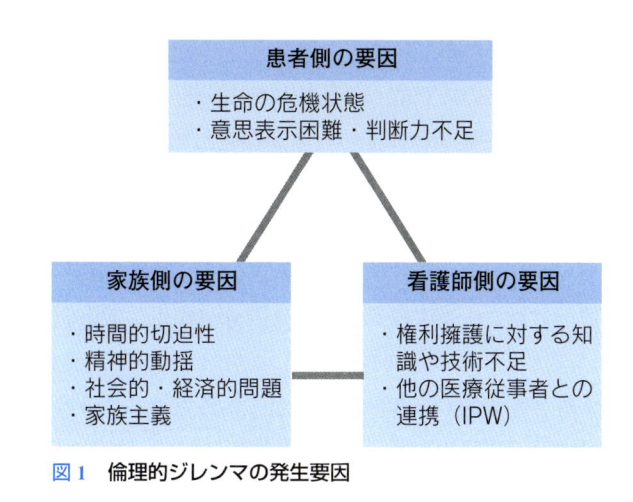

変化により，重症な救急患者，あるいは集中治療が必要な患者，つまりクリティカルケアを受ける患者が増加している．

生命の危機状態

クリティカルケア領域の患者は，突発的な外傷や急病の発症，過大侵襲手術，慢性疾患の急性増悪などにより，生命の危機的状態にある．患者は，判断能力が低下した状態のまま，緊急手術や治療・看護を受けることも少なくない．

心身の準備や今後の予測ができないままクリティカルケアを受ける患者は，身体的には，意識低下，疼痛や炎症などによる急性身体症状の出現があり（丸藤，2008），多数のドレーン・カテーテル・医療機器の装着による身体可動制限，機能喪失や四肢の切断などによるボディイメージの変化が起こる（佐藤他，2010）．

また，心理的には，気管チューブ挿入や脳神経系障害に起因する言語的意思疎通困難，人的・物的環境の変化による不安，ボディイメージの障害からくる悲嘆などを呈する（Horgan & MacLachlan, 2004）．これらは，抑うつや，せん妄発症の原因や誘因になるともいわれている（松本，2005）．このように，クリティカルケアにおける患者は，身体的・心理的な均衡が，突然揺るがされる状況に陥る．

Caplanは「危機とは，不安の強度な状態で，喪失に対する脅威，あるいは喪失という困難に直面してそれに対処するには自分のレパートリーが不十分で，そのストレスに対処するのにすぐ使える方法を持っていないときに経験するものである」（Caplan, 1961/山本, 1968）と述べている．

このように，クリティカルケア領域の患者は危機に陥る危険性が高く，このような状況の中で，正しいとは言い難い判断をしている場合もある．

意思表示困難・判断力不足

クリティカルケア領域の患者は，急病の発症や外傷，あるいは重篤な病状や急変など，予期せぬ変化のために，身体的・精神的危機状況におかれ，意識レベルの低

下や判断力が不十分になっている．

　意識といわれるものの「覚醒」は脳幹にある上行性網様体賦活系と視床下部調節系に，「認知」は大脳皮質全体にその首座が存在している．これらのいずれかが障害されると意識レベルが低下する．

　救急医療では，意識障害の鑑別にカーペンターの分類といわれる AIUEOTIPS（アイウエオチップス）が用いられており，多彩な原因で意識障害が起こることがわかる．たとえば，アルコール中毒，尿毒症，内分泌疾患，低酸素血症，脳卒中などである．

　クリティカルケア領域の患者のうち脳血管疾患患者の割合は高い．脳血管疾患は，1951 年に死亡原因の第 1 位であったが，1970 年をピークに低下しはじめ，2011 年には第 4 位となった（厚生労働省，2011）．しかし，総患者数でみると，「悪性新生物」約 153 万人に対し，「脳血管疾患」約 124 万人である（厚生労働省，2011）．脳血管疾患患者の多くは，脳の器質的変化によって，一過性のものも含め意識レベルの低下をきたすことが多い．意識レベルの低下がなくても，構音障害や閉じこめ症候群[*3]などで，意思疎通が困難なこともある．

　また，クリティカルケア領域の患者には，脳の器質的障害だけでなく，呼吸性あるいは代謝性の酸塩基平衡の障害や各種ショックによる低酸素血症など，全身性の障害が原因で意識障害を呈す患者が少なくない．さらに，患者に起こった出来事が急激であればあるほど，「なぜ自分が？」「このまま死ぬかもしれない」など患者の心理的混乱は大きく，判断能力は低下する．

　原因はいずれにしても，意識レベルが低下している患者との言語的コミュニケーションはむずかしい．たとえ意識レベルが低下していなくても，パニック状態で通常の判断能力が低下している場合，治療や処置に関するインフォームド・コンセントは困難である．

　このようなとき，患者の意思を確認できないまま，患者の救命のために医療者が最善であると考える治療を開始せざるを得ない．しかし，医療者の「最善」が，患者の意思に則しているか否かが，倫理的ジレンマの要因になってくる．

　たとえば，呼吸不全で在宅酸素療法を受け，熟考の末「リビングウィル」（DNAR[*4]）をしたためた独居老人の呼吸状態が急変したのを，近所の友人が発見し救急車を要請した．病院到着時，患者の意識は朦朧としており「苦しい……，楽にしてくれ……」と言ったまま意識を消失した．医師は病状をかんがみ，最善と思われる気管挿管をし，人工呼吸器を装着して ICU に入室させた．

　この患者の「楽にしてくれ」は，「（気管挿管などによって呼吸を）楽にしてくれ」だったのか，それとも「（死なせて）楽にしてくれ」だったのか．初療に付き添った看護師は，何を基準に，どう考え，どうすることが正しかったのか悩み続けた．

[*3] 閉じこめ症候群：脳の障害のため，意識は鮮明であるのに意思疎通ができなくなった状態．
[*4] DNAR：do not attempt resuscitation．心肺停止が起きても蘇生を行わない．リビングウィル（living will）は生前に行われるその意思の表明．

このように，切迫した病状によって，意識レベルが低下したり，通常の判断能力が低下することによって，意思疎通が困難になり，結果的に患者の意に反した医療がなされることがある．

しかし，医療者側からみれば，時間的に切迫した中で，患者の救命という使命のもと，「最善の医療」を提供するのは当然のことである．「最善」とは何か．誰を主語にするかと，倫理的ジレンマが起こるのである．

家族側の要因

患者の最も近くにいる家族は，突発的な患者の状況変化によって，さまざまな影響を受ける．急な知らせを受けた家族は，自分自身の安全の確保も困難になり，さまざまな急性身体反応を呈することもある．

また，患者に起こった突然の出来事に対して，情報不足，面会制限，環境変化などによって，精神的な危機状況に陥る．さらに，患者の入院によって，家族内役割の変更やそれに伴う負荷，社会的役割の遂行困難など，社会的にも危機状況に陥ることが少なくない．

時間的切迫性

クリティカルケア領域の患者の発症は，事故であれ急変であれ，予期せず起こることがほとんどである．患者の病状や意識レベルによっては，命にかかわる重大な決定や治療の同意を，代諾者として家族がその場で行わなければならない場面もある．

判断や決定までの時間的猶予があれば，誰かに相談したり，何かを調べたりという情報収集が可能だが，クリティカルな状況にある患者の家族は，「このまま心臓マッサージを続けますか？」「気管挿管をしますか？」という質問に対して，ただちに答えを出さなければならないのである．

このような時間的切迫性は人の判断力を低下させ，後にその決定に対して「これでよかったのか」「あのとき，もう少し時間があれば」「もっと別のことができたのでは」という葛藤の要因となっていく．

精神的動揺

家族の急変や事故は，よくある出来事ではない．しかも，その病状がクリティカルな状況であれば，家族の精神的動揺は激しい．生命を脅かす疾病や外傷などで救命救急センターや集中治療室に入院した患者の家族は，身内の危機的状況を目の当たりにし，心理的動揺が激しく，精神的に不安定な状態になる．

身体的には失神，全身のふるえ，吐気，嘔吐，不眠といった症状の出現，心理的には情報不足のため現状が認識できず，因果関係のない罪責感を感じ（山勢，2006；Montgomery & Campbell, 2012；渡邉・竹内・岡野，2004），身内の死への恐怖と過

度の期待といったアンビバレント[*5]な感情，自我を守るための防衛機制[*6]の使用などの情動反応を呈することもある．

このような中で，家族は患者の命にかかわる事柄を，代理意思決定しなければならない．決定後のサポートも必要なことはいうまでもない．

社会的・経済的問題

患者の入院による家族役割の変更，家族内での役割の偏在，社会的役割の中断などで経済的問題も生じる．さらに，人間一人ひとりが生涯を通じて課題を乗り越え発達する（Newman & Newman, 1979/福富・伊藤, 1980）のと同様に，家族全体も家族としての課題をクリアしながら発達を続けている．このため，重篤な状況での入院の長期化や，後遺症によって社会復帰が困難な場合，家族としての発達に支障をきたす可能性もある．

このため，いま直面している問題のみでなく，長期的予後も考慮し，他職種や地域との連携が必要となってくる．

家族主義

江戸時代まで続いた日本の家族制度は，現在の民法上はなくなったものの，家族を基本とする考えかたは，さまざまな面で根強く残っている．これが家族の絆の強さとして発揮された場合には，一人ひとりの力が累積以上のサポート力として働き，家族に起こった危機を乗り越える力となる．

しかし，時間的に切迫した場面や，精神的動揺が強い場合などでは，家族内での意見が対立したり，肉親や血縁者，あるいは年長者の意見が重視され，倫理的葛藤が生じることもある．クリティカルな状況で十分に時間をかけ，患者を取りまくすべての関係者が納得できる決定はむずかしく，倫理的ジレンマの要因となる．

家族主義は，家族を結束する力にも，家族を分散する力にもなりうることを念頭におかなければならない．

看護師側の要因

権利擁護に対する知識や技術不足

看護師は，患者や家族の権利擁護者であるといわれるものの，クリティカルな状況において，何を基準にどう判断することが，患者や家族の権利を擁護することなのだろうか．

現在，終末期にある患者の家族に対する組織的な支援体制は存在しない．常に，

---

*5 アンビバレント：ambivalent．相対立する意見や価値をもつこと．
*6 防衛機制：危機的状況の中で自分が傷つくことを避けるために，安定した状態を保とうとする心理的な作用．

死と直面している患者をケアするクリティカルケア領域において，家族への精神的支援体制がなく，専門的教育を受けた医療従事者も皆無であるのが現状である．この状況を受け，日本集中治療医学会では，専門的教育を受けた医師・看護師などで構成される終末期医療を選択した患者と家族の「こころのケア」体制が構築された．

その1つが，2011年に策定された「集中治療領域における終末期患者家族のこころのケア指針」である（日本集中治療医学会，2011）．これは，5つの中核的要素（core competency）である，①家族の権利擁護，②家族の苦痛緩和，③家族との信頼関係の維持，④家族が患者の状況が理解できる情報提供，⑤家族のケア提供場面への参加，を基に，家族に直接ケアを実践する直接的アプローチと，家族へのケアに関連した管理・調整を主とした管理的アプローチを提唱したものである．

特に，家族の権利擁護における直接的アプローチには，「家族の代理意思決定支援」が明示されている．さらに，終末期にある患者家族への適切なこころのケアができる集中治療スタッフを養成するために，学会の倫理委員会主催による「集中治療における終末期患者家族ケア講座」が開催されるようになった（日本集中治療医学会倫理委員会，2011）．

「集中治療領域のおける終末期患者家族のこころのケア指針」（日本集中治療医学会，2011）は終末期に限らず，倫理的葛藤の多いクリティカルケア場面に援用可能である．このため，クリティカルケアにかかわる看護師にとって必須の知識であり，それを用いた援助技術は，すべての看護師が習得する必要があるものといえよう．

他の医療従事者との連携（IPW）

クリティカルケア領域では，医師，看護師はもちろんのこと，薬剤師，臨床検査技師，診療放射線技師，臨床工学技士，理学療法士，メディカルソーシャルワーカー，栄養士などの専門職が，患者の病状，重症度や緊急度，社会的背景に応じて関与している．

救急医療や集中治療が高度化する中で，それぞれの専門職の専門性も高くなり，職種間の壁も高くなっている．時間的に切迫した状況の中で，患者の救命に向かうとき，あるいはクリティカルな状況で終末期を迎えるとき，専門職が必ずしも同じベクトルで，同じ速度でその専門性を発揮しているとはいえない．このことが倫理的ジレンマを引き起こす要因となりうる．IPW[*7]（専門職連携協働）が重要となる．

文献

Caplan, G（1961）/山本和郎訳（1968）．地域精神衛生の理論と実際．医学書院，1968．
Horgan, O., & MacLachlan, M.（2004）．Psychosocial adjustment to lower-limb amputation. A review, 26（14-15），837-850.
厚生労働省（2011）．主要な傷病の総患者数．平成23年（2011）患者調査の概況．http://www.mhlw.go.jp/toukei/saikin/hw/kanja/11/dl/04.html（2013年9月5日閲覧）
厚生労働省（2011）．死因順位（1〜5位）別死亡数・死亡率（人口10万対），性・年齢（5

[*7] IPW：inter-professional work，専門職連携協働．

歳階級）別．平成 23 年人口動態統計月報年計（概数）の概況．http://www.mhlw.go.jp/toukei/saikin/hw/jinkou/geppo/nengai11/toukei07.html（2013 年 2 月 28 日閲覧）

丸藤哲（2008）．救急領域における DIC の診断と治療．日本血栓止血学会誌，19（3），353-357．

松本幸恵（2005）．救急患者と家族の心のためのケア．エマージェンシー・ケア，夏季増刊，8-18．

Montgomery, L., & Campbell, A.（2012）．A qualitative evaluation of the provision of bereavement care accessed by service users living in a Health and Social Care Trust area in Northern Ireland. *J Soc Work End Life Palliat Care*, 8（2），165-181.

Newman, B. M., & Newman, P. R.（1979）/福富護・伊藤恭子訳（1980）．生涯発達心理学―エリクソンによる人間の一生とその可能性．川島書店．

日本集中治療医学会（2011）．集中治療領域における終末期患者家族のこころのケア指針．http://www.jsicm.org/pdf/110606syumathu.pdf（2013 年 3 月 27 日閲覧）

日本集中治療医学会倫理委員会（2011）：集中治療における終末期患者家族ケア講座開催案内．http://www.jsicm.org/pdf/20110922.pdf（2013 年 3 月 27 日閲覧）

佐藤剛介・千葉郁代・乾康浩・久保徳昌・熊谷奈緒子他（2010）．脊髄損傷者の身体イメージの変化に関する質的研究―胸髄損傷一例による M-GTA を用いた検討．理学療法科学，25（4），505-512．

渡邉久美・竹内加恵・岡野初枝（2004）．O 大学病院の ICU における家族看護の課題―看護記録からの分析．岡山大学医学部保健学科紀要，15（1），23-28．

山村仁・横田順一朗・鈴木全・西内辰也・松岡哲也・溝端康光（2009）．事後検証により病院前救護活動の質と心肺停止傷病者の転帰は改善したか．日本救急医学会雑誌，20（10），815-822．

山勢博彰（2006）．重症・救急患者家族のニードとコーピングに関する構造モデルの開発―ニードとコーピングの推移の特徴から．日本看護研究学会雑誌，29（2），95-102．

Part 2

倫理調整場面で困らないための スキル

第 1 章 倫理的問題を明確にし解決の方向性を決定する
　　　　　事例分析の方法 ………………………………………… 70

第 2 章 倫理調整が必要な対象者とかかわるための
　　　　　基本的スキル
　　　1　コミュニケーション技法 ……………………………… 76
　　　2　カウンセリング技法 …………………………………… 82
　　　3　危機介入 ………………………………………………… 88
　　　4　ストレスマネジメント ………………………………… 93
　　　5　グリーフケア …………………………………………… 98
　　　6　スピリチュアルケア …………………………………… 106
　　　7　社会資源の提供 ………………………………………… 114
　　　8　意思決定支援 …………………………………………… 120

第 3 章 倫理調整に必要な医療チーム内
　　　　　調整のための方法
　　　1　医療チーム調整 ………………………………………… 125
　　　2　倫理カンファレンス …………………………………… 130
　　　3　看護倫理教育 …………………………………………… 138

Part 2. 倫理調整場面で困らないためのスキル

第 *1* 章　倫理的問題を明確にし解決の方向性を決定する

事例分析の方法

木下佳子

事例分析を行う意義

　臨床現場で，違和感のある出来事に出会ったとき，どのように対処してよいか困ったとき，それをどのように考えたらよいのか？　あるいはどのように考えたらよかったかを検討するために事例分析は行われる．事例分析によって考えかたの道筋が見えてくる．

　また，倫理的問題の解決方法や考えかたを学ぶという教育的意味でも事例分析は有用である．

　ここでは，物語論，4分割表，2つの事例検討シートの合計4つの方法を紹介する．

物語論

　出来事が語られるとき，語る人の立場により視点や意味が違ってくる．宮坂は「当事者の物語が併存していて，その不調和として倫理問題が生じている」(宮坂, 2011)というとらえかたをし，物語論[*1]の臨床症例への応用方法を開発している．

　まず，対話や観察によって，患者や家族などのキーパーソン，医療従事者ごとの物語を把握する．それぞれの当事者が感じていること，言っていることを整理する．こうした複数の物語を眺めながら，問題となっている意見・感情の対立点やその背景（人間関係，ライフストーリー[*2]など）を整理する．

　物語の不調和の全体像を把握したうえで，今後の「シナリオ」を検討する．それぞれの当事者・医療関係者にとって「受け入れがたいシナリオ」とはどんなものかを個別に検討しておくと，それを避ける方法や，どうにか受け入れられるシナリオが見えてくる．また，受け入れられるシナリオを実現するための手段や，受け入れがたいシナリオを避ける手段が見えてくる（宮坂, 2011）．

＊1　物語論：narratology，物語（ナラティブ）の技術や構造を研究する学問分野．
＊2　ライフストーリー：life story，個人の体験を物語として語ること．またその語った内容．

表1　ジョンセンらの4分割表

医学的適応	患者の意向
善行と無危害の原則 1．患者の医学的問題は何か？　病歴は？　診断は？　予後は？ 2．急性か？　慢性か？　重体か？　救急か？　可逆的か？ 3．治療の目標は何か？ 4．治療が成功する確率は？ 5．治療が奏功しない場合の計画は何か？ 6．要約すると，この患者が医学的および看護的ケアで，どのくらい利益を得られるか？　また，どのように害を避けることができるのか？	**患者自律性の原則** 1．患者には精神的判断能力と法的対応能力があるか？　能力がないという証拠はあるか？ 2．対応能力がある場合，患者は治療への意向について，どう言っているのか？ 3．患者は利益とリスクについて知らされ，それを理解し，同意しているか？ 4．対応能力がない場合，適切な代理人は誰か？　その代理人は意思決定に関して適切な基準を用いているか？ 5．患者は以前に意向を示したことがあるか？　事前指示はあるか？ 6．患者は治療に非協力的か？　または協力できない状態か？　その場合，なぜか？ 7．要約すると，患者の選択権は倫理的にも法律的にも最大限に尊重されているか？
QOL	**周囲の状況**
善行と無危害と自律性尊重の原則 1．治療した場合，あるいはしなかった場合に，通常の生活に復帰できる見込みはどの程度か？ 2．治療が成功した場合，患者にとって身体的，精神的，社会的に失うものは何か？ 3．医療者による患者のQOL評価に偏見を抱かせる要因はあるか？ 4．患者の現在の状態と予測される将来像は延命が望ましくないと判断されるかもしれない状態か？ 5．治療をやめる計画やその理論的根拠があるか？ 6．緩和ケアの計画はあるか？	**忠実義務と公正の原則** 1．治療に関する決定に影響する家族の要因はあるか？ 2．治療に関する決定に影響する医療者側（医師，看護師）の要因はあるか？ 3．財政的・経済的要因はあるか？ 4．宗教的・文化的要因はあるか？ 5．守秘義務を制限する要因はあるか？ 6．資源配分の問題はあるか？ 7．治療に関する決定に法律はどのように影響するか？ 8．臨床研究や教育は関係しているか？ 9．医療者や施設側で利害対立はあるか？

Jonsen, A. R., Siegler, M., & Winslade, W. J.（2002）／赤林朗・蔵田伸夫・児玉聡監訳（2006）．患者の意向．臨床倫理学—臨床医学における倫理的決定のための実践的なアプローチ　第5版（p. 13）．新興医学出版社．より許可を得て転載

ジョンセンらの4分割表

　　ジョンセンらは，倫理的問題を明らかにし分析する体系的な方法として，①医学的適応，②患者の意向，③QOL，④周囲の状況の4つの項目をあげ（表1），それぞれについて検討することを提案している（Jonsen, Siegler, & Winslade, 2002／赤林・蔵田・児玉，2006，pp. 1-13）．

①医学的適応

　　患者の病状の評価，診断，予後と治療について，臨床の場で通常検討される項目である．

　　「適応」とは，患者の病状を評価し，治療するのに適切な診断的・治療的介入を指す．

　　患者に与える利益の可能性や患者の意向の尊重など，その症例の基本的倫理的特徴に照らして医学的事実を検討し評価する．

②患者の意向

患者自身の価値観や，患者が評価する利益や負担に基づく，患者の意向が重要である．患者が何を欲しているのか，患者の目標は何かを検討する．

その際，患者へ必要な情報が十分に伝わっているか，そして患者がそれを理解できているか，また患者が自発的に同意しており，強制されていないかも考慮しなければならない．

患者に判断能力がなかったり，意思を表明できなかったりするときには，患者の代わりに決定する権限があるのは誰かを考えなければならない．

③QOL

外傷や疾病は，その症状や徴候によって，患者のQOL（quality of life，生活の質）を現実に低下させるか，将来低下させる危険性をもたらす．

医学的介入の1つの目標は，QOLの回復，維持，改善にある．したがって，あらゆる医学的状況においてQOLが問われなければならない．

④周囲の状況

患者は，何らかの医療施設とかかわるが，医療・財政・社会制度といった状況下にもおかれる．患者のケアは，この状況がもたらす可能性や制約によって影響を受ける．同時に，状況そのものが患者による決定であり，または患者の決定に影響されるものである．

そして，これらの決定は，心理的，情緒的，金銭的，法律的，科学的，教育的，宗教的な影響を他者に与える．したがって，あらゆる症例について，周囲の状況がもつ意味を見きわめ，評価しなければならない．

赤林らは，この4分割による分析方法を活用し，次のような症例検討の進めかたを提案している（Jonsen, Siegler, & Winslade, 2002／赤林・蔵田・児玉, 2006, pp. 261-268）．

①倫理的な問題で判断に困っているその症例について，できる限り情報を収集する．
②症例検討シートの「医学的適応」「患者の意向」「QOL」「周囲の状況」のすべてについて，考えられる問題点をすべて列挙する．
③すべての項目を網羅し全体が見えたところで，何を優先するべきか，何が最も適切かについて判断を行う．

事例検討シートを活用した事例分析の方法 (1)

事例分析の方法2つを紹介する．

清水は，事例分析を行う1つの方法として事例検討シートを使用した5つのステップで行う方法を提唱している（清水, 2009）．

この方法では以下の5つのステップで検討される．

● ステップ1：事例を記述する

事例を物語として記述する．しかし，記述された内容は，語り手の思いや意図が

反映されており，必ずしも事実だけが語られるわけではないし，語られるべき情報が欠落していることも考えられる．

このステップでは，患者のプロフィール，経過を記述し，その経過の中でこれから進もうとする方向の分岐点となっている段落を明示しておく．

●ステップ2：医療者の事例に対する状況把握の整理

治療方針を決定するために必要な医療者側と患者側がもっている情報を整理し，それらを両者が共有することをめざす．医療者側から患者側へ提供される情報と，医療者側が患者側から得ている情報から成り立つ．

医療者側から患者側への情報は，医療者側がもっている情報を整理し，それが患者側にどのように説明されているのかを明らかにする．その際，何をめざして，何を選択しようとしているのかを明確にし，そのめざすことを達成するために，どのような選択肢（医療方針の候補）があるかをあげ，それぞれについて一般的にいえるメリット・デメリットないしリスクを箇条書きにする（患者の生活全体を視野に入れて記述する）．

次に，あげた治療の候補のそれぞれについて，社会的な視点からみた問題点があれば書き込んでいく．そして，これらの選択肢について，患者側に説明したかどうかを書きこんでいく．

患者側から得ている情報は，患者・家族が病状についてどのように理解し，どうしたいと望んでいるかについて医療者が適切に理解するために記述する．患者の理解と意向，家族の理解と意向，そして患者の生活全般に関する特記事項を記述する．

●ステップ3：問題の把握と検討

意思決定プロセスを進め，当事者たちの合意をめざす際に問題になることは何であり，それをどのように理解し，今後どのように対応するかを考える．

問題点の抽出としては，最善の方針（医療者の個別化した判断）と，当事者などの間での一致・不一致を記述し，対応の検討としては，問題点の検討（不一致の要因と解消の可能性），今後のコミュニケーションの方針について記述していく．

●ステップ4：合意/問題解決をめざすコミュニケーション

今までの経過を整理する．当事者間の話し合い，社会面での対応，最終結果，フォローアップなどの留意事項を記載する．

●ステップ5：検討と評価

ここまで行ってきた意思決定のプロセスを振り返り，評価する．

起きたこと，したことを倫理的視点から分析し評価する前半と，その評価を踏まえて今後の医療の質の向上につなげる後半とに分かれる．

前半の内容　さしあたって感じている問題点，「患者・家族にとって，できるだけ利益になるようにする」という観点，「相手を人間として尊重する」という観点，「社会的視点での適切さ」という観点，総合的検討およびその他の問題点．

後半の内容　各職種の医療者はどうすべきだったか，病院・病棟のシステム/制度の問題と改善策，医療制度その他社会的視点で改善が望まれる点，その他．

事例検討シートを活用した事例分析の方法（2）

　ICN（International Council of Nurses, 国際看護師協会）の提案している倫理的意思決定を導くモデルの手順を応用した事例分析の方法がある．

　ICNの提案では，ステップ1：問題の明確化，ステップ2：問題の分析・整理，ス

提出者：所属　　　　氏名

ステップ1　事例の整理

倫理的対応が困難であった場面（200字程度）	
どのような立場でかかわったか（例：受け持ち看護師，プライマリーナース，主任など）	
事例を取り上げた動機	
患者プロフィール	
現病歴	
現在の治療方針	
現在の看護方針	
経過	

ステップ2　登場人物の気持ちの推量

患者	
家族	
看護師	
医師	

ステップ3　基本原則から適合性を検討する

倫理原則	原則の意味	本事例の状況
善行	善を行い，害を避ける	
自律	自分自身の行動を決定する	
正義	公平に資源を分配する	
誠実	真実を告げ，うそを言わない	
忠誠	約束を守る，秘密を守る	

ステップ4　想定できる選択肢とその選択をした場合に起こりうる影響を明らかにする（いくつでも考えられる限り）

	想定できる選択肢	起こりうる影響
①		
②		
③		
④		

ステップ5　倫理的ジレンマを解決するための方策

図1　看護倫理検討シート
日本看護協会（2006）．臨床倫理委員会の設置とその活用に関する指針．日本看護協会．を参考に作成

テップ3：判断，ステップ4：行動の選択，となっているが，これに倫理原則の検討を加えて価値の対立を明確にしていく（図1）．

● ステップ1：問題の明確化

出来事の全体のストーリーを記述し，その状況にかかわる人たちおよび看護上の問題点を明確にする．

● ステップ2：問題の分析・整理

状況にかかわりのある人を列挙し，各人が大切にしている価値や思いを整理する．法律や制度が関係する場合，それについても整理する．

● ステップ3：判断

倫理原則それぞれに適応状況を検討し，どんな価値の対立が起こっているかを明らかにする．

● ステップ4：行動の選択

看護者の行動の選択肢を列挙する．良し悪しを考えず選択肢をあげていく．
それぞれの行動をとった場合の結果および周囲に及ぼす影響について考える．

● ステップ5：倫理原則の検討

選択肢の中から看護師がとるべき行動を決定する．

倫理的問題に遭遇したとき，どのように考え，どのように向き合っていけばよいのかを考え，意思決定していくためのプロセス，事例分析の方法を紹介した．

倫理的問題は，そのときの状況や社会的な背景などにより，考えかたや対処方法がさまざまで複雑である．しかし，直感やその場の感覚だけで決めるのではなく，道徳的推論を行っていくことで，適切な判断ができる．また，決定したことをそこで終わらせるのではなく，評価し，次の実践につなげることが大切である．

文　献

Jonsen, A. R., Siegler, M., & Winslade, W. J.（2002）/赤林朗・蔵田伸夫・児玉聡監訳（2006）．患者の意向．臨床倫理学—臨床医学における倫理的決定のための実践的なアプローチ　第5版．新興医学出版社．

Jonsen, A. R., Siegler, M., & Winslade, W. J.（2006）. Clinical ethics：a practical approach to ethical decisions in clinical medicine 6th ed. McGraw-Hill.

宮坂道夫（2011）．医療倫理学の方法—原則・手順・ナラティブ　第2版（pp.55-67）．医学書院．

日本看護協会（2006）．臨床倫理委員会の設置とその活用に関する指針．日本看護協会．

清水哲郎（2009）．臨床倫理の考え方と検討の実際．http://www.l.u-tokyo.ac.jp/dls/cleth/r&d.html（2013年6月1日閲覧）

Part 2. 倫理調整場面で困らないためのスキル

第2章 倫理調整が必要な対象者とかかわるための基本的スキル

1 コミュニケーション技法

菅原美樹

　コミュニケーションの語源は,「共有する」という意味をもつラテン語のcommunicareといわれている．私たちは，日常的に言語的コミュニケーションとして，言葉で互いの思考・知覚・感情を伝え合っている．また，言葉以外の非言語的コミュニケーションとして，表情・視線・姿勢・動作などでもメッセージを伝えている．この双方を使ってコミュニケーションをとっているが，メッセージがうまく相手に伝わらず，「共有できない」ことから，しばしば問題を生じることがある．

　クリティカルケアの場面では，患者のおかれた状況が深刻であればあるほど，看護師は患者・家族に状況説明や治療にかかわる意思決定を支援する役割を担うことが多くなる．また，患者・家族の擁護者や代弁者として，医師や他の医療従事者に事情や状況を適切に伝えたり，説明したりする役割を担う．そして，潜在化あるいは顕在化する倫理的課題の解決に向けて調整する役割も担う．

　このように看護師は専門職として，倫理的にも責任と義務を果たす立場にあり，その立場にふさわしいコミュニケーション能力を獲得することが求められる．

　ここでは，クリティカルケア場面における倫理調整時に必要なコミュニケーションの基本的スキルについて述べる．

看護におけるコミュニケーションの基盤

　「看護におけるコミュニケーション」とは「対象者との関係」そのものである．コミュニケーションの基盤となる患者・家族との関係性を確立する方法について述べる．

■ 思いを理解し尊重する

　倫理調整が必要な状況において，これから介入しようとする際の基本的姿勢は，患者・家族の思いを理解し，尊重することである．

　医療施設で，さまざまな専門職が患者・家族に対応する場合，少なからず権威構造が伴いやすい．そのことを看護師は知っておくべきである．その程度は，職種や医療従事者個人によっても異なる．その中において看護師は，患者・家族に比較的

近い存在である，と自己認識しているようだ．しかし，患者・家族は看護師にもこうした権威を多かれ少なかれ感じている．つまり，患者・家族の最善を考えて発した言葉や対応が，思いもよらず権威を帯びて受けとられる可能性がある．

看護師が倫理調整をする場合，専門職としての責任を伴うが，それは権威とは別のものであることを患者・家族に認識してもらう必要がある．問題解決の主体は患者・家族であり，看護師はあくまでその支援者，調整者であることをしっかりと伝えることが重要である．

看護師は，患者・家族の発言を真摯に傾聴し，その思いを尊重していることが相手に伝わるような配慮や工夫をすべきである．

医療者側の意思を伝える

治療方針に関する説明や同意を得る場合には，医療者側の意思を正確に伝える必要がある．

患者・家族の教育背景や生活背景などを踏まえて，理解可能な言葉を選んで使用する．特にクリティカルケア領域で行われる治療法は，一般には複雑かつ理解困難なものが多く，専門用語を使いすぎても，反対に平易な表現にしすぎても，わかりにくくなる．テレビや新聞などのマスメディアの表現を参考にするなどの工夫をすべきである．

また，医療者側の意思が正確に伝わったのか，その場での表情や言動で確認するとともに，その後も観察し，患者・家族に「いつでも疑問や質問に応じる」ことを伝え，フォローする姿勢を示すことも必要である．

共に問題を考えて取り組む

すでに述べたように，看護師は患者・家族の支援者であり，調整者であるが，問題の解決者ではない．ただし，患者・家族が意思決定する際の選択肢を提示したり，助言を求められた場合には応じる．その専門的な情報提供をするプロセスにおいて，共に考える姿勢を示すことは，患者・家族との関係性を確立するうえで，とても大切である．

クリティカルケア場面では，患者状況が深刻であるがゆえに，患者・家族は時間的余裕のない中で意思決定しなければならないことが多い．その際，選択するのは患者・家族ではあるが，そう伝えてしまうと突き放された印象を受けることもあるため，患者・家族の「選択の迷い」を受けとめ，共に考えて取り組む姿勢が大切なのである．

コミュニケーションの基本的スキル

患者・家族とよい関係性を築くには，コミュニケーションの基本的スキルを理解して活用する必要がある（表1）．以下のようなコミュニケーション技法を，日常会

表1 コミュニケーションスキルの一覧

①促し技法	うなずき，相づち，適切な質問などで，相手の話を促す
②繰り返し技法	相手の言葉の一部，もしくは全部を繰り返す
③要約技法	相手の話を要約して返す
④解釈技法	相手の話の要点を因果関係で結びつけて返す
⑤共感技法	相手の感情を正確に把握し，その感情を自然な言葉で返す
⑥保証技法	相手を安心させ，さらに励まし，勇気づける
⑦沈黙技法	相手の言葉を黙って待つ
⑧明確化技法	相手が言いたいと思っていることを明確な言葉で返す
⑨質問技法	開かれた質問と閉ざされた質問を使い分ける
⑩対決技法	相手の言動における非一貫性を指摘する

話の中で自然に使えることが望ましい．

促し技法

　促し技法（facilitation）は，最も基本となるコミュニケーション技法で，うなずき，相づちを打ち，適切な質問をすることで相手の話を促す．

　うなずき，相づちによって，相手の話に興味や関心をもっていることを示し，相手に話しやすい雰囲気や状況をつくり出すことができる．

繰り返し技法

　繰り返し技法（reflection）は，相手が語った言葉の一部，または全部を繰り返す技法である．

　相手の話す内容に共感を示したり，相手を受容する態度を示すうえで重要な技法である．相手の話した言葉をそのまま繰り返すのではなく，自然な言葉に置き換えて話す．

要約技法

　要約技法（summation）は，語られた長い話の内容について要点を整理して，相手に返す技法である．

　相手の抱えている問題や話の要点を整理することにつながる．

解釈技法

　解釈技法（interpretation）は，相手の話の要点と要点がどのように関係しているのかを，系統立てて説明する技法である．

　いくつかの要点を因果関係で結びつけて相手に返すことで，問題の背景や問題点を明確にし，解決の方向や糸口を見つけることにつながる．

共感技法

　共感技法（empathy）は，相手の感情とその感情が起こった理由を正確に把握し，その感情を理解していることを相手に伝える技法である．

　会話の中から把握した感情と，その理由を対応させながら自然な言葉で表現していくと，思いが共有されたことが相手に伝わり，関係性の進展につながる．

保証技法

　保証技法（reassurance）は，何らかの不安や恐れを感じている相手を守り，支え，勇気づけ，安心させる技法である．

　言葉（言語）だけでなく，思いや動作（非言語）も含まれる．ただし，保証しきれないような問題に直面している場合は，安易に保証はせずに共感だけにとどめておくとよい．

沈黙技法

　沈黙技法（silence）は，相手の言葉を黙って待つ技法である．

　相手が深く考えて表現するまでの間（時間）を大切にするために必要な方法である．

明確化技法

　明確化技法（clarification）は，相手が伝えたいと思っている内容を，相手に代わって明確な言葉で表現する技法である．

　沈黙の時間が長くなるとお互いに不快に感じることがあるため，相手が言いたいことを引き出し，明確な表現で返せるようにする．

質問技法

　質問技法（question）には，「はい」「いいえ」で答えることのできる閉じた質問（closed question）と，ある程度考えて具体的な言葉にしなければ答えられない開いた質問（open question）がある．

　相手から必要な情報を詳しく収集したり，問題についての考えを引き出すには，これらをうまく使い分ける必要がある．

対決技法

　対決技法（confrontation）は，相手の言葉，表情，動作などの一貫性のなさを指摘して，その矛盾を相手に直面させる技法である．

　相手に心理的な葛藤が生じている場合は，現実的な選択に導く手助けとなるが，信頼関係が確立していないと非難や嫌味として相手に受けとられることもあるので，注意が必要である．

アサーティブ・コミュニケーション

　看護師による倫理調整が必要な対象者は，患者・家族であったり，医療従事者であったりする．介入・調整する際，看護師は患者・家族はもちろん，医師，同僚の看護師，各医療専門職者，事務職員などとのコミュニケーションの中から情報収集し，調整をすすめていく．

　これらの人たちは，それぞれが，それぞれの立場での考えや意見，欲求をもっているため，意見が異なり葛藤を生じることも少なくない．このような状況の中で調整していくためには，アサーティブな態度によるコミュニケーション（アサーティブ・コミュニケーション，assertive communication）のスキルが必要になる．

アサーティブな態度

　アサーティブ（assertive）とは形容詞で，和訳すると「断定的な」「自己主張の強い」などの意味をもつが，これでは一方的な印象が強く，「自分も相手も大切にする」という本来の意味にそぐわない．通常は和訳せずにそのまま「アサーティブ」という言葉が使われる．

　自分の意見も相手の意見も大切にし，意見の食い違いがあっても歩み寄ろうとする態度がアサーティブな態度である．

　こうしたアサーティブな態度をとるために重要なことは，自分が主張したいことや伝えたいことを，きちんと把握していることである．つまり，自分が相手に望んでいることは何か，伝えたいことは何かをきちんと把握していなければ，相手に何を伝えればいいかもわからず，適切に自己表現することができない．

　また，感情だけが先走ってしまうとアサーティブな対応はむずかしくなるため，自分の感情を，ある程度客観的に捉え，感情に流されないようにすることも大切である．アサーティブな看護師像を表2に示した．

表2　アサーティブな看護師像

①自信があり，冷静に見える
②常にアイコンタクトを保つ
③明瞭で簡潔に話をする
④きぜんと前向きに話す
⑤本音で話し，皮肉がない
⑥弁解がましくない
⑦率先して状況を誘導する
⑧言語的にも非言語的にも矛盾のない一貫したメッセージを送る

Balzer-Riley, J. W.（2003）/渡部富栄訳（2007）．看護のコミュニケーション　原著第5版（p.24）．エルゼビア・ジャパン．より許可を得て転載

表3　アサーティブなコミュニケーション

①自分と他者の権利を守ると同時に，自分の考えと感情を表現するためにさまざまなコミュニケーションスキルを展開できる
②直接的で正直なコミュニケーションに対して前向きな態度である
③気持ちが安定していて，不安や緊張，臆病，恐れをコントロールできる
④他者を尊重しながら，自分も尊重してふるまえる自信をもっている
⑤自分と相手の双方に権利があるという事実を大切にしている

Balzer-Riley, J. W.（2003）/渡部富栄訳（2007）．看護のコミュニケーション　原著第5版（p. 24）．エルゼビア・ジャパン．より許可を得て転載

アサーティブなコミュニケーション

　看護師は，一般的に医師や同僚の看護師に対して，非主張的になりやすい傾向があるといわれている．しかし，倫理調整が必要な状況においては，自分の考えや意見を相手に適切に伝えることが求められる．

　その際に必要なスキルが，アサーティブなコミュニケーションである（表3）．看護師は，倫理問題に介入し調整を行うプロセスの中で，自分とは異なる意見や価値の対立を体験する．このような場面に直面したときに，非主張的または攻撃的にならずに，いかにアサーティブなコミュニケーションをとれるかが人間関係に信頼をもたらす．

文　献

Balzer-Riley, J. W.（2003）/渡部富栄訳（2007）．看護のコミュニケーション　原著第5版（pp. 18-32）．エルゼビア・ジャパン．
福沢周亮・桜井俊子（2006）．看護コミュニケーション—基礎知識と実際（pp. 110-147）．教育出版．
平木典子・沢崎達夫・野末聖香（2002）．ナースのためのアサーション．金子書房．
岩舩展子・渋谷武子（1999）．素直な自分表現アサーティブ—自分も相手も尊重するハッピーコミュニケーション．PHPエディターズグループ．
末田清子・福田浩子（2003）．コミュニケーション学—その展望と視点．松柏社．
諏訪茂樹（1997）．援助者のためのコミュニケーションと人間関係　第2版．建帛社．
諏訪茂樹（2000）．人と組織を育てるコミュニケーション・トレーニング．日本経団連出版．

Part 2. 倫理調整場面で困らないためのスキル

第2章 倫理調整が必要な対象者とかかわるための基本的スキル

2 カウンセリング技法

佐々木吉子

　倫理調整が必要な場面とは，2者以上の関係性において，何らかの倫理に触れるコンフリクト（conflict，対立）が生じ，当事者のみでは解決しないような状況に陥っている場合である．

　たとえばクリティカルケア領域では，生命危機状態にある患者について，①延命か治療中止かをめぐって家族間で意見の相違があり対立している，②主治医の治療方針に家族が納得できず葛藤している，③患者は意思決定能力があるにもかかわらず，その意思に触れずに医療者と家族だけが療養方針を決めようとしている，といった状況をしばしば経験する．

　ここには，当事者それぞれに譲れない思いがあったり，容易に説明できない複雑な事情があったりする．そこでは，それぞれの思いを明確にし，複数存在する問題を整理し，互いが歩み寄り，一歩踏み出せるように支援する必要がある．その介入策の1つとして，カウンセリングがある．

　クリティカルケア領域において看護師が行うカウンセリングを想定し，考えかたと具体的技法について解説する．なお，ここではカウンセリングを行う者をカウンセラー，受ける者をクライアントと表現する．

カウンセリングとは

　従来，カウンセリングとは精神科医や臨床心理士が専門とする，治療的要素の強いかかわりとして扱われてきた．しかし近年，カウンセリングは多様化し，さまざまなところで，さまざまな職種によって行われるようになり，治療的のみならず，教育的，予防的，さらには開発的なカウンセリングへと幅が拡がった．看護師が行うカウンセリングもその1つである．

　國分（1979）は，カウンセリングを「言語的および非言語的コミュニケーションを通して行動の変容を試みる人間関係である」と定義し，その目標として「行動の変容」をあげている．

　行動の変容とは，反応のしかたに多様性が出てくることである．すなわち，カウンセリングの目標は，カウンセラーがクライアントと対話および身ぶり，表情など

の非言語的な方法を合わせたやりとりをする中で，相手に共感したり理解的態度を示したりすることで，相手の心の中の反応と外的に観察できる反応の変容をもたらすことである．

カウンセリング理論とカウンセリング技法

カウンセリング技法の背景には，その根拠となるカウンセリング理論がある．

國分（1979）は，カウンセリング理論とは，①人間をどうとらえるか（人間観），②性格はどのように形成されるか，③問題行動はなぜどのように発生するか，④治るとは何か（治療目的），⑤その目標達成のためにカウンセラーは何をなすべきか，⑥クライアントは何をすべきか，⑦その方法の長短は何か，これらすべてを含んだ知識体系であると述べている．

代表的な理論としては，フロイト（Sigmund Freud, 1856-1939）の精神分析理論やロジャース（Carl Ransom Rogers, 1902-1987）の人間中心理論などがあるが，その他にも多種多様な理論が存在する．そして，その理論を展開するための方法がカウンセリング技法である．

カウンセリングの手順

カウンセリングは，相手を理解することからはじまり，相手を認め，そして相手が変容できるような働きかけをしていくプロセスである．そのため，まずは相手の思いを引き出す必要がある．

國分（1979）は，手際のよいカウンセリングは，①リレーションをつくる，②問題の核心をつかむ，③適切な処置をする，の手順を踏むことであると述べている．

まず，リレーション（relation，関係）をつくって，問題の核心をつかむためには，受容，支持，繰り返し，明確化，質問の5つの基本技術が必要である（表1）．

受容とは，相手の話を，相づちを打ちながら聴くことで，非批判的・許容的な雰囲気をつくることである．

支持とは，そうして聴いたことに対して同調する，すなわち承認しようとすることである．

繰り返しは，相手が述べたことを復唱して返すことであるが，単に相手の述べた

表1 リレーションの基本技術

受容	相手の話を相づちを打ちながら聴き，非批判的・許容的な雰囲気をつくる
支持	相手から聴いたことに対して同調する，承認しようとする
繰り返し	相手が述べたことに対し，相手の心理に配慮しながら言葉を返す
明確化	相手が薄々気づいてはいるが意識化していないところを言語化する
質問	相手に不明な点を確認する

ことをオウム返しするのではなく，論旨をつかんだうえで，相手の心理に配慮しながら言葉を返していくことが重要である．

明確化は，クライアントが薄々気づいてはいるが，まだはっきりと意識化していないところを先取りして，これをカウンセラーが言語化することである．

すなわち，否定することなく相手の話を聴いて，「なるほど」と相づちを打ち（受容），相手の気持ちが理解できたら「それは大変でしたね」とそれを肯定する（支持）．次いで「〜を試してみたのですね？」（繰り返し）とか，「〜について，もう少しくわしく話してもらえませんか？」（**質問**）など，タイミングよく言葉を返して対話を継続する．

そして「つまり，〜ということですね？」と，ここにある問題を明確化していく．ここでは得られた情報から，ある程度の解釈が必要となるが，解釈しすぎないことが重要である．

以上の展開を繰り返すうちに，問題の明確化ができたら，適切な処置を行うことになる．処置の選択肢には，リファー（refer，しかるべき他者に依頼する），ケースワーク（casework，環境に働きかけて個人を変える），スーパービジョン（supervision，貧弱なスキルを教育する），コンサルテーション（consultation，情報提供とアドバイス），具申（組織の長への進言），などがある．

傾聴技法

大谷（2004）は，カウンセリングは傾聴にはじまり，傾聴に終わると述べ，傾聴技法の重要性をあげている．

傾聴技法には，相手の話を聴くという技術と，聴いたことに対して適切なフィードバックをする技術が含まれている．また，傾聴技法の具体的技法には，明確化，感情反映，言い換え，要約という4つが含まれる．

明確化

カウンセリングにおいては，クライアントから問題を伝えてもらうことが必要となるが，クライアントは衝撃的な出来事によって混乱していたり，自分自身で何に困っているのかが曖昧で，抱えている問題をストレートに伝えられないことがある．

そのため，まずカウンセラーは，クライアントの非言語的行動，すなわち身ぶりや表情，話しかけに対する反応，容姿（様子）などを注意深く観察しながら，語りを促す．そしてクライアントが述べたことに対して，聴きとった内容を解釈してフィードバックしながら，クライエントの思いの統合を試みていく．

感情反映

フィードバックにおいては，感情反映という技術がよく用いられる．これは，クライアントの感情，およびそれによって引き起こされる生理的変化に焦点を当て，

それをフィードバックするものである．

感情反映の目的は，クライアントのもつ感情を正しく理解・認識したり，複雑な感情をまとめたりすることのほか，クライアントの気持ちの整理をつける目的がある．

具体的には「～とは，つらかったですね」「～と感じているのですね」と，相手の言葉とそれに伴う感情を読みとって，それを返す．

言い換え

クライアントが述べた言葉の感情に焦点を当てる感情反映に対して，感情以外のこと，たとえば生活に起こった出来事や思考・判断に注意を向ける方法は，言い換えの技術と呼ばれる．

たとえば，医師から患者の病態について厳しい内容を説明された家族が，「～と言われて，いったいどうしたらよいのかわからない」と声をかけてきたら，「そうですね．急に医師から状況を伝えられて，どうするべきか混乱されているのですね」というように声をかける．

要約

クライアントが取りとめもなく複数の話題を投じてくるようなときには，複数の情報を整理させるために，感情反映と言い換えを同時にまとめて用いる要約という技法を用いる．

「まとめて言いますと～」「1つめは～，2つめは～」といった表現で返していく．そして，問題が明らかになったところで，問題の定義づけを行い，解決のための目標設定を行う．

看護師がカウンセリングを行う意義

このように，カウンセリング技法は，専門家によって手順や表現はさまざまであるが，そこに含まれる内容や要点は類似している．すなわち，①対象の外面・内面を丁寧に読みとること，②それを理解・支持すること，③そのうえで適切な対応をする，というプロセスを踏んでいる．

なお，臨床において看護師に期待されるカウンセリングは，精神科医や臨床心理士が行うものとは，力点が異なるだろう．広瀬（1994）は看護師が行うカウンセリング，すなわち看護カウンセリングの独自性について，その患者の疾患や治療が専門的に理解でき，必要な看護がわかっており，身体ケアと心理ケアを同時に行えることにあると述べる．

一般のカウンセリングにおいては，クライアントが抱えている問題を話すことからはじまるが，看護カウンセリングでは，クライアントの身体状態に配慮して面接の場を整えて，身体状況に配慮しながら面接することになる．

また，一般のカウンセリングでは，クライアントが精神科医や臨床心理士の部屋を訪れるが，看護カウンセリングでは，現場を洞察することによって問題を察した看護師のほうからクライアントに声をかけて，やりとりがはじまることも少なくない．クライアントがその問題を抱えるにいたった経緯を熟知していたり，今後その状況がどのように展開しうるかについて，経験知からの予測ができたりするのも看護師ゆえであろう．

吉田（2000）は，「共感的理解」こそ看護におけるカウンセリングの重要な柱であると述べている．「共感的理解」とは，クライアントがその場で言いたがっていること，わかってほしがっていること，訴えたがっていることを，そのままに理解するよう努めることである．これは，相手の言い分を聴くという姿勢である．

看護師は経験を積む中で洞察力や直感を身につけ，話を聞きながらケアをすることを自然と身につけていくことから，相手の言葉だけを鵜呑みにするのではなく，相手の非言語的なメッセージを読み解き，理解することが可能なのである．

倫理調整としてのカウンセリング

以上の基本を押さえたうえで，クリティカルケア領域で看護師が行う倫理調整のためのカウンセリングについて述べたい．

いつ始めるのか

カウンセリングが必要なケースとは，患者の治療や療養生活をめぐって，患者―家族間，家族員間，家族―医療者間，医師―看護師間，看護師間などで考えの相違があり，それによって患者や家族の権利が侵害されそうになっている場合であろう．そこには，対立する2人以上の当事者が存在し，それは1対1とは限らない．

また，患者・家族から自発的に相談をもちかけたり，一方的に攻撃的な態度で苦言を投げられる場合もあるが，医療者に対して何かを言うこともなく悩んでいたり，逃避したり，無関心になっている場合もある．

一方で，患者の受け持ち看護師が，患者の周辺で発生している倫理的問題への介入方法で苦悩し，クライアントになる場合もある．

看護師が行うカウンセリングの特徴は，このような対象へのカウンセリングを考え，実施できることだろう．したがって，カウンセリングのはじまりは，クライアントからの持ちかけだけでなく，洞察力と直観によって，看護師からカウンセリングのニーズを掘り起こしていくところにある．

カウンセリングの導入のしかた

自発的なカウンセリングの希望を受ける場合も，看護師からニーズを読みとって声をかける場合も，できる限り時間とプライバシーが守られる場所を確保し，クライアントの言い分をしっかりと聴けるようにする．

当事者ごとに，まずは個別に面接し，問題が明確になるまでは，カウンセラーは自分の意見を述べることはせず，相手の言いたいことが存分に表出できるよう，聴き手に徹することが原則である．

表出を促しながら，相手が述べたことの論旨をつかんで，飛躍した解釈とならないことを意識しながらフィードバックし，少しずつ相手の言いたいことを整理していく．

処置はどのように進めるか

看護師は，受けてきた教育や経験が影響して，情報を得たことに対して，指導や励ましに走りやすい傾向がある．そこで，問題が明確になるまでは，共感的理解を中心に据えて相手とかかわることを心がけるべきである．

そして明らかになった問題については，①他の医療専門職に介入を委ねる，②当事者間の話し合いの場をもつ，③相手にかかわるためのスキルを教える，④必要な情報提供や助言をする，⑤情動的なサポート（傾聴）を続ける，といった指導や支援を行う．

特にクライアントに精神疾患が疑われる場合は，早めに精神科医に依頼することが望ましいし，法律問題が存在する場合は弁護士に相談したほうがよい．

患者や家族にとって最も身近な存在である看護師が，カウンセリングを行うことの意義を意識し，日ごろから共感のスキルを高めていくことが重要である．

ここで紹介したのは，カウンセリング技法のうち，比較的スタンダードな技術であり，さらに高度な技術も多数あるので，興味のある方はさらに学習を積んでいただきたい．

文 献

広瀬寛子（1994）．看護カウンセリング（pp.25-34）．医学書院．
國分康孝（1979）．カウンセリングの技法（pp.3-73）．誠信書房．
大谷彰（2004）．カウンセリングテクニック入門（pp.25-114）．二瓶社．
吉田哲（2000）．看護とカウンセリング―患者とのコミュニケーションを検討する　改訂版（pp.37-50）．メディカ出版．

Part 2. 倫理調整場面で困らないためのスキル

第2章　倫理調整が必要な対象者とかかわるための基本的スキル

3 危機介入

山勢博彰

危機介入とは

　危機介入は，危機的状態に陥り精神的恒常性が揺らいでいる者に対し，現に問題になっている事柄と，それをもたらした原因に焦点をあて，問題解決をはかる介入方法である．理論的裏づけは，危機理論による．

　危機理論では，危機は好機をもたらす転換点と捉えることによって，成長を促進させる可能性があるとされている．

　危機は，古い習慣を動揺させ打ち破り，新しい反応を引き起こし，新しい発展を促す重要な要素となる．したがって危機介入は，単に問題点を修復するのではなく，以前の状態よりも，さらによい状況にその人を促す視点も必要になる．現に直面している状況に対する新しい見かた，捉えかたができるようにし，新しい，もしくは有効な対処様式がとれるように方向づけするのである．

　危機介入の目的は，情緒的均衡回復をめざし，危機によって変調をきたした不安定な精神状態を元どおりにしながらも，以前の状態より成長した精神機能をもたらすことである．

危機介入の原則

　危機介入は，第一次世界大戦のころから方法論的整備がされてきた．戦場下という特異な危機的状況におかれた戦士たちの精神症状（戦争神経症など）に対し，応急的・短期的精神医学的接近が行われるようになった．

　この軍隊精神医学において，危機に対する反応概念と，危機に直面した人を扱うのに必要な要点が簡潔にまとめられた．そこから得られた成果と理論は，単に軍隊だけのものではなく，一般の精神医療にも多くの示唆を与えた（稲村，1977）．

　軍隊精神医学で見いだされた危機介入の原則は，即時（immediacy），接近（proximity），見通し（expectancy），繋留（けいりゅう）（concurrence），委任（commitment）の5つである（表1）．

　こうした危機介入には，2つの原則的目的がある．1つは，直接または緊急の情緒

表1　危機介入の5つの原則

即時	時を移さず，ただちに治療に入ること
接近	問題の核心にできるだけ迫ること
見通し	治療者が結果を予測すること
繫留	危機にある人を周囲の人につなぎとめること
委任	危機にある人が治療者を受容して委ねること

的・環境的手当によってストレスフルな事柄を緩和すること．2つ目は，危機の期間中，緊急の治療に関する説明やガイダンスを通して統合の苦闘や当事者の克服能力を強化することである（Parad & Parad, 1989/河野，2003）．

危機介入は，時間をかけてじっくり実施するようなものではなく，短期間に集中して行い，最小の介入で最大の効果をもたらすようにかかわる必要がある．介入の時期を捉え，即時的なかかわりをし，危機状況にタイミングよく介入することが大事である．

クリティカルケアで危機介入が必要な場面

危機の原因となる出来事は，成長する過程で誰もが通過しなければならない発達的危機と，偶発的・突発的に降りかかる状況的危機に大別できる．

クリティカルケアでは，状況的危機が主であり，急性重症疾患，重症外傷，侵襲の大きい手術，死の予告，隔離，愛する人の死など，さまざまなものが危機の原因になる．

患者自身の危機はもちろん，家族が体験する危機も多い．集中治療を受けている患者の病態は刻一刻と変化し，身体的危機から精神的危機に陥ることになる．それを目の当たりにした家族は，強い不安と恐怖心を抱き，精神的均衡がくずれて危機状態となる．

倫理調整が必要な場面でも，危機介入が必要になるケースがある．生死に関する問題が生じやすいクリティカルケアでは，倫理調整上の介入としての精神的ケアが欠かせない．強烈な不安，悲嘆感情，多大な精神的ストレスなどを抱えた対象に倫理調整をする場合は，精神的平衡状態を回復させながら，問題解決をはかる必要がある．

危機介入の方法

危機介入では，危機をもたらした出来事を特定し，危機の原因を明らかにすることが必要である．そして，危機によってどのような心理状態を示しているのか，どのように認識しているのか，どのように解決をはかろうとしているかなど，危機に関する要因をアセスメントする．

このようなアセスメントによって，危機の個人レベルでの具体的状況を明らかにしたうえで，危機をもたらす出来事から遠ざけ，危機に対する適切な認識をもたらし，危機に対する情緒反応に対応しながら，問題解決に向けたサポートを実施する．

危機介入は，非専門家による実施も可能といわれているが，クリティカルケアでは身体的ケアと同時に，あるいは家族看護の中で介入をしなければならない．したがって，対象の状況を適切にアセスメントし，効果が得られやすい方法を対象に応じて選択する必要がある．

看護師による危機介入は，看護展開の基本でもある看護過程にのっとった介入実践がよい．問題解決的志向を基本とし，問題の原因を把握しながら解決方法を立案し，介入実践をする（山勢，2010）．そのときの基本的アプローチを表2に示す．

表2　危機介入の基本的アプローチ

1．危機に関する要因をアセスメントする
- どのような危機状況にあるのかをアセスメントする
- 危機をもたらした出来事をアセスメントする
- 危機をどのように認識しているのかをアセスメントする
- 危機に対してどのように対処しているのかをアセスメントする
- 危機を解決するための本人の能力をアセスメントする
- サポートシステムをアセスメントする
- 危機プロセスのどの段階にいるのかをアセスメントする

2．危機をもたらす出来事から遠ざける
- 危機をもたらしている原因を取り除く
- 危機をもたらしている原因に近づけない

3．危機に対する適切な認識をもたらす
- 危機に関する具体的な情報を繰り返し提供する
- 1回に提供する情報量はわずかにする
- 危機に対する間違った認識を正す
- 徐々に，危機をもたらした出来事をありのままに見て直面できるようにする

4．危機に対する情緒的反応に対応する
- 感情表出を促す
- 支持的にかかわる
- 断定的発言は控える
- タイミングよくタッチングをする
- 身体的安楽と安寧をもたらす
- 精神の安定のために，薬物療法を考慮する

5．本人自らの問題解決を援助する
- 現にある問題に焦点を当てる
- 今後起こりうる問題についても考慮する
- 今すべきこと，次にすべきことを指導する
- 解決策をできる限り明らかにし，そのうち実施可能な1つあるいは2つに焦点を当てる
- 本人自身が主導的に問題解決に当たっていることを認識させる
- 取り組んでいる解決策への前向きな姿勢を促進する
- 有効なコーピング方法を繰り返し提供する

6．サポートシステムを強化する
- 家族などの重要他者が深くかかわれるように促す
- 医療者やカウンセラーなどによる専門的サポートを実施する
- 援助者一人で解決しようとせず，その問題解決にふさわしい人材を見いだす

山勢博彰（2010）．救急・重症患者と家族のための心のケア―看護師による精神的援助の理論と実践（p.83）．メディカ出版．より許可を得て転載

要因のアセスメントでは，看護過程における情報収集を用い，対象の主観的情報と客観的情報を多角的にアセスメントする．得られた情報から，危機をもたらした原因を明らかにし，それへの対処や本人の問題解決能力，周囲のサポート状況などを把握する．倫理調整が必要な場面では，倫理アセスメントと同時に進めることも可能である．

　計画立案と介入実践では，迅速なプランニングと的を射た介入が重要である．危機介入の5原則を念頭に，問題の焦点化と迅速性をはかる．介入の側面は，適切な認識をもたらすこと，情緒反応に対応すること，対象本人の問題解決能力を促進すること，サポートシステムを強化することである．

危機モデルによる介入

　危機のプロセスには共通するパターンを見いだすことができる．はじめにショックの状態にある段階を経験し，情緒的反応が優勢な段階から自分の力で問題解決できる段階へと推移する．このような経過のパターンをモデル化したものが危機モデルである．

　危機モデルは，危機の過程を模式的に表現したもので，危機の構造を明らかにし，医療者としてどう対応すべきかを示したものであり，共通性をふまえ個別性を見極めながら使用する．

　危機モデルは多くの理論家によって提唱されている．臨床では，各理論家による危機モデルの特徴をふまえて活用することが必要である．特に，アギュララとメズィックの危機モデルは，問題志向的な枠組みでアセスメントすることが可能で，看護過程になじみやすい（Aguilera, 1994/小松・荒川，1997）．

　アギュララとメズィックによる危機モデルでは，危機の各段階には均衡を回復させるはたらきをする「バランス保持要因」が存在していることを明らかにしている．これらの「バランス保持要因」には，ストレス的出来事の知覚，状況的サポート（社会的支持），コーピングメカニズムがある．もし危機に陥れる出来事を歪曲せず，現実的に知覚し，問題解決のために助けとなる状況的サポートがあり，不安を軽減するコーピングメカニズムが機能すれば，危機は回避され乗り切れるという考えである．

　アギュララとメズィックによる危機モデルは，これらのバランス保持要因が危機介入への個別的アプローチを導くという考えを基礎にしている．

家族への危機介入

　クリティカルケアにおける倫理調整では，患者よりも家族へのかかわりが重要になることが多い．特に終末期では，家族への倫理調整とともに，心理・社会的問題に対する危機介入が必要となる．

パラドは，次のような家族危機介入のガイドラインを示している（Parad, Parad, 1989/河野, 2003）．
①突発的出来事やその認知的意味を家族メンバーと探索する．
②家族によって使われる対処手段を探し，それらがうまくいったりうまくいかなかったりする程度に応じて評価する．
③他の対処方法や状況が改善される資源を探索する一方，家族メンバーからの助言を積極的に要請する．
④新しいやりかたで対処している家族メンバーの努力を検討，サポートし，毎日の生活体験という観点でその結果の査定をする．
⑤家族との最初の契約で計画された早期の終結を援助する．
⑥少なくとも1回のフォローアップないしは効力のある持続的介入を実施する．
　この過程を通して，介入目標や目標到達に使われる手段を積極的に示し，一方で関連する問題に効果的に焦点を当てる．

文　献

Aguilera, D. C.（1994）/小松源助・荒川義子訳（1997）．危機介入の理論と実際―医療・看護・福祉のために（p.306）．川島書店．

稲村博（1977）．危機介入（Crisis Intervention）―その理論と実際．精神医学，19（10），1008-1019．

Parad, H. J., & Parad, L. G.（1989）/河野貴代美訳（2003）．心的外傷の危機介入―短期療法による実践（pp.1-68）．金剛出版．

山勢博彰（2010）．救急・重症患者と家族のための心のケア―看護師による精神的援助の理論と実践（pp.81-84）．メディカ出版．

第2章 倫理調整が必要な対象者とかかわるための基本的スキル

4 ストレスマネジメント

山勢博彰

ストレスマネジメントとは

　ストレスマネジメントは，心身に有害なストレス反応の軽減を目的として行われるものである．マネジメントの実施は，自分自身でストレス管理を行う場合もあれば，他者により何らかの介入を受ける場合もある．実際には，自己管理と他者からのサポートの両面でストレス反応の軽減をはかる場合も多い．

　他者による介入は，クライエントが抱える問題の発見，目標設定，介入計画の立案，実施，効果の評価という手順を踏むことである（鈴木，2004）．これは，環境と個人の2つの側面への介入に分けられる．

　環境への介入　ルールの改善，負担軽減，社会的資源の活用への誘導，サポート体制の構築などである．

　個人への介入　認知的評価，対処行動，ストレス反応の各段階への介入などがある．

　そもそも，ストレスという概念が広く知られるようになったのは，1936年にハンス・セリエ（Hans Selye, 1907-1982）が提唱した生理学的ストレス学説がはじまりである（Selye, 1936）．セリエは，体外からのさまざまな外的刺激（ストレッサー）に対して，体内に生じた生体内のゆがみの状態や防衛反応の総和としてストレスを概念づけた．こうした一定の全身的な変化をストレス反応と捉え，ストレス反応はストレッサーの種類に関係なく生じる非特異的な反応で，これを全身適応症候群（general adaptation syndrome：GAS）と呼んだ．

　一方，心理的なストレスに関する研究は，リチャード・S・ラザルス（Richard S. Lazarus, 1922-2002）の心理的ストレス理論がよく知られている（Lazarus & Folkman, 1984/本明, 1991）．ラザルスは，普段の生活で体験するような日常生活上のストレッサーに対する個人の認知的評価，対処行動，情動などに関する研究を進め，心理的ストレス理論を構築した．これは，コーピング理論とも密接に関係し，ストレスコーピング理論として基本的な概念枠組みを提供している．この理論は，個人へのストレスマネジメント介入における，認知的評価，対処行動へのアプローチとして重要な考えかたを示している．

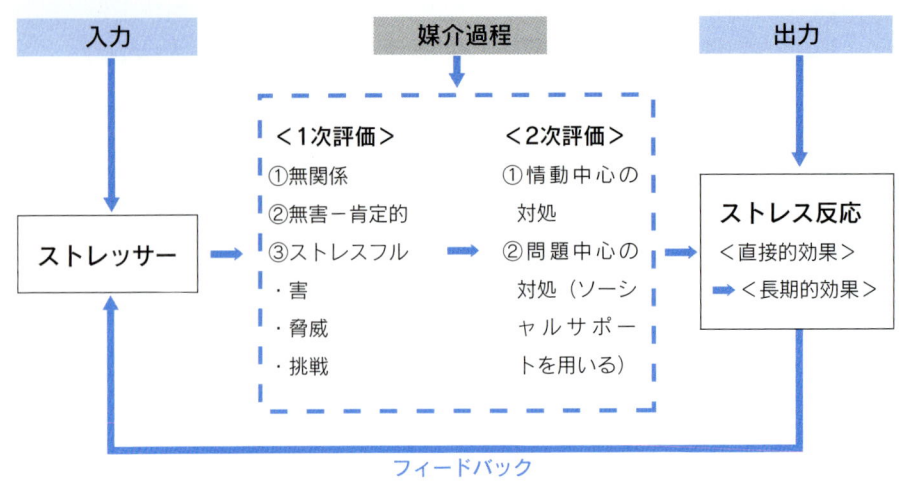

```
   入力              媒介過程              出力
                 ┌─ ─ ─ ─ ─ ─ ─ ─ ─ ─ ─ ─ ┐
                 │  <1次評価>    <2次評価>  │
                 │  ①無関係     ①情動中心の │
  ┌────────┐    │  ②無害－肯定的    対処    │    ┌────────┐
  │ストレッサー│→ │  ③ストレスフル ②問題中心の│ →  │ストレス反応│
  └────────┘    │   ・害         対処（ソーシ│    │<直接的効果>│
       ↑        │   ・脅威       ャルサポー │ ➡  │<長期的効果>│
       │        │   ・挑戦       トを用いる）│    └────────┘
       │        └─ ─ ─ ─ ─ ─ ─ ─ ─ ─ ─ ─ ┘
       └──────────── フィードバック ────────────┘
```

＊ストレス評価に影響を与える先行要因として，人的要因と環境要因がある

図1 ラザルスのシステムで捉えた心理的ストレスモデル

心理的ストレス理論

　ラザルスのストレス理論は，人が環境のストレッサーを受け，心理的ストレス状態に陥るまでの過程に焦点をおいたものである．単に，刺激に対してどんな反応をするのかではなく，主体である人間が積極的に刺激を取捨選択し，どんな決定を下してゆくかの過程を明らかにしようとするものである．

　ラザルスは，心理的ストレスを「人間と環境との間の特定な関係であり，その関係とは，その人の原動力に負担をかけたり，資源を超えたり，幸福を脅かしたりすると評価されるものである」と定義し，人間と環境とはダイナミックに互いに相補い合う関係であるとしている（Lazarus & Folkman, 1984/本明, 1991）．

　ラザルスは，ストレスの構造をシステムで表現した（図1）．

　これは，入力と出力の"刺激—反応"の関係を基本としたもので，入力にあたるものがストレッサーで，出力にあたるものがストレス反応である．入力と出力の間にあるプロセスが媒介過程で，1次評価と2次評価に分かれる．

先行要因

　ストレスの評価に影響を与えるものは，先行要因と呼ばれる．これには，人的要因と環境要因の2つのカテゴリーがある．
　人的要因　その人の価値観，掛かり合い，目標，信念である．
　環境要因　要求，社会的支援などの資源，抑制である．

1次評価

　媒介過程の1次評価とは，環境とのある出会いの中で何かが「危うくなっている，

または，賭けられている」と個人が判断する，評定するということを意味しており，無関係，無害―肯定的，ストレスフルの3種類に区分される．

無関係　その人にとって何の影響もなければ意味もない場合に評価される状態である．

無害―肯定的　喜び，愛，幸福などの情動によって特徴づけられるもので，良好な状態を維持すると思うときに生じる評価である．

ストレスフル　害，脅威，挑戦などを含んでおり，何らかの負担を生じさせるようなストレスとして，その人が評価する状態である．

2次評価

媒介過程の2次評価とは，その状況に適応するためには一体何ができるのだろうか，というコーピングの選択である．

コーピングの選択は，生理的変化や情動の状態に重要な意味をもっており，その後のストレス反応に大きな影響を与える．

コーピングには2つの種類がある．1つは，苦痛をもたらす厄介な問題を巧みに処理し，変化させていくということであり，もう1つは，そのような厄介な問題に対する情動反応を調節していくことである．前者を問題中心のコーピング，後者を情動中心のコーピングと呼ぶ．

問題中心のコーピングは，危険な脅威に満ちた挑戦的な状況が自分の力で変えられると評価されたときに起こるものであり，**情動中心のコーピング**は，そのような状況を自分では変えることができないと評価されたときに起こるものである．

コーピングには，ソーシャルサポートを求め，獲得し，用いるという対処もある．また，コーピング方略は，4つの行動に表れ実際に遂行される．この行動はコーピングモードといわれる．

コーピングモードは，①遭遇したストレスを引き起こすような出来事を変えたり，あるいはその出来事について直接何かをするという「直接行為」，②何もしないでただその出来事を受け入れる「行為の抑制」，③その出来事について何かするよりも，もっとその出来事についてよく知るようにする「情報の収集」，④その出来事について自分がしたいことを思いとどまるようにしたり，見かたを変えたりする「認知的対処」，の4つである．

ストレス反応

ストレス反応は，直後の直接的効果と，長期的効果がある．

直接的効果　ストレスフルな出会いの短時間での生理的・情動的な結果である．生理的変化とともに，ポジティブまたはネガティブな感情の変化をもたらす．

長期的効果　身体的健康への影響，自信や意欲の変化や社会的機能変化などがある．

ラザルスのストレスモデル

　　救命救急センターやICUに入院しなければならないような患者は，個人差はあるものの多大なストレス状況におかれる．生命の危機にさらされているうえに，初療室，ICUの緊迫した雰囲気とME機器に囲まれた特殊な環境下におかれ，心理的な危機状況をきたす．

　　家族も同様で，最愛の家族が生命の危機にあるという事実を目の当たりにするだけでも，家族の心理的ストレスは計り知れないものとなる．

　　こうした患者と家族に対し，ラザルスのストレスモデルを用いることによって心理的ストレスがアセスメントでき，適切な看護介入が可能となる（伊東・山勢，2009）．

アセスメントの枠組み

　　ストレスは，外部からの刺激であるストレッサーと，それに対する反応を別々に捉えるだけでなく，ストレス刺激とストレス反応のプロセスを通してアセスメントする必要がある．

　　ラザルスは，ストレッサーによる反応を，不安や恐怖，脅威などを感じるような情動的な反応としてみなしている．まず，ある出来事に対してそうした情動的な反応を抱いているかどうか，何をストレッサーとしてみなしているのかをアセスメントすることからはじめる．また，ストレスと対処のプロセスには，人的要因と環境要因が先行して存在しており，ストレスのプロセスをアセスメントするには，この因果関係にある先行要因をみることが必要である．

　　対象のストレス状況をアセスメントするには，表1の項目に焦点を当てるとよい（伊東・山勢，2009）．

介入の考えかた

　　アセスメントの結果，どの項目に問題点があるのかを明らかにし，ストレスマネ

表1　ストレス状況のアセスメント

①ストレッサーとして感じる出来事とその出来事に対する評価と情動	・ストレッサーとして感じている出来事は何か ・その出来事をどのように評価しているのか（害なのか，脅威なのか，挑戦なのか，利益なのか） ・出来事によって引き起こされている情動には何があるか
②出来事と人的要因や環境要因との関係	・出来事と個人の人的要因，環境要因との関係はどうか
③出来事に対する対処方法	・出来事に対して，何ができるのか，どのような対処方法があるのか ・情動中心のコーピングなのか，問題中心のコーピングなのか ・コーピングモードは，直接行為，行為の抑制，情報の収集，認知的対処のいずれであるのか ・その対処方法は実行可能であり適切なものか，その対処方法の害と利点は何か ・その対処方法はどのような結果を引き起こすのか

ジメントとしての介入方法を立案・実践する．

ストレスの評価では，問題に関する知識を正確に理解してもらい，重要な情報を繰り返し与えながら，ネガティブな評価や誤った評価を修正していく．

情動反応へは，感情表出を促したり，疼痛緩和を含む安楽ケアを施したり，必要に応じて精神安定を目的とする薬物療法を考慮する．

先行要因との関係では，ストレス評価を悪化させている要因を断ち切る，ストレス軽減に有用な要因との関係を促進するなどの対応をはかる．

対処方法では，具体的にどのコーピングを促進すればいいのか，足りないコーピングのどこを見いだせばよいのか，どのようなサポートシステムを強化すればいいのかに焦点を当てながら，実施可能な解決方法を促す．

こうした個人的側面への介入の他に，環境への介入として，おかれている環境の整備，社会的資源の活用への誘導，組織的なサポート体制の工夫などを実施する．

また，ストレス軽減のための一般的な看護として，次のようなかかわりも提唱されている（King, 1981/杉森，1985）．

・患者とよく話す．
・患者のいうことをよく聴く．
・患者の行動や言動に表れる手がかりをよく観察する．
・いろいろな処置や検査などについて，適時適切な説明を行う．
・今起こっていることについて，患者がもつ疑問を遠慮なく聞くことができるようにする．
・病院内での出来事が患者に理解できるように常に配慮する．
・すでに得られた情報から事実を判断し，患者のもつ関心事を前もって予想する．
・食事時間やシャワー時間など患者が受けるケアについて，できる限り自由に選択できるようにする．
・患者と看護師と両者で，現実的な達成目標を立案する．
・患者と一緒に立案した目標を達成するために，患者と一緒に計画を実施する．
・患者のケアに家族の参加を求める．
・患者が自分や他人に対してもつ期待を確認できるように援助する．

文　献

伊東美佐江・山勢博彰（2009）．ストレス理論．佐藤栄子編，事例を通してやさしく学ぶ中範囲理論入門　第2版（pp. 200-211），日総研出版．
King, I. M. (1981)/杉森みど里訳（1985）．キング看護理論．医学書院．
Lazarus, R. S., & Folkman, S. (1984)/本明寛他監訳（1991）．ストレスの心理学―認知的評価と対処の研究．実務教育出版．
Selye, H. (1936). A syndrome produced by diverse nocuous agents. *Nature*, 138, 32.
鈴木伸一（2004）．ストレス研究の発展と臨床応用の可能性．坂野雄二監修，学校，職場，地域におけるストレスマネージメント実践マニュアル（pp. 3-11）．北大路書房．

Part 2. 倫理調整場面で困らないためのスキル

第2章 倫理調整が必要な対象者とかかわるための基本的スキル

5 グリーフケア

立野淳子

　死別は人生の中で，もっともストレスフルな喪失体験であり，遺された者の身体的・心理社会的機能に及ぼす影響は少なくない．特に，クリティカルケアにおける死の特徴である「予期していない急な死」は，がんなど長期にわたる療養生活の後に死を迎える場合に比べ，悲嘆反応が強い傾向にあるとされる（Parkes, 1996/桑原・三野，2002）．

　家族の悲嘆は，大切な者の死が避けられないと告げられたとき，すなわち終末期の段階からはじまる．終末期には，延命治療の選択や尊厳死の問題など倫理調整が必要な場面が多くある．そのような場面では，直面している問題の解決をはかることと同時に，悲嘆の渦中にある家族の状況を理解したうえで，適切なグリーフケア（grief care，悲嘆へのケア）を実施していくことが重要である．

　ここでは，まず悲嘆を理解するための基本的な知識を整理した後，終末期から死別後にわたるグリーフケアの実際について解説する．

悲嘆とは

悲嘆の定義

　悲嘆とは，実際のまたは予測される喪失に対するさまざまな身体的・心理社会的症状を含む情動的反応である．

　一般的に悲嘆反応は，①身体的反応，②感情的反応，③認知的反応，④行動的反応の4つに分類される（表1）．

悲嘆に影響する要因

　上述した悲嘆反応は死別を経験した誰にでも起こりうる一時的かつ正常な反応であるが，反応の種類や強度，期間は，性別や続柄など，さまざまな要因の影響を受ける（表2）．

　性別では，男性よりも女性のほうが悲嘆反応は強く現れやすいといわれ，配偶者や身近な者からのサポートが十分に受けられない場合や，喪失に対して適切なコー

98

表1 悲嘆反応の分類

①身体的反応	口渇，息のつまる感じ，呼吸促迫，ため息，胃の空虚感，筋力の衰退，食欲低下，体に力が入らない，睡眠障害
②感情的反応	悲しみ，パニック，泣く，怒り，不安，自責・罪悪感，孤独感，抑うつ，疲労感，感情鈍麻，思慕，無力感，解放感，安堵感
③認知的反応	否認，集中力低下，散漫，混乱，幻影をみる
④行動的反応	摂食障害，社会的引きこもり，故人を思い出させるものの回避，落ち着きのない過剰行動，嗜好への傾倒の増大，故人を思い出す場所の訪問や品物の携帯，故人への思いに取りつかれる探索行動

表2 悲嘆反応に影響する要因

- 性別
- 続柄
- 故人との関係性
- 死の形態
- ソーシャルサポート
- 喪失に対するストレス評価
- 喪失への対処パターン

ピングが行えない場合，悲嘆反応は増強する傾向にある（立野・山勢・山勢，2011）．

喪失に対するストレス評価も，悲嘆反応に影響する要因として重要である．遺された家族が，故人の死を安らかであったと感じられない場合や，死別に対して，もっとこうしていればよかったなどと心残りをもっている場合には，死別をストレスに感じやすく，結果として悲嘆反応は強く現れやすい（Tatsuno, Yamase, & Yamase, 2012）．

悲嘆プロセス

悲嘆は時間だけで解決できる問題ではないが，時間経過の中で少しずつ変化するプロセスである．

悲嘆プロセスを示した理論モデルには，段階モデル，課題モデル，二重過程モデルがある．

段階モデル 段階モデルは，悲嘆は段階的に進行し，1段クリアすると次の段階に進むと考える古典的な悲嘆モデルで，4段階説（図1，Bowlby, 1980/黒田・吉田・横浜，1981）や5段階説（Sanders, 1992/白根，2000），12段階説（デーケン，2000）などがある．

これらの段階モデルは，遺族が今悲嘆のどの段階にいるのかを理解するために活用される．しかし実際には，順序よく1段クリアすると次の段階に進むというものではない．それは，流動的であり，1つの段階にしばらくとどまっていることもあれば，行きつもどりつしながら経過する場合，2つの段階が重なり合って現れる場合など，個人によってさまざまである．

課題モデル 課題モデルは，死別への適応過程を一連の課題の達成と考えるもので，代表的なモデルに，ウォーデンの4つの課題モデル（表3，Worden, 1991/鳴沢，1993）がある．

二重過程モデル 二重過程モデルは，死別（ストレス）へのコーピング（対処）に焦点を当て，「喪失志向コーピング」と「回復志向コーピング」という2つのコーピング間を行ったりきたりしながら，悲嘆プロセスをたどるというものである（図2，Neimeyer, 2001/富田・菊池，2007）．

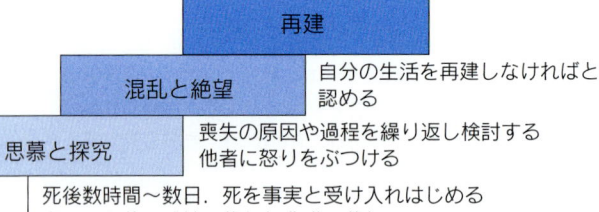

図1 悲嘆プロセスの4段階説

- 再建：自分の生活を再建しなければと認める
- 混乱と絶望：喪失の原因や過程を繰り返し検討する　他者に怒りをぶつける
- 思慕と探究：死後数時間〜数日．死を事実と受け入れはじめる　激しい思慕の感情に襲われ悲嘆に暮れる
- 無感覚：死の知らせを受けた直後　漠然とし，死を受け入れられないと感じる

表3　ウォーデンによる死別に適応するための4つの課題

課題Ⅰ：喪失の事実を受容する	その人が死んだという事実，その人が逝ってしまい，もどってくることはないという事実に直面し，死の現実を受容すること
課題Ⅱ：悲嘆の苦痛を処理する	悲嘆を抑圧せず，享受すること
課題Ⅲ：死者のいない世界に適応する	死んだ人がとっていた役割を担い，生活していけそうな実感をもつこと
課題Ⅳ：新たな生活を歩みだす中で，故人との接続するつながりをみつける	死者との関係を忘れるのではなく，故人を自分の人生において大切な存在としてうまく持ち続けること

Worden, J. W.（1991）/鳴沢実監訳（1993）．グリーフカウンセリング—悲しみを癒すためのハンドブック（pp. 13-25）．川島書店．より許可を得て転載

「喪失志向コーピング」とは，喪失自体（一次的ストレッサー）に対する対処であり，泣くことや思慕すること，故人への愛着やつながりを見つめ，再構築することなどがある．

「回復志向コーピング」とは，喪失の結果として起きた二次的問題（二次的ストレッサー）や新たな生活への課題への対処であり，新たな役割の会得や，生活の再建，新しいアイデンティティの構築などが含まれる．

二重過程モデルにおける重要な要素は"揺らぎ"の概念である．これは，並列する2つのコーピングの間の反復を意味し，揺らぎの重心は時間経過とともに「喪失志向コーピング」から「回復志向コーピング」へと移り，「喪失志向コーピング」に費やす時間は減少，「回復志向コーピング」の時間が増えていく．しかし，故人と関連のある記念日などをきっかけに再び「喪失志向コーピング」へと変動することもあると捉えられている．

複雑性悲嘆

正常な悲嘆が複雑化した，もしくは歪められた状態，すなわち「正常でない悲嘆」は「複雑性悲嘆」と呼ばれる．

複雑性悲嘆には，もっとも多く認められる「うつ状態」や，正常な悲嘆反応が長期間にわたり持続する「慢性悲嘆」などの種類があるが，いずれも正常な悲嘆とまっ

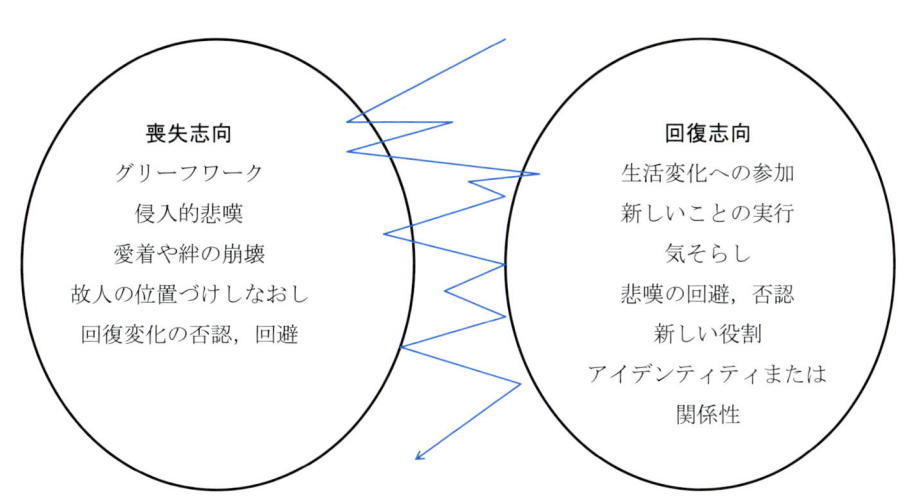

図2 二重過程モデル

喪失志向
- グリーフワーク
- 侵入的悲嘆
- 愛着や絆の崩壊
- 故人の位置づけしなおし
- 回復変化の否認，回避

回復志向
- 生活変化への参加
- 新しいことの実行
- 気そらし
- 悲嘆の回避，否認
- 新しい役割
- アイデンティティまたは関係性

Neimeyer, R. A. (2001)/富田拓郎・菊池安希子監訳（2007）. 喪失と悲嘆の心理療法―構造主義からみた意味の探求（p. 71）. 金剛出版. より許可を得て転載

たく異なる症状を呈するものではなく，その持続期間が長期化したり，程度を増強させたりといったものである．そのため，正常な悲嘆と複雑性悲嘆との境界は曖昧であり，現在のところ，どの時点から複雑性悲嘆とするかについての明確な基準はない．

米国精神医学会のガイドラインであるDSM（Diagnostic and Statistical Mannual of Mental disorders）では，死別反応としてみられるうつ状態と，臨床診断としてのうつ病とは区別しなければならないことを前提に，正常な悲嘆と複雑性悲嘆の境界を2か月と区切っている（American Psychiatric Association, 1994/高橋・大野・染谷，1995）．

複雑性悲嘆をきたした場合には，もはや個人だけの対処だけでは悲嘆過程をうまく乗り越えることが困難となるため，精神医学または心理学的な介入が必要となる．

グリーフケアの実際

グリーフケアとは，家族が家族員の死という現実と向き合い，それを受け入れ，新しい生活に向けて再出発できるように，終末期から死別後までの時期にわたり，身体的・心理社会的援助を行うことである．

ここでは，クリティカルケアにおけるグリーフケアの実際について，終末期，臨終時，死別後の3つの時期に分けて解説する．介入のポイントは表4に示した．

終末期の介入

● 予期悲嘆の促進

大切な者の死が予測されるとき，実際の死が訪れる前から現れる心理的反応を予期悲嘆という．予期悲嘆を十分行うことは，死別後の家族の悲嘆を和らげるともい

表4 グリーフケアのポイント

時期	介入	ケアのポイント	理由/根拠
終末期	予期悲嘆の促進	・悲嘆感情の表出を促す ・表出された悲嘆感情をありのまま受け入れる ・患者と共に過ごす時間，場所を提供する	・家族の感情の整理になる ・回復の見込みがないことを納得し，先にある死の現実を理解することにつながる
	患者の身体的・精神的苦痛の緩和	・積極的な疼痛管理を行う ・死への恐怖や不安，抑うつなど心理状態を捉えた介入を行う	・患者が安らかな死を迎えられたという家族の認知は，死別後の悲嘆を緩和する
	家族ニーズの充足	・家族の面会中の様子や対話を通して家族のニーズを把握し，それを満たすようにかかわる	・家族の心残りを少なくすることは，悲嘆緩和につながる ・ニーズに基づく介入は，家族の不安症状を緩和する
	意思決定の支援	・意思決定前後の家族を擁護し，患者にとって最善の選択ができるよう支援する	・代理意思決定を行った家族の不安や抑うつ症状は強い．悲嘆反応の複雑化を予防するための援助が必要である
臨終時	死亡宣告への配慮および遺体との対面	・家族がそろっているか確認する ・間に合わなかった場合には遺体と対面できるように配慮する ・医療者が側で付き添い家族の急性悲嘆反応にすぐに対応する ・別れの時間と場所を確保する ・安らかな容貌で対面できるように配慮する ・患者に起こった事実や死に至った経緯について，家族の質問に誠実に答える ・患者との思い出を回顧する家族に受容的態度で接する	・死亡宣告に立ち会うことや遺体との対面は，死が現実のものであると家族が理解するのを助ける ・最善の治療がなされたことを受けとめ，死を納得する一助となる
	死後の処置への参加	・家族の悲しみに寄り添いながら，生前のその人らしさを尊重すべく共にケアする ・無理強いはしない	・処置への参加希望は，一部だけでも患者のために何かしてあげたいというニーズの現れであり，家族自身のグリーフワークとなる
死別後	情報提供と感情表出の促進	・病棟を訪れた遺族を快く迎える ・遺族の要望に応じて繰り返し情報提供を行い，質問できる機会をつくる ・悲嘆反応が病的なものではないこと，感情を表出してよいことを伝える	・遺族の悲嘆過程を促進することにつながる ・喪失の事実を正しく認知することにより死別に対する適切なコーピングを促進できる ・遺族の心理的負担を軽減する

われる（坂口，2010）．

　クリティカルケア領域では，突然死の場合や，死が数時間から数日に迫っている場合など，予期悲嘆の時間を十分に確保できないケースも少なくない．加えて，家族のパーソナリティや背景に関する情報が乏しく，関係性も不十分な中で，予期悲嘆への介入に困難をきたす場合もある．しかし，家族の心理状態をアセスメントしたうえで，限られた時間の中で積極的に取り組むことが重要である．

　予期悲嘆を促進する方法として，家族の悲嘆感情の表出を促すことがある．この作業は，家族自身が自らの感情を整理していくことにつながる．援助者は，悲嘆感情を否定したり評価することなく，ありのままを受け入れることが大切である．

患者と家族が人生最期を共に過ごすための時間や場所を確保することも重要である．死の現実を認めたくない気持ち，回復への希望をもちながらも，目の前で悪化をたどる状況を見つめることで，回復の見込みがないことを納得し，先にある死という現実を理解することにつながる．

● 患者の身体的・精神的苦痛の緩和

患者の最期がどのようなものであったかに関する家族の認知は，死別後の悲嘆に影響する．せめて患者の身体的・精神的苦痛が緩和され，死が安らかであったと思えることは，家族の死別に対するストレス認知を和らげ，悲嘆反応を緩和する（Tatsuno, Yamase, & Yamase, 2012）．すなわち患者の苦痛を積極的に取り除くことは，家族にとって間接的なグリーフケアとなる．

終末期患者の身体的苦痛には，呼吸困難や不眠，倦怠感などがあるが，中でも疼痛は最も頻度が高く，QOL（quality of life，生活の質）を低下させる要因となるため（恒藤，1996），積極的な疼痛管理が重要である．

精神的苦痛は，身体的苦痛や死への恐怖から不安やいらだち，孤独感，抑うつ，怒りとして現れる．時間の経過と共に変化する心理状態を捉えた介入が必要である．

● 家族ニーズの充足

「最期に十分にお世話ができた」など患者の死に際し，家族の心残りを少なくすることは，家族の悲嘆緩和につながる（Tatsuno, Yamase, & Yamase, 2012）．また，家族のニーズに基づく介入は，家族の不安を緩和することも明らかになっている（Chien, Chiu, Lam, & Ip, 2006）．

一般的に，救急・重症患者家族のニーズとして，サポート，安寧・安楽，情報，接近，保証の5つが知られている（Leske, 1991；CNS-FACE 開発プロジェクトチーム，2002）．終末期の患者をもつ家族も例外ではない．家族の面会中の様子や対話を通して，家族が何を望んでいるかを把握し，それを満たすようにかかわることが重要である．「CNS-FACE 家族アセスメントツール」（CNS-FACE 開発プロジェクトチーム，2002）の活用も有用である．

● 意思決定の支援

延命治療の選択など患者の生死にかかわる重大事項について代理意思決定を求められる家族のストレスは計り知れない．代理意思決定を行った家族の不安や抑うつ症状が強まることは先行研究でも明らかにされている（Lautrette et al., 2007；Azoulay et al., 2005）．

死別後に，家族が自責や後悔の念を抱くことは悲嘆反応の1つとしてよくみられる．その反応が複雑化していくことのないように，意思決定前後の家族を擁護し，患者にとって最善の選択ができるよう支援することが重要である．

臨終時の介入

● 死亡宣告への配慮および遺体との対面

死亡宣告に立ち会ったほうがよい家族がそろっているかを確認し，そろっていな

い場合には到着を待つことも考慮する．家族が患者の死亡宣告に立ち会えなかった場合でも，病院到着後に遺体と対面できるように手配する．ウォーデンによる死別に適応するための第一の課題は「喪失の事実を受容すること」である（Worden, 1991/鳴沢，1993）．

死亡宣告に立ち会うことや遺体との対面は，死が現実のものであると家族が理解するのを助ける．しかし，それは家族にとって最もつらい現実であり，泣き叫ぶ，パニックを起こす，全身の力が抜けて立てなくなる，呆然とするなどの急性悲嘆反応を示すことも予測される．

家族が十分に感情を表出できる時間をとり，ある程度感情が落ち着いた段階で死亡確認をする．医療者が側に付き添い，家族の反応にすぐに対応できるような環境を整えておくことが大切である．また，患者との最期の別れに悔いのない一時がもてるように，お別れの時間と場所を確保することも重要である．血液や吐物などで汚染されたシーツを始末し，損傷した身体はガーゼで覆うなど，できるだけ安らかな容貌で対面できるように配慮する．

医療者が，患者に起こった事実や死に至った経緯について家族の質問に誠実に答え，患者との思い出を回顧する家族に受容的態度で接することは，家族が最善の治療がなされたことを受けとめ，死を納得する一助となる．

また，個室を提供することが望ましいが，困難な場合には，カーテンなどを利用して家族だけで過ごせる空間を準備する．

● 死後の処置への参加

死後の処置への参加の意向を，家族に確認する．

クリティカルケア領域では，外傷や出血，複数のカテーテル挿入などにより外観が損なわれているケースも多く，さらに処置のための場所の確保がむずかしいことなど，死後の処置への家族の参加には多くの問題もある．しかし，医療者が，家族の悲しみに寄り添いながら，生前のその人らしさを尊重すべく共にケアすることは，家族にとってのグリーフワーク（grief work，癒やしのための作業）となる．

無理強いは避けるべきであるが，髭そりやエンゼルメイク（死後の処置）など，処置の一部だけでも参加を希望した場合には，患者のために何かしてあげたいというニーズの現れであることを察知し，できるだけ家族の意向に添えるように支援する．

死別後の介入

遺族が患者の死亡退院後に病棟を訪れるのは，悲嘆が順調に回復している証である．医療者が温かく迎え，声をかけることは遺族によい影響を及ぼす．

一方で，「どうして死んでしまったのか，いまだ受け入れられない」「なぜ死ななければならなかったのか」「最期はどんな様子だったのか」「あのとき，もっと早く処置してくれていれば助かったのではないか」など，苦悩を怒りや医療者への不満という形で表現することもある．医療者は，遺族の反応に，クレームかと身構えて

しまうこともあるが，決してそうではないことを理解することが，適切なグリーフケアにつながる．

家族の話を聞いてみると，死という現実に対する歪んだ認知が，死別に対する適切なコーピングを妨げ，結果として喪失の受け入れを阻害しているのだとわかることもある．医療者は，遺族が悲嘆の渦中で苦悩していることを考慮したうえで，家族の要望に応じて，死に至るまでの経緯について丁寧に情報提供を行い，家族の質問に誠実に応えていくことが重要である．

また，悲嘆反応が病的なものではないこと，感情を表出してよいことを伝え，「またいつでもおいでください」と声をかけることで，遺族の心理的負担は軽減される．

文 献

American Psychiatric Association（1994）/高橋三郎・大野裕・染谷俊幸訳（1995）．DSM-IV精神疾患の分類と診断の手引き（p. 254）．医学書院．

Azoulay, E., Pochard, F., Kentish-Barnes, N., Chevret, S., Aboab, J. et al. (2005). Risk of post-traumatic stress symptoms in family members of intensive care unit patients. *Am J Respir Crit Care Med*, 171 (1), 987-994.

Bowlby, J.（1980）/黒田実郎・吉田恒子・横浜恵三子訳（1981）．母子関係の理論3—対象喪失．岩崎学術出版社．

Chien, W. T., Chiu, Y. L., Lam, L. W., & Ip, W. Y. (2006). Effect of a needs-based education programme for family carers with a relative in an intensive care unit：a quasi-experimental study. *Int J Nurs Stud*, 43 (1), 39-50.

CNS-FACE開発プロジェクトチーム（2002）．CNS-FACE家族アセスメント使用マニュアル—実施法と評価法（pp. 1-21）．CNS-FACE研究会．

デーケン，A. 編（2000）．死を看取る—死への準備教育．メヂカルフレンド社．

Lautrette, A., Darmon, M., Megarbane, B., Joly, L. M., Chevret, S. et al. (2007). A communication strategy and brochure for relatives of patients dying in the ICU. *N Engl J Med*, 356 (5), 469-478.

Leske, J. S. (1991). Internal psychometric properties of the Critical Care Family Needs Inventory. *Heart Lung*, 20 (3), 236-244.

Neimeyer, R. A.（2001）/富田拓郎・菊池安希子監訳（2007）．喪失と悲嘆の心理療法—構造主義からみた意味の探求（pp. 68-82）．金剛出版．

Parkes, C. M.（1996）/桑原治雄・三野善央訳（2002）．死別—遺された人たちを支えるために 改訂版（pp. 233-248）．メディカ出版．

坂口幸弘（2010）．悲嘆学入門—死別の悲しみを学ぶ．昭和堂．

Sanders, C. M.（1992）/白根美保子訳（2000）．死別の悲しみを癒すアドバイスブック—家族を亡くしたあなたに（pp. 62-164）．筑摩書房．

Tatsuno, J., Yamase, H., & Yamase, Y. (2012). Grief reaction model of families who experienced acute bereavement in Japan. *Nurs Health Sci*, 14 (2), 257-264.

立野淳子・山勢博彰・山勢善江（2011）．国内外における遺族研究の動向と今後の課題．日本看護研究学会誌，34 (1), 161-170.

恒藤暁（1996）．末期がん患者の現状に関する研究．ターミナルケア，16 (6), 482-490.

Worden, J. W.（1991）/鳴沢実監訳（1993）．グリーフカウンセリング—悲しみを癒すためのハンドブック（pp. 13-25）．川島書店．

Part 2. 倫理調整場面で困らないためのスキル

第2章 倫理調整が必要な対象者とかかわるための基本的スキル

6 スピリチュアルケア

北村愛子

　クリティカルケア看護領域では，生と死を目の当たりにしながら，救命・集中治療の目的である"いのちを救う"ことに専心する．そこでは，集中治療を遂行し生還をめざすための看護支援から，治療の限界に伴い，死と向き合いながら苦痛を緩和するケアに移行することがある．

　また，患者・家族には多様な価値観があり，医療者の価値判断と合わせ，双方の考えを倫理的で臨床的な洞察力をもってケアする必要がある．このプロセスの中で，患者・家族は関係性や自律性が失われた状態を経験するため，精神的苦痛が強く，計り知れない深い悲しみと苦悩を感じ，スピリチュアルペイン（霊的苦痛）として表現されることがある．

　ここでは倫理調整が必要な対象者にかかわるため，クリティカルケア看護領域におけるスピリチュアルケアの性質，スピリチュアルケアのアセスメントと対処・ケアについて述べる．さらに，その基本的スキル向上のための看護師のスピリチュアリティの発達の課題や看護師サポートの方法についても述べる．

クリティカルケアにおけるスピリチュアルケアの性質

スピリチュアリティとスピリチュアルケア

　スピリチュアリティの語源は，息に関する言葉，たとえば呼吸，呼気，吸気と同じである．そのため，スピリチュアリティとは，人間の活力と行動や思考になくてはならない基本的要素である（Taylor, 2001/江本・江本，2008）．

　看護におけるスピリチュアリティの定義はさまざまであるが，「自己すなわち自分そのもの，人格の真髄，内なる神，人間性を超越した存在者と心通わせるものである．それは究極の悟り，意味，価値，目的，美，尊厳，関係性，統合性などへの人間の希求である」といわれる（Colliton, 1981）．

　また，ワトソンはケアリング理論について述べる中で，人は自分の人生に調和を見いだせるようにケアされ，愛され，理解され，受容され，尊重される必要があるといい，看護の最終目標は「心や肉体，魂における，より高度の調和を得られるよ

うになり，多様性を広げられる一方で，自分について知り，自分に敬意を払い，自分を癒し，セルフケアを進めていけるように助けていくことである」と述べる（Watson, 1985/稲岡・稲岡, 1992）.

同じくトラベルビー（Joyce Travelbee, 1926-1973）やニューマン（Margaret A. Newman, 1933-）もスピリチュアルケアの必要性を論じている.

スピリチュアルケアは，看護学の中でケアリング理論を基盤にストレスコーピングの方略を必要とする性質をもち，生活のあらゆる局面を統合するケア様式である.

スピリチュアルペインと危機

クリティカルケア看護領域で患者が感じるストレスと心の動きの多くは，疾患により命が危険にさらされている現状を受けとめる過程において生じている．

それは，①疾患が治癒過程にあるのか，増悪過程にあるのかの不確かさに耐えること，②おかれている現実からくる不安，③高度の生体侵襲による臓器のダメージからくる機能障害と疼痛，④集中治療を受ける拘束感と苦痛，⑤役割機能の低下からくる自己像の変化など，経験したことのないストレスを感じて，さまざまな心理の変化をきたす．

家族の心の動きとしては，①驚きと悲しみ，②患者への思いと無力感，③期待・希望と不安，④自責の念と苦しみ・怒り，⑤祈る気持ち，がある．

患者も家族も，互いに苦しみをもちながら，病気を克服しようと懸命に努力される．このとき，努力したくても，その対処方法がないほど窮地に立たされている場合，心理的危機状態になり，同時に苦悩を抱えたスピリチュアルペインをもつ状況となることが多い．

これらは，身体的苦痛と心理的苦痛への対処困難からくるものであり，ひいては社会的な苦境を生み，自らの存在価値や「なぜ，こんなことが」といった人生への問いとして感受され，スピリチュアルペインとなる．つまり危機がスピリチュアルペインに関与しているのである．

トータルペインとスピリチュアルケア

スピリチュアルペインは，前述した心理的・身体的側面だけでなく，社会的・霊的側面から構成されているという全人的な視点のもと，それぞれの側面が有機的に影響しあい，全人的に痛みを感じるという考えかた「トータルペイン」が示されている．

トータルペインは，患者が体験している複雑な疼痛（心理的・身体的・社会的・霊的苦痛）のことをいう．

たとえば身体的苦痛は，手術による創痛や関節痛，倦怠感，嘔気・嘔吐など，身体的な側面に生じている痛みのことをいう．この身体の耐えがたい苦痛は，人間としての尊厳を損ない，周囲の人々とのかかわりを困難にすることもある．

また，たとえ身体症状が緩和されても，日常生活動作が障害されると患者の苦悩

（理想と現実のギャップから生じる苦しみ）は深まる．そのため，身体的苦痛を取り除くことは，心理的・社会的・霊的にも必要となる．

心理的苦痛については，不安や恐怖，いらだち，焦り，拘束感など，心理的に苦痛な体験をいうが，この心理的な苦痛は，身体的苦痛が感情に関係し，"悲しい，苦しい，情けない，うっとうしい"といった，こころの苦しさが表現されたものである．そのことが解決できずにいると，対人関係や自分の生きる意味すら考えられなくなるなど，スピリチュアルペインに影響する．

また急な出来事で社会的な立場への影響を受けた場合，さらに家族の苦悩も加わり，社会的苦痛が複雑化し家族機能が変化することがあり，存在を脅かすことにもなる．

スピリチュアルペインは，人生を支えてきた意味や目的が病気によって見えなくなり，死や病の接近で脅かされて経験する苦痛のことをいい，全存在的苦痛とも表現できるほどに，自分の存在感の無意味さや人生の否定など，自己存在が脅かされて感じる苦痛のことを示す．そのため，トータルペインの考えかたで全人的な視点で考察することが必要である．患者は全人的に苦悩しつつ存在しているため，これらの相互の関係性を統合してアプローチすることにより，苦痛や苦悩が緩和されるものと考えられる．

つまり**スピリチュアルケア**は，有機的に絡み合う身体的・心理的・社会的・霊的な苦痛をも取り除くという統合的な観点でのケアを必要としている．人間のニーズ階層において，下位のニーズはもとより，上位のニーズも満たし，自己実現という目標に向けての看護介入である．苦悩している（suffering）人間を救うケアは，疼痛（pain），恐れ（fear），不安（anxiety），ストレス（stress），愛するものの喪失（loss of loved objects）などで起こることを念頭に，ストレス緩和，対処促進のケアをすることが重要である．

スピリチュアルペイン・スピリチュアルケアと倫理的側面

以上のことを踏まえ，クリティカルケア領域においてスピリチュアルペインが生じる倫理的側面に影響していた事象を例にあげ，倫理調整の観点と，スピリチュアルケアのありかたを述べる（図1）．

● 事象

事象① 宗教的理由によって，集中治療法の特殊性を受け入れることができない患者・家族の苦悩という事象がある．生きる基盤となる生命原理で宗教の教えに限界があり，治療を受けないという決断をすることがある．また仮に治療を受けた場合，宗教の根本原理と反するため気持ちがゆらぎ，その後の生きる価値への脅えや自己否定の感覚により苦悩することがある．

事象② 外傷や心原性ショックなどによる患者の生命危機，身体の一部の喪失などによる悲嘆，疾患や治療に伴う苦痛により，自己概念がゆらぎ，生きる意味がわからなくなり，治療の受け入れや自己の承認ができないことがある．

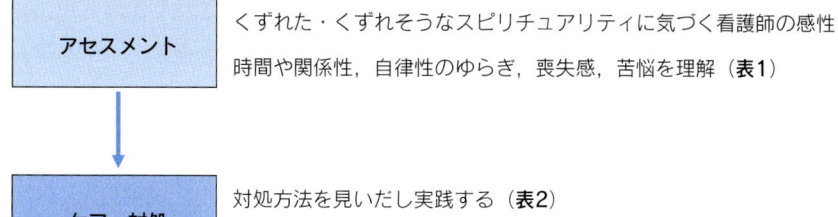

```
[アセスメント] → くずれた・くずれそうなスピリチュアリティに気づく看護師の感性
              時間や関係性，自律性のゆらぎ，喪失感，苦悩を理解（表1）

[ケア・対処] → 対処方法を見いだし実践する（表2）
            ケアの方向性：今ここに生きる意味を見いだし，生命が確信でき，悔いが解消していくように働きかける

[結果・成果] → 取りもどすもの：時間空間の中で生きる人間の未来に対する感覚が自律的ですこやかであること，生活の中で意味あると感じられること，存在がすこやかであること
```

図1　スピリチュアルケアのプロセス

表1　スピリチュアルペインの主なアセスメント

1. 霊的な苦痛を感じているか	関心事の確認 神に対する怒り 悲嘆や予期悲嘆 死にゆくこと，死後の世界 未解決の罪悪感 苦難と共存の意味 道徳的・倫理的な関心
2. 自分の生活の原理的な感覚が揺らいでいるか	人生の意味への問い，価値体系の変化，苦しみの意味 罪の意識，死の恐怖，神の存在への追求 死生観に対する苦しみ

表2　スピリチュアルケアに用いる技術・支援

倫理カンファレンス・語りあう
傾聴・共感
タッチング
祈り
音楽療法や芸術的取り組み
イメージを用いる・回想する
日記や手紙を書く
ユーモアを用いる
本を読む
自然を感じる
共にいる存在（presence）
希望（hope）を探る
尊厳の維持（実存的な擁護）を行う

事象③　患者の生死の分岐点において，即座に必要とされる代理意思決定への家族の苦悩がある．その後に患者が負うであろう人生の重さを考え，何を選んでも苦しむことがある．

　事象④　集中治療の終末期においてケアリングが展開しきれず，チームワークの限界に悩む看護師と看護チームの困惑などもある．

● 事象の倫理的側面

　これらの倫理的側面（対応を必要とする問題・課題）は，①個人の価値と医療者が提示する価値とに相違がある，②深い悲しみ，苦しみを癒すことができず安楽性を維持できない，③意思決定の責任が果たせず自律性の擁護を必要とする，④協力し合うというケアの責任が果たせていない，などである．

　その内容を解釈し（「倫理原則」や「ケアの倫理」がよりどころとなる），「なぜ問題なのか」を明らかにする．その対峙している権利と価値，考えかたに働きかける調整内容を目標として明瞭化し，スピリチュアルケアを用いて看護実践する．

　そのとき，対立している価値の中に，失われる感覚が包括されていないか，よく見極める．今までのことの意味がなくなる，これからどうしたらいいかわからないといった「時間的な感覚」，自分が考えることができない，どうでもいい，どうしようもないなど「自律性が奪われた感覚」，さらには孤独を感じ，心を閉ざして「関係性がなくなった感覚」が隠れていないかを探求する．

　この時間性，自律性，関係性に注目して分析することが重要である．自分の感覚を取りもどして意思決定し，自己の存在を他者との関係性や生きる意味として見いだし，喪失した感覚を取りもどせるように働きかけることがスピリチュアルケアとなる．

　このプロセスには「宗教，心理的苦痛，文化，道徳，倫理」という概念に近接したスピリチュアルペインが存在している．そして，そのスピリチュアルケアは事象の多様性により，全人的ケアの根底に位置し，細かくは，危機介入，悲嘆ケア，存在のケアや癒し，共感するといったありようや技術となり，ケアリングの姿勢と対処として展開されるという性質をもつ．このケアリングは看護の真髄ともいえるが，スピリチュアルケアを裏づけるデータが計測しにくいことから，現地点ではデータ集積が十分にできておらず，明確に言及されるには至っていない．

　しかし，看護師が行う倫理調整の場面で，その内容を明らかにし，スピリチュアルケアの性質に迫るとき，希望の感覚や QOL の向上，自己の成長といった自己実現への統合した感覚が，患者・家族へのケアの結果に表れ，癒しながら進むケアプロセスを含めた成果として言語化されると考えられる．

　明らかな葛藤やコンフリクト（conflict，対立）以外に，"いったい，なぜ，このようなことに"といった全体的な疑問として霊的側面が示され，その解消・癒しは"全体性を創る"という意味をもつスピリチュアルケアによってなされ，生命の価値・信念という原理をもつ人間の倫理的側面，関係性を調整する経過として現れるのである．

スピリチュアルケアの看護実践とケアプロセスの要点

スピリチュアルケアのプロセス

　倫理調整場面で，患者・家族のスピリチュアルケアニーズを看護師が強く感じることがある．死にゆく患者と家族のこころが充足されること，急激な人生の変化の中で人間の存在価値やその苦悩が癒されること，生きてきた証を確認することなど，重厚な感覚によって教えられる瞬間がある（図1，表1，表2）．

　それらは，生死を見つめる究極のときでさえ人は生きる希望を必要とし，死に向かっていくときにでも希望のありかたが変化していくものだというニーズである．

　生命そのものに権利や存在意義があり，その意味を考えるとき，スピリチュアルケアは自然に存在する重要なケアとなる．この自己実現に向けてのケアプロセスは，倫理的側面で苦悩している患者・家族に必要なものである．そのことに看護師が気づかなければ，スピリチュアルケアがはじまらないということでもある．

スピリチュアルペインに気づく

　倫理的な側面での困難さを感じる事例には，権利が護られなかった，文化・価値の違いを認めてもらえなかったという苦悩が浮き上がることもある．互いに相手の真意が見えない感覚の中で理解が深められず，価値の相違が明瞭になるといった問題である．生活の根本原理であるため，ひとたび問題が起きると，怒りや苦痛そのものが心底から表現され，医療者とわかりあえない事象となる．

　倫理調整を必要とした事例において，スピリチュアルケアのありかたを考える基となった患者・家族の貴重なことばを表3に示した．看護師はこのような言葉を聴く瞬間にゆらぎを感じ，このゆれる感覚がニーズを捉えるきっかけ・感性につながり，スピリチュアルケアの必要性を考える．そして，自己の看護観・死生観・ケアリングの力を見つめながら，自分を用いて全人的ケアをするケアプロセスを展開するきっかけにもなる．

スピリチュアルケアのアセスメントと看護介入

　スピリチュアルケアは「患者が，今，ここに生きる意味を見いだし，生命が確信でき，悔いが解消していく方向性にケアすること」を目標としている．患者の苦痛緩和に向けて，医療チームで「人生への問い」を解く作業をするのである．状況によっては回復しない生をどう生きるかを問いながら苦痛緩和することが目標となる．

　アセスメントのポイントは，①時間や関係性，自律性のゆらぎ・喪失感はないか，それに伴う苦悩はないか，②どのような対処反応をしているか，ケア提供者に必要な態度を意識して，人の存在について関係性（信頼関係）を基にアセスメントすることである．

表3　クリティカルケア看護領域でスピリチュアルニーズを表現されたことば

- 本当にこんなことあっていいのでしょうか，これからだったのに．こんなことなら，あのとき反対すればよかった．いや，決めたことだから（手術選択後の死）
- 私ね，昔は死ぬことが怖くなかったの，でも今は違う．死ぬことがわからないの．どうしたらいいの（慢性疾患の急性増悪）
- とにかく救ってください．生きる方法を決めるのも死ぬことも，すべてこいつのものだから（蘇生中の家族）
- 生きてるから言えることがあります．また，挑戦します．そして，もしも死がきたらこの体は医学のために．そうしたいと言えなくなった父の思いを反対したのは僕だから（蘇生後，先端治療を決定した患者）
- 病院がこんなにつくしてもらえるところだとは思っていなかった．もう，死ぬのですね（長い間，生死をさまよった患者の家族）
- あなたと逢えて幸せだったのよ（挿管チューブの口にキスをする妻）
- なぜ，1人で逝ったの，連れていってほしかった．生きるのがしんどいよ（遺族）
- 私たちはどうやってこの悲しさを乗り越えればいいのですか．お願いどうか助けてください（結婚して間もない夫婦）
- どうか，お願い．たった1つの命を救うと思って，この子に心をこめてやって．力をあげてほしいの（子どもの生還を望む母親）
- いてくれるだけでいい．治療をやめないで．そんなこと考えるのはおかしいですか．他の家族のみなさん，こんなこと，どうやって決めるのでしょう（治療限界の家族）
- できれば，時々でいいから，父のことを思い出してください（人工心臓を装着した患者の家族）
- この前，母の夢をみたんです．忙しそうに動いていました（笑）．あっちでは，元気なようです（遺族）
- 救われた命を大切に生きてゆきます．何ができるか考えたのです．もしものとき，私の体を臓器提供に（蘇生後，退院した患者）
- いったい，何のために生かされているの．生きていていいの（受傷間もない脊髄損傷患者）
- ここに（足）あったものが，すべてなくなった．結婚も夢も（外傷下肢切断の患者）
- ありがとう．命を救ってくれて（救命された患者・家族）

クリティカルケア看護の発展のために患者・家族の許可を得て掲載した

　具体的には，神仏に対する怒り，死にゆくこと，死後の世界，未解決の罪悪感や苦難との共存の意味，人生の意味への問い，価値体系の変化，苦しみの意味などを対話によって理解することからはじめる（**表1**）．

　その主な看護介入は，患者・家族のニーズに合わせるもので，筆者がクリティカルケア看護領域で比較的よく用いるものとしては**表2**に示すような支援方法・技術がある．どの介入もケアリングを基盤とした技術で，存在と苦悩の意味を見いだし，勇気づけ，自己内在する苦悩を昇華する意図がある．

スピリチュアルケアの結果・成果

　スピリチュアルケアは，人が生きる意味，生きかたを語ることによって気づき，今ここで生きることへの希望をエネルギーとして感じられるような感覚で癒され，自己を取りもどしていく経過にある．

　それは，生命の質とも深く関与する．時間や関係性，自律性を修復する作業の中

で，存在意義を問いなおすという自己実現の形になって表れる．たとえば「今度，生まれ変わったらまた会おうね」「元気な体になるよ」「幸せだったよ」「ありがとう」という表現は，その存在が完結した言葉であり，生死を超えて存在が永遠に続くといった意味も含まれ，自己を癒す言葉として表現されると考える．

倫理調整とスピリチュアルケアの課題

　倫理的問題に用いるスピリチュアルケアの場合，看護師自身の態度や感性が問われることが多い．看護師が成長していく中で，このスピリチュアルケアについて語り合い，自己の同一感覚や自己で癒す方法を問い，職業人として成長する自分にゆらぎつつ内省する機会となる．それは他者の価値観に気づき，自分はいったい何ものかという問いになるため，看護師自身のスピリチュアリティの向上につながる．同時に倫理的感受性の向上と調整力の向上に影響するものと考えられる．

　そのためには，ケアリング能力，リフレクション（reflection，振り返り）する力，コミュニケーション能力を高める必要がある．

　患者とのコミュニケーションを妨害するスキルは用いないこと，倫理的な配慮をすること，実存的擁護の考え（存在そのものに権利がある）を実践すること，自律性への働きかけを行うこと，患者が望む対処方法を選択し対処能力を高め，全人的な存在を取りもどす方法を探り当て，責任をもって実践することを課題とする姿勢が必要である．

文　献

Colliton, M. (1981). The spiritual dimension of nursing. Beland, I. L., Passos, J. Y., Clinical Nursing：Pathophysiological ＆ Psychosocial Approaches 4th ed (pp. 901-1012). Macmillan.

蓮尾英明・石原辰彦・畠尚子（2011）．生理的変化の体験を重視したスピリチュアルケアの検討．ホスピスケアと在宅ケア，19（1），50-57．

窪寺俊之（2010）．医療におけるスピリチュアルケアの視点．心身医学，50（5），353-363．

Lazarus, R. S., & Folkman, S. (1984)/本明寛・春木豊・織田正美監訳（1991）．ストレスの心理学―認知的評価と対処の研究．実務教育出版．

村田久行（2003）．終末期がん患者のスピリチュアルペインとそのケア：アセスメントとケアのための概念的枠組みの構築．緩和医療学，5（2），157-165．

Taylor, E. J. (2001)/江本愛子・江本新訳（2008）．スピリチュアルケア―看護のための理論・研究・実践．医学書院．

田崎美弥子（2006）．健康の定義におけるスピリチュアリティ．医学のあゆみ，216（2），149-151．

Travelbee, J. (1971)/長谷川浩・藤枝知子訳（1974）．トラベルビー人間対人間の看護．医学書院．

Watson, J. (1985)/稲岡文昭・稲岡光子訳（1992）．ワトソン看護論―人間科学とヒューマンケア．医学書院．

Part 2. 倫理調整場面で困らないためのスキル

第2章　倫理調整が必要な対象者とかかわるための基本的スキル

7 社会資源の提供

雄西智恵美

　医療現場において遭遇する倫理的問題は，当事者間の価値の対立の背後に，経済的な問題や家族の問題，あるいは人的サポート不足など，社会的なニーズが充足されていないことが関与している場合が少なくない．このような社会的なニーズは，人が人として生きていくための基本的な要素である．特に生命がおびやかされる健康問題をもつ人を対象とするクリティカルケア領域においては，突然，病気や外傷によって重篤な健康状態にいたる場合があり，また，本人の意思表示がむずかしいことも多い．このような重症の状態にいたることで，社会生活上の問題が浮き彫りになり，倫理的な問題となることがある．

　したがって，クリティカルケア領域においては，社会的存在として，人権を尊重した治療・療養環境を提供できるようタイムリーかつ迅速に倫理的問題を調整することが必要となる．その社会的ニーズを充足させるための社会的資源の活用が求められる．

社会的資源の種類

　社会資源とは，言語的な意味としては「個人・集団などの欲求を満たしていくのに必要な施設・設備・制度・技術・人材・財などの総称」（阪倉他，2004）であり，社会福祉学的には「ソーシャルニーズを充足するために動員される施設・設備，資金や物資，さらには集団や個人の有する知識や技能の総称」（白澤，2007）と定義さ

表1　社会資源の種類

フォーマル （公的なもの）	・経済支援：高額医療費制度，高額療養費貸付制度，医療費控除など ・生活費支援：生活保護，失業手当，母子寡婦福祉資金，傷病手当金（国民健康保険加入者は対象外）など ・社会福祉支援：介護保険制度，身体障害者手帳，精神障害者保健福祉手帳など ・医療福祉相談支援：保健所，市町村，がん相談支援センター，医療施設の相談窓口，MSW（医療ソーシャルワーカー），ケアマネージャー，看護師を含む医療職など ・DV（ドメスティック・バイオレンス）・虐待相談支援：配偶者暴力相談支援センター，婦人相談所，児童相談所，子どもの虐待防止センターなど
インフォーマル （非公式，私的なもの）	ボランティア，家族，友人，親戚，同僚，明確に組織化されていない患者会など

れている．

　社会資源には物的・人的資源があるが，資源提供の主体によりフォーマル，インフォーマルに分類できる（表1）．

　フォーマルな資源の多くは，利用するための条件が設定されており，申請手続きが複雑なものが多いが，安定したサービスの供給が期待できる．

　一方，インフォーマルな資源は，柔軟な対応が可能であるが，専門性が低く，安定した供給の確約がない傾向がある．しかし，看護においては大切な資源であって，たとえば，これまで疎遠になっていた親兄弟や親戚に働きかけを行うことにより，新しい人的資源をつくり上げていくことができ，対象者への情緒的サポートとなる．

　社会資源の，それぞれの特徴を理解し，倫理調整に活かすことが大切である．

倫理調整の内容と社会資源の提供

　クリティカルケアの現場では，生命の危機状態にある患者に対して，しかも患者自身の意思が確認困難な中で，その人の人生を決定するような判断が求められる．多様な社会的ニーズをもつ患者に対して，適切な社会資源（表2）を結びつけられるよう調整が必要である．

医療費の支払いが困難

　救急病院で搬送されてくる患者の中には，住所不定や身寄りのない人も少なくなく，失業や高齢，国民健康保険未加入などから，医療費の支払いが困難なこともある．

　医療費の未払いは病院経営に影響し，特に救急医療や重症集中医療の費用は高額であるため，その影響も大きく，他患者の医療サービスの低下につながることも否定できない．また，医療費支払いが困難である患者には，アルコール依存症や急性増悪を繰り返す慢性疾患患者もおり，何回も繰り返す救急搬入に，医療者は無力感に苛まれることがある．

　しかし，患者は平等な医療を受ける権利があり，また，最善の医療を受ける権利がある．また，患者の社会的背景がどのような状況にあっても，医療者はその患者を救命し，健康回復に最善を尽くさなければならない．

　医療費支払い困難な状況にある患者の経済的な問題解決のためには，社会福祉の視点から経済的・心理的・社会的な問題解決の支援者であるMSW（医療ソーシャルワーカー）の支援が不可欠である．MSWとの緊密な連携のもとに調整をはかることが必要である．

　医療費の支払い困難者の中には路上生活者も少なくない．そのような状況でも数年前まで定職に就き，家庭生活を営んでいた人もいる．中には，絶縁状態となっている家族との関係を調整し，高額療養費制度を使うなどで，支払いが可能となるケースもある．

表2 主な社会資源（法律・制度）の概要

法律・制度	概要	窓口・申請手続など
生活保護法	生活に困窮する国民に対して，困窮の程度に応じて必要な保護を行い，自立を助長することを目的とする． 保護の種類は，①生活扶助，②住宅扶助，③教育扶助，④医療扶助，⑤介護扶助，⑥出産扶助，⑦生業扶助，⑧葬祭扶助，があるが，④⑤⑥が医療機関に関連した扶助である．	市町村の福祉事務所に申請 生活状況や資産，収入，扶養の可否，就労の可能性の調査により決定
高額療養費制度	医療費が一定額を超えた場合に，その超えた金額を支給して自己負担を軽減する制度． 食費，差額ベッド，先進医療にかかる費用などは含まれない．年齢や所得に応じて本人が支払う上限が定められている．	公的医療保険に高額医療費の支給申請書を提出か郵送 （医療保険によっては，支給申請を勧めてくれたり，自動的に口座振り込みがされるところもある）
介護保険制度	40歳以上を対象とした強制保険で，加齢による身体機能変化をきたす高齢者に対して，社会の一員として尊厳を保持し，自立を支援していこうとする制度． 被保険者は，第1号被保険者（要介護，要支援が必要な60歳以上）と，第2号被保険者（初老期認知症や脳血管疾患などの老化に起因する疾患により要介護，要支援者となった40歳以上65歳未満）がある．	市町村の窓口あるいは福祉事務所に申請 訪問審査後の介護認定審査会により要介護度の判定
行旅病人取扱法	歩行困難な行旅中の病人で療養先が見つからず，救護者のない者を救済するもの．	市町村の長か，都道府県の長に申請
身体障害者福祉制度	身体障害者の自立と社会経済活動への参加を促進するために，身体障害者の援助と保護を行い，福祉の増進をはかるための制度． 身体に障害のある者には，身体障害者手帳が交付され，障害の部位と程度により，交通機関の料金割引や医療費免除などのサービスが受けられる．	指定医師診断書用紙を役所でもらい，指定医師が作成した診断書で市町村の障害福祉担当窓口へ申請
労災保険制度	業務上災害や通勤災害による労働者の負傷や病気，障害，死亡などに対して，迅速かつ公正な保護をするために，被災労働者またはその遺族に対し，所定の保険給付を行う制度． 給付の種類には，療養（補償）給付，休業（補償）給付，障害（補償）給付，遺族（補償）給付などがある．	所轄の労働基準監督署に申請 （労災指定病院で治療・療養している場合は，治療・療養している病院を経由して申請）
個人情報の保護に関する法律（個人情報保護法）	個人の人格尊重の理念の下に個人情報が慎重かつ適正に取り扱われるよう，その利用について定めた法律． 個人情報取扱事業者は，利用目的の特定，利用目的による制限，適正な取得，取得に際しての利用目的の通知などの義務が定められている．	ー
児童虐待の防止等に関する法律（児童虐待防止法）	児童虐待の予防を促進し，虐待を受けた児童を早期発見・保護して自立を支援するための法律． 何人も児童を虐待してはならないこと，国・地方自治体の責務，虐待の早期発見・通告，児童の保護，親権制度の適切な運用などについて定めている．	児童虐待の通報・相談窓口 （児童相談所，福祉事務所，市町村など）

　無職で身寄りのない患者は，生活保護が承認されると医療費の全額が公費でまかなうことができる．また，無職で身寄りがないうえに住所不定のいわゆる行倒れ状態の患者では，行旅病人取扱法が適応されることで，行政が医療費を全額負担することになる．

表3 児童虐待の防止等に関する法律（一部）

第六条　児童虐待を受けたと思われる児童を発見した者は，速やかに，これを市町村，都道府県の設置する福祉事務所若しくは児童相談所又は児童委員を介して市町村，都道府県の設置する福祉事務所若しくは児童相談所に通告しなければならない．
2　前項の規定による通告は，児童福祉法第二十五条の規定による通告とみなして，同法の規定を適用する．
3　刑法の秘密漏示罪の規定その他の守秘義務に関する法律の規定は，第一項の規定による通告をする義務の遵守を妨げるものと解釈してはならない．

虐待が疑われる

　子どもおよび高齢者の虐待通報・相談件数が増えている中で，救急外来やICUも虐待事例の早期発見の場となり得る．子どもや高齢者の生命・人権を守り，繰り返される虐待の予防につなげるためには，チーム全体で倫理的感受性を磨き，早期発見と早期対応ができるよう社会資源の活用を含んだ支援体制の構築が必要となる．

　虐待が疑われる事例に遭遇しても，守秘しなければならない個人情報を通知することのジレンマや，もし虐待でなかった場合に当事者とその関係者に苦痛を与えてしまうのではないか，あるいは子どもの場合は親権の無視になるのではないかなど，躊躇することがある．

　しかし，児童虐待防止法（児童虐待の防止等に関する法律）では「虐待を受けたと思われる児童を発見」した場合は，通告の義務があり，さらに守秘義務よりも通告することが優先されることが記載されている（表3）．

　虐待から子どもや高齢者の利益を守るためには，児童虐待防止法や高齢者虐待防止法（高齢者虐待の防止，高齢者の養護者に対する支援等に関する法律）を基盤に，福祉事務所や児童相談所など，セイフティネットを形成する資源の活用が大事になる．

暴言・暴力行為

　医療現場における患者・家族の暴力行為や暴言が問題となっているが，救急外来・時間外外来では，それらの発生頻度が高い場所となっている．また，患者・家族からの暴力・暴言・セクハラを経験する頻度が高い職種は看護師であるが，このような行為を容認する傾向も高いことが報告されている（天野他，2011）．

　米満ら（2012）の報告においては，暴力対応マニュアルがあっても"暴力行為下にある患者を容認すべきという認識"や"自己犠牲による対処をすべきという認識"などから，十分に活用されていないことも指摘されている．

　「背景や状況にかかわらず，対象となる人々に平等に看護を提供する」ことを職業倫理としている看護師にとっては，暴力や暴言を前にしても，どのような患者も受け入れなければならないと，自分の感情を抑制して，その場に対処していることが推測される．このような対処のしかたは，看護師のストレスとなり，看護実践の質にも影響していくものであり，組織として調整，対応を検討していかなければなら

ない．

　患者・家族の不当な要求や暴力・暴言の誘因には，医療職員の不適切な対応もあるだろうが，患者の精神疾患や薬物依存，特異なパーソナリティ，経済的困窮からの自暴自棄なども考えられる．多角的な視点から状況を分析し，健康問題をもった人々の医療を受ける権利を擁護しつつも，理不尽な要求や暴力から看護師自身や病院機能を守らなければならない．そのためには，院内の不当要求行為対応部門や精神科医，MSW，警察などの資源を活用し，組織的な問題解決につなげることが必要である．

終末期にある患者ケア

　クリティカルケアの場は，重篤な患者の救命が最大の目標であるが，高度な集中治療により最善をつくしても救命が困難な場合もある．終末期ケアにおいては，治療・療養の場所がどこであろうと，死にまつわるさまざまな倫理的問題が存在するが，クリティカルケアの場では，患者・家族はもちろん，医療者も救命を大前提に，それぞれの専門的な役割に専心しているという特性から生じる倫理的ジレンマがあるであろう．

　治療を継続することが患者の利益になるのか，あるいは苦痛になるのか，もはや確認が不可能な患者の意思を，どのようにくみ取って患者の最大利益につなげていくのか，医療チームの苦悩は尽きない．

　チームの一員として患者の人権を擁護し，生命と生活を最期まで支援し続けるためには，社会的コンセンサスが得られる状況で終末期ケアが行われることが求められる．治療方針の決定者は医師であるが，看護師はチームの一員として法的・社会的な知識基盤のもと，看護専門職としての意見や考えを提案することが大切である．

　終末期医療の社会的合意として「終末期医療の決定プロセスに関するガイドライン」（厚生労働省，2007）や「集中治療における重症患者の末期医療のあり方についての勧告」（日本集中治療医学会，2006）を社会資源として提供することができる．

　意思確認が困難な状況になった患者の意思を示すものとして，リビングウィル（意思の表明書）が存在するときには，その法的有効性を確認するための弁護士の活用も資源として大事になることがある．

　一方，看護師にとって，患者の苦痛や不快症状を最小にし，家族の悲嘆を支援することが重要な役割である．このような緩和ケアが最良のものとなるよう緩和ケアの専門家やグリーフワークを支援する専門家が活用できるよう調整することも重要である．

*

　中西らの調査では，93.7％の看護師が治療に関連した倫理的ジレンマを体験しており，これらの対処方法として「友人・同僚に相談」が多くとられているが，「システムの活用」は選択される割合が少なかったという（中西他，2003）．

　看護師の倫理感性でキャッチした倫理的ジレンマを，個人レベルの問題解決にと

どめることなく，患者の最大利益につながるように調整するためには，社会資源の活用が重要な手がかりの1つになるだろう．

また，倫理調整が必要となる事例は，患者の病状や背景，患者を取りまく関係者，そこで発生している価値の対立など個々に異なる．これらの事例を記録・分析し，データとしておくことも，次の事例の問題解決のための重要な資源となる．

文　献

天野寛・加藤憲・宮治眞・藤原奈佳子・勝山貴美子他（2011）．暴言・暴力およびセクシャルハラスメントに関する愛知県下病院アンケート調査の分析．日本医療・病院管理学会誌，48（4），221-233．

厚生労働省（2007）．終末期医療の決定プロセスに関するガイドライン．http://www.mhlw.go.jp/shingi/2007/05/dl/s0521-11a.pdf（2013年7月12日閲覧）

森山幹夫（2013）．看護関連法規―健康支援と社会保障制度，系統看護学講座．医学書院．

中西貴美子・佐藤芙佐子・佐藤敏子・矢野恵子・浦川加代子他（2003）．クリティカルケアにおける看護師の倫理的ジレンマとそれに関する要因．三重看護学誌，5，75-82．

日本集中治療医学会（2006）．集中治療における重症患者の末期医療のあり方についての勧告．http://www.jsicm.org/kankoku-terminal.html（2013年7月12日閲覧）

阪倉篤義・林大監（2004）．講談社国語辞典　第3版．講談社．

白澤政和（2007）．社会資源の利用と開発．仲村優一・一番ケ瀬康子・右田紀久恵監修，エンサイクロペディア社会福祉学（pp. 432-434）．中央法規出版．

米満友香・殿村江里佳・武用百子（2012）．暴力対応マニュアル活用に対する救急看護師の困難感の内容．日本救急看護学会雑誌，14（2），1-10．

Part 2. 倫理調整場面で困らないためのスキル

第2章 倫理調整が必要な対象者とかかわるための基本的スキル

8 意思決定支援

伊藤聡子

　クリティカルケア領域では，生命の危機状態にある患者や家族は，時間の余裕もないまま治療やケアの選択を迫られるケースが多い．そのような患者・家族の意思決定場面において，看護師は患者に害を与えることなく，患者にとってよいことは何か，治療やケアとして最善なことは何か，患者の尊厳を守りつつ考え，実践することが望まれる．

　特に，クリティカルケア領域では，患者の状態の悪化や持続的な鎮静・鎮痛などにより意識清明度の低下があり，また気管挿管などにより言語的コミュニケーションが困難であり，患者自身で意思決定することが不可能な場合が多い．そのため，家族などが代理意思決定する場合がほとんどである．

　また，家族も心理的危機状況におかれていることもあり，代理意思決定した後も揺れ動いている．ここでは患者だけでなく，代理意思決定者となる家族も含めた意思決定支援の技術について述べたい．

治療やケア方針を決定する4つの考えかた

　以下に述べる内容は，日本学術会議の「終末期医療のあり方について」の資料を参考にした（日本学術会議臨床医学委員会終末期医療分科会，2008）．

患者の意思が確認できる際のプロセス

　医学的検討がされたうえで，多職種を含めた判断を前提に，患者の意思を確認し，患者本人の意思にしたがう（図1）．

　その際，看護師は，十分な情報提供がされているのか，患者本人が十分に情報提供されたことを理解できているのかを確認していく．

　場合により患者が家族に遠慮したり，経済的理由などで意思決定することもあるので，患者本人にとって最善の医療が保証されているのかを見きわめる．そのためには，患者・家族，医療チーム間の繰り返しの意思疎通が必要である．

　特に終末期は，1人で意思決定できるほど強い患者はいないということを知って支援すべきであるとされる（日本学術会議臨床医学委員会終末期医療分科会，2008）．

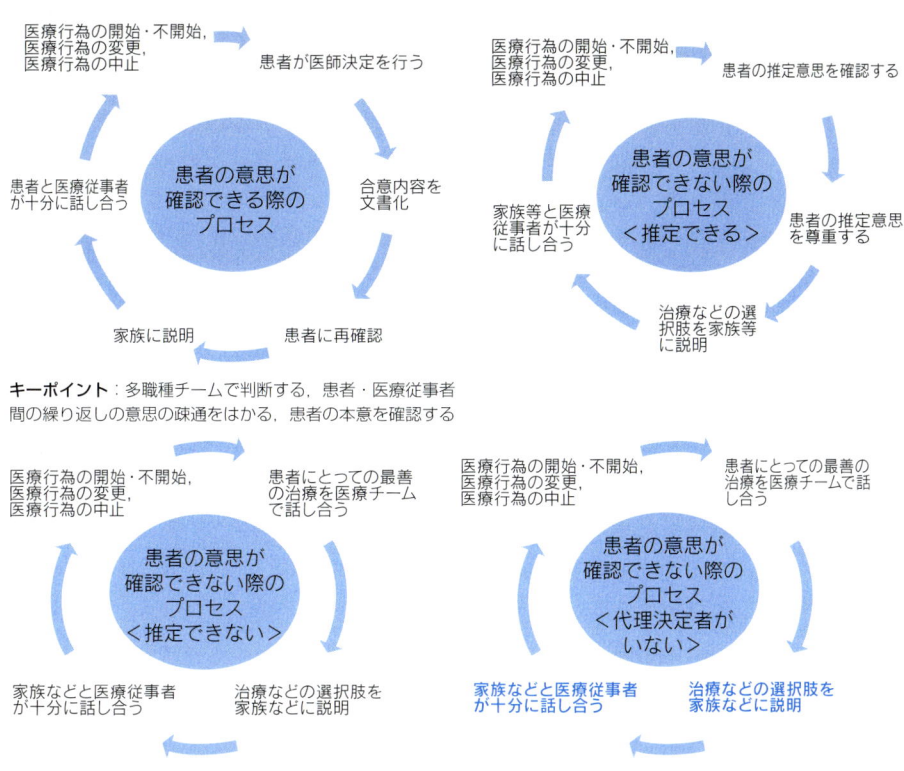

図1　意思決定プロセスの模式図
平成23年度神戸市病院群看護職の集い「CNSが考える急性期病院における終末期看護のポイント」資料を基に作成

患者の意思が確認できない際のプロセス＜患者の意思が推定できる場合＞

　患者の意思が確認できない場合，家族が代理意思決定者になることが多い．患者が以前に，どのようなことを言っていたかを家族に確認し，患者の意思を尊重するように，患者にとって最善の医療は何かについて，家族と十分に話し合い，決定する．繰り返し確認をとることも必要である．
　また，たとえ患者の意思が推定できたとしても，家族が患者を思う気持ちを察し，家族が納得のできるまで話し合いをもつ．

患者の意思が確認できない際のプロセス＜患者の意思が推定できない場合＞

　まず，医療チームで最善の治療を話し合い，家族などに治療の選択肢をわかりやすい平易な言葉で伝える．そのとき，患者なら何を望むか，リビングウィル（意思の表明書）などの事前指示はなかったか，以前に家族と患者で終末期医療などについて話をしたときの内容があれば確認し，患者にとって何が最善かを医療者とともに考えていく．
　このとき，家族間に意思の相違がないかを確認することはとても重要である．家

族間の意思のずれがないように，家族が納得できるまで話し合いをもつ．
　さらに，家族の意思は，医療者側からの情報によって安易に誘導される可能性があるので，医療者側からどのような情報が提供されているのかについても確認しておく．家族自身が，患者にどのような治療やケアを望んでいるのかも確認する．

患者の意思が確認できない際のプロセス＜代理意思決定者がいない場合＞

　医療チームが，患者にとって最善の治療について話し合い，決定する．

　代理意思決定の場合の要点は，家族がどのような選択をしても医療者はあくまで患者擁護の視点に立つこと，家族の意思を尊重すること，最後まで患者に最善のケアを提供すること，である．
　また，代理意思決定者の負担を軽減する方法の1つとして，家族と医療者間でよいコミュニケーションができる（Wendler & Rid, 2011）．医療者と代理意思決定者間で協働して決定するシェアード・デシジョン・メイキング（shard decision making）は，情報を共有し，選択肢を一緒に選ぶということから代理意思決定者の負担を軽減するといわれる．

意思決定支援するための具体的な方法

　患者・家族が意思決定した後でも，決定したことに揺れていることが多い．意思決定を支えるうえで重要なことは，その揺れている気持ちを感じ，寄り添うことである．また，現状をどのように受けとめているのか，誤った認識があれば修正するタイミングを見計らうことである．
　具体的にどのようなスキルが必要とされるかを，以下に述べる．

患者の権利を擁護する

　看護師は，現在の患者の医学的状況を把握し，医療チームで患者にとって最善の治療は何かについて話し合う機会がもてるように場をつくる．
　患者・家族の希望や思いを抽出するために，患者・家族の情報を収集する．
　また，意思決定を行うには，患者・家族が正確な情報と適切な判断力が必要である．そのため意思決定に必要な情報を，患者・家族にわかりやすい言葉で伝え，いつでも疑問があれば，答える用意があるということも伝える．
　患者・家族との話し合いは，必ず医療チームで行う．

医療チームでの意思決定を支える

　医療チーム内でカンファレンスを行い，医療者が互いの考えを知り，治療やケアの方向性のばらつきがないよう，意思統一できるように調整する．

医療チームと患者・家族の橋渡しをする

　医療者と家族の感情・意思の疎通を促進する．家族が価値観や望みを伝えることで，すれ違いや衝突が生まれないように調整する．

　医療チームと患者・家族との間でコミュニケーションが良好であると，患者・家族の意思決定に関する満足度が高くなる．

　コミュニケーションをよくするためには，①患者・家族の意向を尊重すること，②患者・家族の感情を承認すること，③患者・家族の話を聴くこと，④患者・家族を人として理解すること，⑤患者・家族の疑問を引き出すこと，である．

意思決定後の患者・家族のケアをする

　患者・家族のニーズを把握し，今，何に困っているのか，その苦痛を緩和するには何ができるのかを常に考える（身体的・精神的・社会的・霊的苦痛の緩和）．

　意思決定支援後も患者・家族は，その意思決定内容に葛藤が生じることが多い．そのため，そのような葛藤や，揺れのあることを理解し，患者・家族の決断を尊重し，支持する姿勢をもつ．また，意思決定後も変更はありうることを伝え，繰り返し意思決定の確認をする．

　さらに，家族が1人で意思決定した場合，その決定の重圧感から精神的影響が起こる可能性もある．Lautretteらの代理意思決定後の家族の精神健康状態を調査した研究では，代理意思決定後の家族に，不安が67％，抑うつが56％，PTSD（心的外傷後ストレス障害）が69％，症状として認められたと報告されている（Lautrette et al., 2007）．このことからも意決定後の支援が重要である．家族の健康にも気を配る必要がある．

　また，意思決定支援後にも，家族に患者のサポートをしてもらうために，医療者が家族をサポートしていくことを伝える．

　そして医療者は，患者・家族が意思決定後も変わりなく十分なケアが受けられていると思えるように最善のケアを継続する．それは患者の苦痛緩和に重点をおくことである．

意思決定支援のためのチェックポイント

- 患者・家族それぞれの思いや病気に対する受けとめかた，価値観，死生観，意向などの情報収集をする．
- 医療チーム内での十分な情報共有と意思疎通をする．
・医師，看護師，その他多職種それぞれの思いを互いに知る．
・医療チームでの治療やケアの方針の状況収集と提供を行い，互いの見解を明らかにし，患者・家族へ意思決定に必要な情報の提供を行う準備をする．
- 医療者と患者・家族間での十分な情報開示と意思疎通をする．
・患者・家族へわかりやすい言葉で適切に情報を提供し，いつでも疑問に応じる姿

勢で接する.
● 適切で納得がいく意思決定のための時間と場を調整する.
・患者・家族が自分たちで判断できるように,面会などの環境を整えていく(たとえば,面会時間を家族が来訪しやすい時間帯へ変更する,家族が可能なケアの参加を提案する,患者と触れ合う時間をつくる,処置や検査などが面会時間に重ならないように時間を調整する).
● 傾聴と見守りをする.
・患者・家族のありのままを受け入れ,温かく誠実に接する.
● 家族の体調を気づかう.
● 意思決定後は,それを支持する姿勢を維持する見解を医療者間で認め合う.
● 患者の苦痛を緩和する.
・患者の苦痛表情や態度を見ると,代理意思決定者は自分たちの選択した決定を悔やむことがあるため苦痛緩和のケアを十分に行う.

文 献

Lautrette, A., Darmon, M., Megarbane, B., Joly, L. M., Chevret, S. et al. (2007). A communication strategy and brochure for relatives of patients dying in the ICU. *N Engl J Med*, 356 (5), 469-478.

中山和弘・岩本貴 (2011). 患者中心の意思決定支援—納得して決めるためのケア. 中央法規出版.

日本学術会議臨床医学委員会終末期医療分科会 (2008). 対外報告終末期医療のあり方について—亜急性型の終末期について. 日本学術会議.

Wendler, D., & Rid, A. (2011). Systematic review：the effect on surrogates of making treatment decisions for others. *Ann Intern Med*, 154 (5), 336-346.

Part 2. 倫理調整場面で困らないためのスキル

第3章　倫理調整に必要な医療チーム内調整のための方法

1　医療チーム調整

田村富美子

　日本看護協会は,「看護者の倫理綱領」の第9条において「看護者は,他の看護者及び保健医療福祉関係者とともに協働して看護を提供する」とうたい,その解説の中でも「他の看護者及び保健医療福祉関係者と協力関係を維持し,相互の創意,工夫,努力によって,より質の高い看護及び医療を提供するように努める」と,看護師の医療チーム内における調整役割を示している（日本看護協会,2003）.

　国際看護師協会の「ICN看護師の倫理綱領」においても「看護師は,看護および他分野の協働者と協力関係を維持する」という協力関係を基盤におき,「看護師は,個人,家族および地域社会の健康が協働者あるいは他の者によって危険にさらされているときは,それらの人々や地域社会を安全に保護するために適切な措置をとる」と,協働者や周囲の者,場合によっては医療チームによって,対象者の健康が危険に陥る環境となっていれば,看護師が保護する義務をうたっている（International Council of Nurses, 2005/日本看護協会, 2005）.

チーム医療とは

　チーム医療とは「医療に従事する多種多様な医療スタッフが,各々の高い専門性を前提に,目的と情報を共有し,業務を分担しつつも互いに連携・補完し合い,患者の状況に的確に対応した医療を提供すること」と,一般的にも理解されている.

　図1にあげた「医療モデル」は一例であるが,「医療に従事する多種多様な医療スタッフ」がかかわり,患者にとって支援者である家族も,時に医療モデルの中央の患者同様の対象となることがある.

　なお,「医療チーム」は,院内横断的な取組みとして,医師・歯科医師を中心に,複数の医療スタッフが連携して患者の治療に当たる医療チーム（呼吸ケアチーム,栄養サポートチーム,褥瘡予防対策チームなど）を組織したものを指すことが多いが（図2）,ここでは横断的チームに限らず,主に臨床各場面における患者の医療・看護におけるチーム医療全般を「医療チーム」として示す.

図1　医療モデル

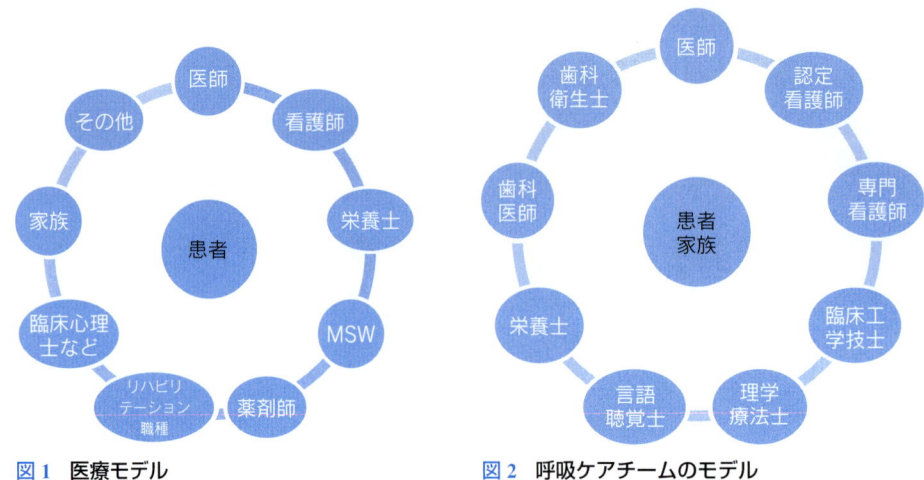

図2　呼吸ケアチームのモデル

医療チーム調整

　医療チーム調整には，二側面がある．一側面は，患者個人，家族および集団（現場の医療チームなど）の権利を守るために，倫理的な葛藤の解決をはかることである．
　もう一側面は，専門看護師などの調整役割と同様，必要なケアが円滑に行われるために，医療に従事する多種多様な医療スタッフ間のコーディネーションである．
　前者は，倫理調整を要する問題点のめざすべきアウトカムのゴールであり，後者がプロセスとして行われることで達成される．

誰が調整の役割を担うか

　医療チームにおける調整は，「倫理綱領」にも示されているとおり，看護師の重要な役割である．しかし，医療チーム内の看護師の中でも，誰もが倫理調整における医療チーム調整が適切にできるわけではない．看護師経験が未熟な者は，医療チーム内の倫理的ジレンマや問題に気づいても，対策を講じる必要性や自身が調整役割を果たす自覚にも乏しく，その役割を果たすには敷居が高いかもしれない．
　また，すべての施設で，チームメンバーの中に，倫理調整において専門的な教育を受けた専門看護師や精神医学，精神看護学，臨床心理学の専門家がいるわけではないだろう．
　それらの場合でも，調整役は決して看護経験豊かなリーダー看護師や管理職である必要はない．調整役を果たす看護師の資質としては，医療チームメンバーの意見を尊重し，問題解決のための最善の方法を選択し，決定する能力を有していることが重要であり，必ずしも看護師経験や立場に比例するとは限らないのである．
　それでも臨床現場では，看護実践能力とリーダーとしての資質を兼ね備えた看護師が中心となる可能性が高いだろう．調整役の前提条件としては，①看護師としての日常の倫理姿勢をベースに備えている，②対象となる患者・家族と日常から信頼関係を保つことができる，③対象の個別ニーズを捉えることができる，④各職種の

専門性を理解し活用することができる，があげられる．

医療チームが機能するためには

情報交換と連携

　医療チームが機能するためには何が重要か．それは，医療チーム内で，常に情報交換と連携がなされていることである．

　情報交換とは，患者や家族などの対象の情報共有ができていることである．

　連携には，その情報共有，情報伝達による交流がはかれていることが大前提となる．チームメンバー間で，互いに自分の意見を主張することができ，その意見に耳を傾け，尊重し合えることが，チーム全体に影響を与え，共通理解を発展させる．ひいてはサポートし合うシステム，姿勢につながる．

　このサポート体制が，組織基盤となり，医療環境によい影響を与える．特にクリティカルケアの場面では，対象となる患者と必ずいるのは看護師であり，医療チームの情報交換と連携の調整を必然的に果たすことになる．

医療チームとコンフリクト

　コンフリクト（conflict）は，衝突，葛藤，対立などの概念で用いられ，従来，コンフリクトは「引き起こさないように」「できるだけ避けるように」という考えが支配してきた．しかし，調和的で平穏な協力的集団は活動が停滞しがちであるため，現在では戦略的に，効果的にコンフリクトを活用することが推奨されている．

　医療チームにおいても同様であり，多職種間の見解の違いなどによるコンフリクトを活用し，建設的な介入を行い，調整，発展させる必要がある．

倫理的問題点の明確化

　医療チーム調整においてあがった倫理的問題点は，今一度，確認し整理する必要がある．なぜなら，必ずしも最初に注目した問題点が，根本にある問題だとは限らず，潜在化している情報が根本の問題である場合や，多重課題である場合もある．

　倫理的問題において，調整対象となるのは，患者・家族なのか，医療チームにおける医療従事者個人なのか，チーム全体の問題なのか，管理やシステムの問題なのか，情報収集およびカンファレンスなどを通して，医療チーム内の情報を整理・評価しなおし，介入すべき対象，プロセス，問題点を明確化する必要がある．

　たとえば，終末期のこころのケアにおいては，家族の権利擁護，家族の苦痛緩和，家族との信頼関係の維持，家族が患者の状況が理解できる情報提供，家族のケア提供場面への参加の5つが中核的要素（core competency）である（日本集中治療医学会，2011a）．患者・家族の問題点において，これらのどの点が問題なのか掘り下げ，具体的介入ポイントを見きわめる必要がある．

直接的アプローチと管理的アプローチ

　5つの中核的要素を基に整理された，家族に対する直接ケアを実践する「直接的アプローチ」と，家族ケアに関連した管理・調整を主とした「管理的アプローチ」における医療チーム調整を考えてみよう．

　そこでは，管理的アプローチにおける医療チーム調整ができてこそ，直接的アプローチを同一方向へ統一して導くことができる．また，管理的アプローチにおける連携を維持し，その補完を行うためには，直接的アプローチによる医療チーム調整が必要となる．

　たとえば「家族の権利擁護」において，直接的アプローチとして「家族の代理意思決定の支援」を行う場合は，①患者が望んでいたことを家族が医療者に伝えることができるように支援し，②家族が自分の希望や思いを表現でき，意思決定できるように支援する．そのためには医療者と家族との橋渡しとなる調整が必要である．

　直接的アプローチとして「社会資源などの情報の提供」を行う場合は，①家族の身体的状態，精神的状態など，家族を取りまく環境のアセスメントを行い，②人的・物的資源などの情報提供を行う．そのためには医療チーム間の調整が必要となる．

　また，「家族との信頼関係を維持する」ためには，管理的アプローチとして「医療者の姿勢の統一」をはかる必要があり，感情・意思の疎通をはかるために，医療者と家族の感情・意思の疎通を促進する．家族が価値観や望みを伝えることで，すれ違いや衝突が起きないように，医療チーム間の調整が必要となる．

　直接的アプローチとして「チーム医療の提供」を行うためには，看護師は医療者と家族の橋渡しとなり，医療チーム全体でケアに取り組むよう調整する役割を担う．

医療チームに対するケア介入方法

　医療チームのクリティカルインシデント（critical incident）に対して行われる医療従事者に対するサポートケアの介入方法を記す．

　クリティカルインシデントとは，通常では考えられないような強い情緒的反応を経験させられるような危機的な状況をいう．

　倫理調整を必要とする場面では，医療チームメンバーは得てしてクリティカルインシデントを体験することが多い．そのストレスを残さず，客観的にチームアプローチを行うためには，このようなストレスを共有し，理解し合い，振り返る機会を意図的に行う必要がある．

デフュージング

　デフュージング（defusing）とは，ストレス発散や解消を目的とした応急的ミーティングである．できるだけ早い段階で実施する．組織的なストレスマネジメントのための活動として有効と考えられている．

目的 チームメンバー全員が直接情報を得ることで，感情を共有し，状況を客観的にみられるようなり，エピソード全体への疑問や混乱が解消される．

区切りをつけ，チームメンバーが認知的な機能を回復するのを助ける息抜きとなる．

注意点 イベントにかかわっている者（当事者）が話を主導できるようにする．ケアにかかわる者を労い，つらいと感じることが正常であることを思い起こさせる．

デフュージングより，さらに本格的な心のケアの手法がデブリーフィング（後述）である．

デモビリゼーション

デモビリゼーション（demobilization）とは，時に医療チームメンバーの任務の範囲から外れることが効果的な場合があり，いわゆる「動員解除」「解隊サービス（軍隊用語）」といわれるものである．

目的 「動員解除」（現場を離れる）を一時的でも行う目的は，感情のコントロールと認知機能を取りもどし，緊張を緩和するためである．これによって自分たちのもつ強みやスキルへ客観的に目を向けることができ，イベントを再評価して，事実に基づく情報を得ることができる．

回復過程がはじまることになり，ストレスの軽減に役立てることができる．また，かかわったイベントを学びにつなぐことができる．

注意点 臨床現場では，対象の問題が継続している状況で，チームメンバーが医療チームから外れることは現実的ではないが，交替で受け持つ，直接的対応者を交替するなどで応用が可能である．

デブリーフィング

デブリーフィング（debriefing）とは，同様の体験をしたチームメンバー，関係者を，介入が終了した後に集めて，その体験を事実，思考，感情の点から話し，共有する機会である．

目的 否定的な体験を肯定的な体験に転換することができる．介入体験をレビューすることで，今後の医療チームの成果を高めることにつながる．

注意点 介入途中でも，この方法は効果的である．

文　献

International Council of Nurses（2005）/日本看護協会訳（2005）．ICN 看護師の倫理綱領．http://www.nurse.or.jp/nursing/practice/rinri/icnrinri.html（2013 年 5 月 24 日閲覧）

日本看護協会（2003）．看護者の倫理綱領．日本看護協会．http://www.nurse.or.jp/nursing/practice/rinri/pdf/rinri.pdf（2013 年 5 月 24 日閲覧）

日本集中治療医学会（2011a）．集中治療領域における終末期患者家族のこころのケア指針．http://www.jsicm.org/pdf/110606syumathu.pdf（2013 年 5 月 24 日閲覧）

日本集中治療医学会（2011b）．集中治療に携わる看護師の倫理綱領．http://www.jsicm.org/pdf/110606syutyu.pdf（2013 年 5 月 24 日閲覧）

Part 2. 倫理調整場面で困らないためのスキル

第3章 倫理調整に必要な医療チーム内調整のための方法

2 倫理カンファレンス

北村愛子

倫理調整のためのカンファレンスの意義

倫理カンファレンスとは

　倫理調整に用いるカンファレンスは，一般的な会議のように医療チーム1人ひとりの意見を聴取し，価値観の一致をめざし，多数決の論理で意思決定をめざすものではない．医療者が何のために，どう医療を展開するのか，またその考えかたは患者にとってどのような利益・不利益があるのか，最もよい決断はどう考えれば成し遂げられるのかといった，チーム員の思考過程を重視しながら行動するために議論をするものである．

　そのため，結果に導くまでの論理や，対象の感情や価値観，権利に十分に注目する必要がある．医療現場では，他者の人生に起きた出来事について，共感しながらも自己の価値観との相違から複雑な感覚を抱くことが多い．そういった経験と自己の感性から，医療人としてのありようを頻繁に顧みるのが，看護師と倫理との関係だともいえる．

　看護の概念として人間・健康・環境に対する考えかたが築かれていたとしても，倫理的側面においては，本質としての人間の権利や価値，尊厳といったものがあり，それらをどう融合させればよいか困惑することが多い．特に医療者と患者の価値観が異なった場合，どのように理解を促し，どのようにすり合わせるのかに戸惑う．人間関係が存在するところにはズレが生じる．患者・家族に対してだけではなく，同僚どうしや他の職種間との考えに違いがあると，患者・家族に無責任な事態を招くことになる．このように看護実践には倫理的側面が複雑に入りこんでいる．倫理的な思考のトレーニングの機会としても，倫理カンファレンスは重要である．

　倫理カンファレンスの意義は，混乱している臨床現場の意見の中から，価値を見いだし明瞭にしていくプロセスの中で，原則だけでは発達できない人間関係や道徳観を培いながら，事象に対して賢明な判断をすることである．そのため医療者は自分の価値体系を知ることが大切となる（表1）．

　倫理カンファレンスのプロセスでは，倫理的な問題事象（気がかり）を生んだ背

表1 医療者が自分の価値観を知ることの意味

- 私的な価値観の中にある矛盾は，意識的に検討しなければ明らかにならない．
- 意思決定の過程で，相反する価値観があると問題を感じる．
- 私的な価値観が職務上の責任とぶつかる場合がある．
- 価値観を検討することで職務における倫理的な選択が可能になる．
- 価値観を明確にすることで，さらに高いレベルでの道徳観を働かせることができる．

表2 倫理カンファレンスのための準備

- 倫理原則とケアの倫理の融合に関する実践的な知識の整理
- 価値と価値の対立や葛藤を考察する倫理の確認
- コミュニケーションと親和性の必要性を確認

景と，これからの変化を想定し，関与している人々がどんな考えをもっているのか現状を理解し，それらをつなぎ合わせ，どういう結果を導くのかを考える．

看護実践の中で議論する多くの話題は健康障害の問題解決に関するものであるが，倫理カンファレンスでは，そのときに発生している倫理的な問題に関する議論をし，倫理的な配慮に関する思考を整え，チームでの理解を促進するための場である．

倫理カンファレンスに必要な事項（前提）

倫理カンファレンスは，①問題を明瞭化し，②自己の価値観に気づき，③職務に生じている現象とどのように向き合い責任を果たすのか，④医療チームでどう対処するのか，⑤患者・家族の権利を守りながら，どう関係性を維持し，⑥どのような医療行為を患者・家族とともに成し遂げるのかを検討する場である．

そのため，前章で紹介されている理論や考えかた，方略を看護師として身につけ準備しておく必要がある（表2）．また，カンファレンスの進めかたを考慮し，知識の普及をはかりながら，カンファレンスしやすい環境づくりをすることも重要となる．また，実践的な思考をまとめていくスキルは，「倫理原則」だけではできず，チーム医療の原理になると考えられる「ケアの倫理」との融合に関する知識の整理が必要となる．

さらに，倫理問題の議論では，価値の対立や葛藤の考察からはじめるため，"なぜ倫理的に気がかりになったのか"を自分の価値を含めて話せるように，促進者が引き出していくことが多い．

基本的な法律やガイドラインで示されたものなど，行動基準になるものを理解しておき，価値の相違を，単に個人的な問題にとどまらせることなく，思考をめぐらせながらチームで理解しアプローチをしていく．

何よりも重要になることは，コミュニケーションによりチームの親和性を築き，カンファレンスに参加しようとする動機づけをしていくことであり，自分が感じたことを自由に語り，チームで考えていくプロセスを経験することである．

倫理カンファレンスの実践

カンファレンス実践の枠組みと実施

　一般的なカンファレンスのプロセスは，①問題の抽出，②問題解決に向けての議論，③解決策の決定・計画，④実施，⑤評価フォロー（検討），をたどるが，倫理カンファレンスは方略が一定化していない．

　倫理カンファレンスは，「看護チーム内で患者・家族へのケアに対して倫理的な疑問をもつ場合」と「医療者間での考えかたの相違に対して倫理的な疑問をもつ場合」とに分けられる．いずれの場合も，倫理的推論を打ち立て，態度表明できる段階にまでの議論が必要である．

　倫理カンファレンスを実践するためには，倫理的な側面を抽出し議論できるようなアセスメント力と行動を必要とする．倫理カンファレンスに必要な力と行動のポイント（表3）と，一施設でのカンファレンスシート（図1）を参考に示す．

　カンファレンスによって示された内容を，患者・家族への支援として反映する場合の一施設における計画例を示した（表4）．

カンファレンスの実施における留意事項

　カンファレンスは通常，看護計画を評価するときに用いられる．健康問題の計画・実施・評価は，専門職として重要な仕事の一部であるが，倫理的問題の確認と議論については，現状では仕事の一部にまでなりきれていない．そのため，倫理カンファレンスの実施にはいくつかの留意点がある（表5）．特に，医療チームがそれぞれの考えを丁寧に表現でき，自分の専門職域によって責任を果たしながら権利擁護ができるよう，チームで役割を議論しておくことが必要である．

表3　倫理カンファレンスに必要な力（アセスメント力）と行動のポイント

アセスメント力	行動のポイント
1．倫理的感受性：倫理的問題が生じていることに気づく力 **状況をはっきりとつかむ**	自己の感性がポイント 倫理的問題と感じた内容・背景・価値観の相違などが表現できる
2．倫理的推論：事例について倫理的に問題である理由を説明できる力 **倫理的問題を明らかにする**	事例の状況に含まれている倫理的問題は何かを考える 倫理原則やケアの倫理，行動規範などに照らし合わせ，どういった倫理的側面を有しているのかを分析・解釈する
3．態度表明：さまざまな障害を乗り越えて倫理的に行動しようとする力 **看護職としてとるべき行動の決定**	事例の状況において看護師としてとるべき行動を考える どのように矛盾が生じているのか，どの考えを，どうとらえれば，患者・家族・医療者にとって倫理的な行為がとれるのかを考える
4．実現：状況の中で倫理的行為を遂行することのできる力 **看護師としての行動・支援を実行**	事例の状況下で，実行する内容・支援方法を詳細に検討し，評価しながら遂行し続ける

日時：		参加者：		
ID		主治医		担当看護師
氏名		性別　男　女		年齢
疾患名（病名・術式）				

1．治療検査概要と状況

現病歴と主な治療・ケア/状態	対応を必要としている状況（リスク問題も含む）
状況を把握するために必要な経過を記載し，カンファレンスの議題提起者がプレゼンテーションする	集中治療ケアの経過の中で，解決困難な問題を有する点および倫理的側面の意思決定が必要だと感じるとき，対応を要する状況を記入する

2．議論のための情報整理

医学的適応　Medical Indication	患者の意向　Patient Preferences
医学的な見解を出し合い，診断し，以下の内容を把握する □診断と予後　□治療目標の確認 □医学の効用とリスク　□無益性 （善行・無害の原則/利益を考察）	患者の自律性に基づく決定がどこまで支えられるかを把握する □患者の判断力　□代理決定 □信頼関係　□治療の拒否 □事前意思表示 （自律の原則にもとづく医療展開を考察）
QOL　Quality of Life	周囲の状況　Contextual Features
幸福感や，人生の質を問う内容を把握 □患者の QOL □どのような状況が患者にとって最善か □QOL に影響を及ぼす因子 （患者にとって，よりよいことは何かを考察）	とりまく周辺の状況を鑑みて，その効用を把握 □家族・利害関係　□経済的側面・公共の利益 □施設方針・診療形態・研究教育 □法律・慣習　□宗教 （正義の原則を含めた公平さを考察）

3．倫理調整

今後の治療とケアの方向性
患者・家族の利益のために，医療チームが考察した結果から方向性を明確にする どういった課題があるかも明記し，役割分担する．役割内容の詳細は，以下の欄に記入
患者/家族との合意コミュニケーション □インフォームド・コンセント □患者/家族の要望 カンファレンスを基にコミュニケーションをはかるため，留意点がある場合は余白に記載
医療チーム（医師―看護師―臨床工学技士）ワークの確認事項 □各専門職への連絡伝達（看護チームへの周知は，看護師長） 　　　　　　各職種への調整事項をメモしておく

図1　ケースカンファレンスシートの記入要項（例）

　　カンファレンスで議論された倫理的配慮は，患者・家族にどのように伝え，どのような行為として示していくかを考えられなければならない．

　　「看護は本来，相互作用の過程であり，患者に対して正直か，事実をゆがめているか，あるいは真実の一部を省略しているかの事態が常に起こりうる」（Truth Telling モデル，Livingston & Williamson, 1985）と示されるように，倫理カンファレンスで話し合った内容も，何を，どのように，どの程度伝えるのかをチームで決める．その内容は，患者・家族とともに考える契機となるため細心の注意を払い伝える必要がある．

倫理カンファレンスの活性化と発展

● 活性化のための倫理ワークショップ

　　倫理カンファレンスは，よいことだとわかっていても，看護師間で価値観の相違

表4 チームカンファレンス後の看護の方向性と計画（例）

方向性	目標
患者・家族は，医療者からの情報提供を受け，患者の治療の選択を代行し**（選択を）実行する**ことができる．	1）現状が把握でき，選択肢の利点/欠点が理解できる 2）選択とそれに対する反応：悲嘆や恐怖/不安などの感情や心配を他の家族員と分かち合うことができる 3）選択肢とその結果に対する十分な知識の提供を受けたうえでの選択ができる 4）選択後は，選択の結果を受け入れることができる（その後，同じことでの葛藤が生じない）

方法
1）意思決定の葛藤の原因や影響を及ぼしている事柄は何かを発見する 　①家族がもっている価値観をつかむ．また，その背景も同時に把握する 　・どう感じているのか，なぜそう感じるのかをたずね，理由を探る 　②選択した際の結果に対する反応の予測と，選択者が陥る状況について想起してもらい，何が決定の妨げになるのかを明らかにしていく 　③情報は適切に提供されているか，理解されているかを確認する 　④家族員間での意見の相違がないかを確認する 　⑤医療者との信頼関係が寄与していないかを把握する 2）意思決定の葛藤内容を論理的に整理する．矛盾点に気づくようリフレクションする 　・誰のための決定か 　・患者が最も大切にしていた価値観はどのようなものなのか，生きかたや考えかたはどうか 　・どんな状況を期待しているのか 　・可能な選択は何があるのか 　・選択のための情報は十分にあると感じているか 　・自分の価値観との矛盾はどこか 3）葛藤の原因を除去あるいは軽減し，選択の支援（自分で決定する）を行う 　①患者/家族の価値観を認め，重要度にそって，順位・優位をつける 　②最も重要な価値を基盤に決定するよう勧める 　③決定するために必要な情報は提供し理解を助ける（利点・欠点など） 　④医師と情報提供について調整をする 　⑤患者/家族―医療者間の信頼関係を築く．励ます 　⑥家族の苦悩している内容/選択肢に対する認識を言葉にして表現してみるよう勧める．何で悩んでいるかを自覚し，批判的思考に向けて支援する 　⑦決定には勇気が必要で努力されたことや，最もいい決断であることを表現し，決定後の家族の精神面を支える

表5 倫理カンファレンスの実施における留意点

- 自由にいつでも看護の倫理的側面を考えることができるという感覚を普及する
- それぞれの職業的価値観を表現し，互いの考えていることを理解する
- 行動を選択するために，あらゆる側面から論理的思考する
- 参加者の考えの結果，各職種の役割と行動の確認をする
- 患者・家族へのインフォームド・コンセント，話し合いをもつときのためにコンセンサスを得る（知る権利・守られる権利：自律性との関係を考察）
- チームで議論した"倫理的配慮のありよう"について告知方法を決定する
  チームで行ったアセスメント→告知内容を検討→実施→評価

を議論することが苦痛であると感じる場合もあるだろう．また，この作業は自己の価値観の気づきになり，看護に対する考えかたや死生観，人生観，人間観を培う機会にもなるが，内省する作業を開放的に行うということに不慣れなため，抵抗を感じる場合もある．

そのため倫理のワークショップなどにより，倫理カンファレンスへの関心を高め，活性化のための動機づけにつなげる必要がある．

ワークショップは，①院内の勉強会に組み込む，②病棟会などの人が多く集まるときに行ってみる，③日常のカンファレンスで期間を決めて1ワーク20分程度で開催してみる，など工夫をしながら働きかける．

医療の倫理的側面を考えることで，医療者としての責務と役割を考えることにもつながり発展性があることを周知して実施する．

● 倫理ワークショップの方法

ワーク1 日常の看護実践で遭遇する倫理的ジレンマを話してもらう．

「納得できない」「わだかまりに感じる」「どちらをとってもむずかしい」と感じたことや，「よいケアや責任を果たしていない」「あれ，おかしいな」と感じたことを自由に語ってもらう．

よく出てくる気がかりな話題としては，十分なケアを提供できない状況に関すること，医師の治療方針に関すること，終末期医療に関すること，患者の権利と尊厳に関すること，インフォームド・コンセントに関すること，患者の自己決定に関すること，守秘義務に関すること，安全確保と拘束に関すること，家族の支援に関すること，臓器移植などの先端医療に関すること，がある．

ワーク2 問題について表現し考える．

何がどう倫理的に問題なのか，問いをもって振り返る．

たとえば「おかしいな，何だかわだかまりを感じる」の感覚について，事実に沿って説明していく．そして，なぜ，この事象が気になるのか，この事象は倫理原則あるいは医療者の倫理綱領のどの条文と関係しているのかなど，問題を明確にする．

ワーク3 事例を出して検討してみる．

検討項目としては，以下のようなものがあげられる．

・医療における倫理的な問題（倫理的側面）での気がかりなことをあげてみる．
・問題点を自分の価値の中での矛盾点を含めて整理する．
・感じたことから，何がどう問題かを話す．
・チームで，それぞれの考えを表現する．
・想定できる決断の妥当性やその影響を考察する．
・考えられる解決策を出す．
・あげられた最もよい解決策を選択する．
・選択された行動を実行する（選択されなかった行動を検討する）．

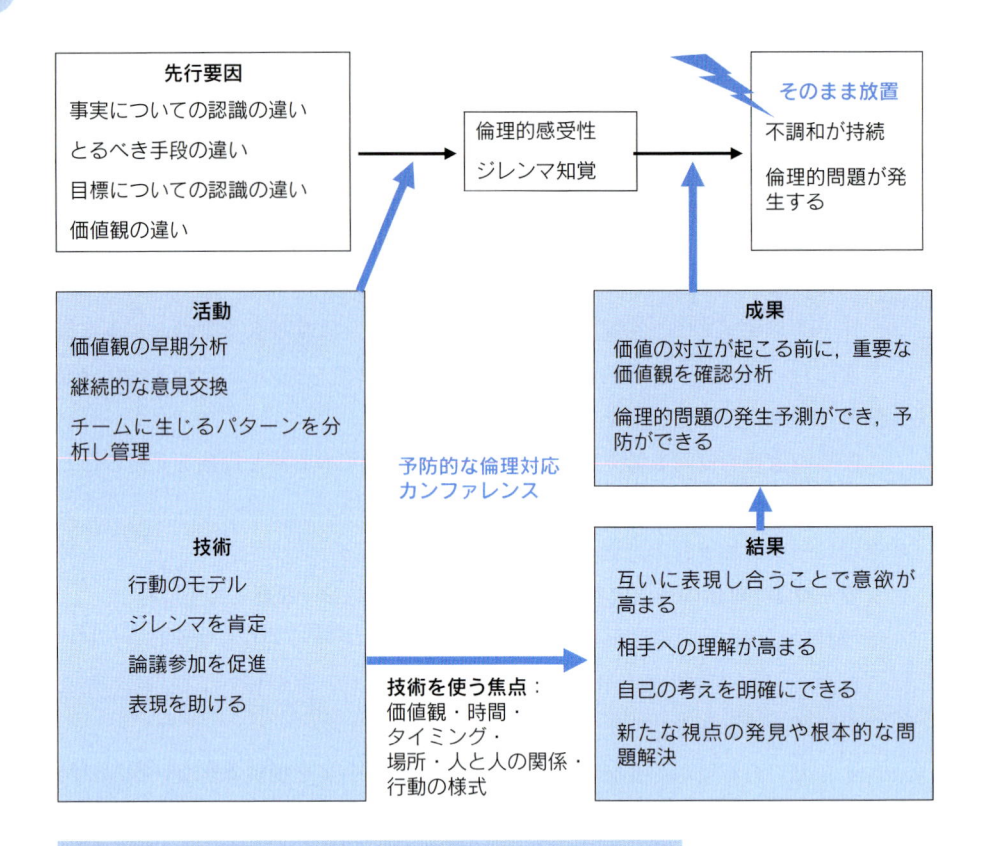

先行要因
- 事実についての認識の違い
- とるべき手段の違い
- 目標についての認識の違い
- 価値観の違い

↓

倫理的感受性　ジレンマ知覚

→ **そのまま放置**
- 不調和が持続
- 倫理的問題が発生する

活動
- 価値観の早期分析
- 継続的な意見交換
- チームに生じるパターンを分析し管理

技術
- 行動のモデル
- ジレンマを肯定
- 論議参加を促進
- 表現を助ける

予防的な倫理対応カンファレンス

技術を使う焦点：価値観・時間・タイミング・場所・人と人の関係・行動の様式

結果
- 互いに表現し合うことで意欲が高まる
- 相手への理解が高まる
- 自己の考えを明確にできる
- 新たな視点の発見や根本的な問題解決

成果
- 価値の対立が起こる前に，重要な価値観を確認分析
- 倫理的問題の発生予測ができ，予防ができる

注意点
- 感情的な不快感が発生する可能性がある
- 非効率的なコミュニケーションを助長しないようにする
- 情報の不適切な伝達による意思決定の歪みが生じないようにする

図2　倫理的問題への予防的なかかわりと調整に必要な技術

表6　多専門職カンファレンスの内容

・ケア・治療計画に関係する情報を提供	・ケア・治療計画の変更
・診断を明らかにする	・相互に合意できる目標の設定
・実施する介入の検討	・必要に応じて，他の関与する専門職，社会資源への紹介について話し合う
・介入に関する患者と家族の反応・効果	・必要な場合，治療計画の変更を進める
・ケアや治療の進展したことについて話し合う	・実施責任を明らかにする

コラボレーション促進のためのカンファレンス

倫理的問題への継続的・予防的かかわり

倫理的問題の先行要因として「事実や目標についての認識の違い」などがあり，チーム間でジレンマを感じていながらも，そのままにしていて問題が発生することがある．

そのような問題に対しては，予防的な働きかけとして倫理カンファレンスが有効である．その働きかけにより，日ごろの医療者の価値観を分析し，類似した事象を取り上げ，継続的な意見交換をする．

倫理カンファレンスにより互いに表現し合うことで，意欲が高まり，相手への理解が深まり，自己の考えを明確にでき，新たな視点の発見や根本的な問題解決などができる．そのため，価値の対立が起こる前に重要な価値観を確認し分析でき，倫理的問題の発生予測ができ，予防ができる（図2）．

継続することは容易ではないが，倫理調整により成果が見えてくると考えられる．

多専門職カンファレンス

予防的な倫理対応のためにカンファレンスを用いる場合，先に述べたワークショップとともに多専門職（多職種）カンファレンス（表6）を通して，日ごろから協働促進のための働きかけをすることが重要である．その際は，アサーティブ性と協力性，交渉の技術を用いて，それぞれが責任を果たし，専門性を発揮する．

このようにコラボレーション（協働）を課題に，医療現場の文化を変革し，倫理調整を要するケースに対しては，容易に倫理カンファレンスが開催できるよう働きかけることが必要である．

文 献

Davis, A. J., 太田勝正（1999）．看護とは何か―看護の原点と看護倫理．照林社．．
Fry, S. T., & Johnstone, M. J.（2008）/片田範子・山本あい子訳（2010）．看護実践の倫理―倫理的意思決定のためのガイド　第3版．日本看護協会出版会．
Livingston, D., & Williamson, C. (1985). Truth Telling. Buleche, G. M., & McCloskey, J.(Eds.), Nursing interventions：treatments for nursing diagnoses. W. B. Saunders.
日本看護協会（2000）．看護師の責任と倫理．日本看護協会出版会．

Part 2. 倫理調整場面で困らないためのスキル

第3章　倫理調整に必要な医療チーム内調整のための方法

3 看護倫理教育

佐藤憲明

クリティカルケア領域の倫理的ジレンマ

看護師の倫理問題への対応

　クリティカルケア領域における倫理問題への対応は，患者を擁護する立場にある看護師が，医療チームの中で主導権をもつべき職種である．

　意識が清明でない重症患者は，自らのニーズも伝え切れない環境の中におかれる．そのため看護師は患者と同じ視点に立ち，患者に提供される医療に不利益なものがないかを察知できる知識と能力をもつ必要がある．

経験差による倫理問題の捉えかた

　看護師であれば，臨床で発生する倫理問題について理解できると思われがちであるが，環境や個人差によってその意識と対応は大きく異なる．たとえば集中治療室における家族面会のありかたについて，家族面会を重んじる傾向が強いことは，近年の研究でも明らかである．しかし，施設の決まりや体制を忠実に重んじる傾向の強い看護師は，面会時間の範囲でしか家族面会を許可することができないこともある．

　また，初心者レベルの看護師は，臨床現場での倫理的な事象に対しての疑問や悩みを捉えられる場にいながら，その事柄に気づいていないことも多い．

　看護師の経験値によって倫理的問題事象への捉えかたや感受性が異なるのであれば，経験年数に応じた倫理教育を施す必要もある．

　初心者・新人看護師　臨床経験の浅い看護師は，対象とする患者の苦痛や痛みがわかりやすい一方で，目の前に課せられた業務量が大きく，時に患者の基本的なニーズにさえ十分に対応できない場面もある．このような患者の思いを優先できないことは，看護師にとって最大のストレスであり，倫理的ジレンマや葛藤を抱くことにつながる．

　一人前・中堅看護師　このレベルに到達すると，臨床業務は遂行できるものの，逆に患者のニーズに疎くなることがある．どのような場面で患者の倫理問題を感じ

るかが，クリティカルケア看護師にとって重要となる．

達人看護師　このレベルでは，臨床の倫理問題を把握するとともに，それを解決するための能力も必要になってくる．臨床看護師は，医師が行う治療に対しては深く倫理観を感じられるが，自らの看護行為に対しての倫理問題を軽視し，そのことに気づいていないこともある．

看護師が倫理観をもって，患者や患者家族に望ましい看護を提供し続けるためには，日々経験する事例について，多角的な視点で検討し，それぞれの事象に対し，倫理的問題があるか否かについて検討する環境をつくる必要がある．

看護倫理教育と集合教育

近年，看護倫理に対する教育は，大方の施設で取り組んでおり，すでに多くの看護師が何らかの形で学習経験をもつ．しかし，その教育方法は施設によりさまざまで，新人看護師教育の一環で一度限りの学習で終わることもある．

病院内の卒後教育で実施される看護倫理の講習会は，「看護倫理とは」などのテーマを基本とし，臨床に発生し得る倫理問題について，事例とその分析方法について学んでいくような中央での集合教育のスタイルが多い．学習効果を高めるために，講習会前に看護倫理についてのレポートを提出させ，実際の事例分析と講義，グループディスカッションで得られた知識を合わせて応用力を高めていく．

しかし，講義形式を中心とした集合教育は，指導者の人数や指導者個々の能力にも限りがあり，受講者自身も，より身近な問題として捉えにくい場合がある．

このため，看護倫理に対する教育は，できるだけ継続教育のステップアップで企画することが望ましい．

看護倫理教育のステップアップ

新人看護師教育

総論としての倫理学の教育は，医療従事者としてのモラルと，その自覚をもつことをねらいとして，就職直後の新人教育に採用することが望ましい．基礎教育で培った知識についての復習の意味もあるが，知識や経験などレディネスの異なる新人看護師に必要最低限の倫理観や，倫理問題に対する感受性を高めることを目的とする．

医療の質の保証と，一定レベルの看護技術の習得をめざし，初期研修の第一段階として看護技術習得をおく施設が増えているが，倫理教育こそが医療従事者としての人格形成に最も必要なものである．

新人看護師教育では，「新人看護職員研修制度」にのっとり，多くの教育計画がそれぞれの施設で準備されている．先に述べた倫理教育の総論は，できるだけ早く集合教育の一環として企画されるべきであるが，新人教育計画の中でも接遇や看護記

録，看護過程についても倫理教育の要素を網羅することが望ましい．

接遇 単に患者や他者に対する対応論やマナーだけでなく，患者の気持ちを理解できる場面や状況設定の中で，患者を待たせる場面，患者の痛みに対する場面，認知的理解にかける患者への対応の場面など，臨床の場面をあげながら，できるだけ具体的な対応について教育していく．

看護記録 記録方法がわかり，記録の実践ができるということは最初のステップであるが，他者が記録した内容を読み解いて，情報を理解できる能力も求められる．具体的な看護記録の中から，患者の状態や場面が理解でき，看護師として望ましい対応ができるように訓練される必要がある．

また看護過程においても同様で，具体的事例展開の中で，常に倫理問題に気づく感受性がもてることを，学習目標の1つに加えていくことが望ましい．

継続教育

新人看護師教育で，継続的な看護倫理教育の必要性を述べたが，継続教育は一人前レベルから中堅レベル，そして達人レベルまで，その段階の幅は大きい．

そこでは，たとえば新人看護師に教育された看護倫理の総論を，できるだけ反復して押さえる必要がある．座学レベルの教育は，一般にその習得率が1割未満であるとの報告もあり，教育企画者は学習者が「理解できているはず」と過信せず，経験レベルに応じ教育時間は短縮しても，復習できる環境を提供してもらいたい．

教育方法としては，必ずしもすべての教育内容を座学に含む必要はなく，倫理原則や倫理問題の分析方法について，施設が推奨する分析尺度などからレポート提出させることも復習による効果的な学習につながる．

また，病院内で企画する継続教育の教育項目の中に，対象者が看護倫理について考えられる教育内容を盛り込むことも勧めたい．継続教育には，経験値に合わせた看護技術の習得をねらいとした企画もあるが，看護師としての人格形成をねらいとして，看護倫理のステップアップ教育を企画していく．たとえば「看護過程」では，文献学習として看護問題を捉えて分析する中で，倫理問題に遭遇する場面を設定し，その情報をどのようにして収集するかなど，問題の捉えかたや分析方法について学んでいく．さらに，グループリーダーの立場にある看護師の育成には，臨床で発生する倫理問題に気づき，医師やコメディカルとの調整をはかるトレーニングを行っていく．

また，近年増加傾向にある看護師の再就職に際しては，看護倫理教育の受講歴を確かめることはもちろん，看護倫理の総論を学習できる環境を提供し，臨床看護場面における倫理問題について，その対応を学べるようにする．

キャリアをもつ看護師は，臨床現場の業務に流される傾向があるが，その環境の中で倫理問題がより一層重く感じられ，倫理的ジレンマとともに自己解決が不能な状況に陥る可能性も高い．臨床現場の倫理問題をどのように受けとめ，誰に相談するのか，サポート体制を含めて解説をしておくことが望ましい．

看護倫理教育の分散教育

分散教育の意義

　看護倫理教育は看護部が企画する中央の集合教育とは別に，個々の病棟で患者の特殊性を踏まえた分散教育が継続的に行われることが望ましい．

　クリティカルケア領域における患者の特徴として，意識障害や気管挿管など，患者とのコミュニケーションが十分でないことが多い．また高齢者や精神疾患患者，さらには小児患者の対応場面でも特有な状況下での看護を実践することになる．

　救急病態にある患者に対しては，救命治療を優先することが第一であるが，患者や患者家族の意思決定ができる環境づくりやその支援を必要とする．人工呼吸器や循環補助装置など，生命維持装置を装着された患者の治療方法に対しても，その治療過程の中で，多くの看護師がジレンマを抱くことがある．しかし，クリティカルケア領域の治療過程は早く，患者の病態変化も複雑で，倫理的なジレンマを感じながらも，解決がされぬまま過ぎ去ることも少なくない．

　日常業務の中で，臨床看護師が感じる倫理場面や事象について，どのように解決されるかということも重要であるが，ここでは患者の治療過程や看護場面における倫理的事象を，正確に捉える必要がある．そのためには，まず日常の臨床活動の中で発生しやすい倫理事例や解決策についての教育機会を，部署内で設ける必要がある．

分散教育としての事例分析

　中央教育で学び得た「倫理原則」や「倫理問題の解決尺度」などを活用し，実際の事例をもとに事例分析ができる環境を，部署での分散教育に企画することを勧めたい．ただし，分散教育では看護師のキャリア別に分けた教育企画はむずかしいため，事例分析にあたっては，そのトレーニングを受けた主任看護師や専門・認定看護師などがファシリテーター（運営の促進役）を務めることが望ましい．

　また，事例分析の分散教育は不定期に行われがちであるが，事例検討会を定例で設けることで，臨床の倫理場面を考えることにつながりやすい．しかし，分散教育の教育企画は，臨床の倫理問題の解決を行う場ではない．教育企画者は教育のねらいを十分に理解し，限られた時間の中で，解決の糸口を導くものとしていく．実際に生じている倫理事例分析とは区別して企画する必要がある．

カンファレンスを利用した倫理問題の共有

　所属部門における患者カンファレンスは，回数や時間の違いはあるが，どの施設でも開催されていることだろう．筆者が所属する部署では，毎日の定例であるカン

ファレンスと，臨床問題対応が困難だった事例の情報共有や，倫理問題への対応に向けたカンファレンスが行われている．

日々行われるカンファレンスでは，患者の看護問題に対しての問題提起や情報収集，解決策の糸口を話し合い，その結果や成果についての評価が行われている．後者のカンファレンスでは，開催回数の取り決めはない．

ここで強調したいのが，問題提起をする看護師は，あくまでも患者の担当看護師であるということである．担当看護師は，司会を担うリーダー看護師や主任看護師に，あらかじめ議題を相談し，ファシリテーターとして問題提起を行う．多くは，患者の病態に基づいたケアのディスカッションとなるが，そのかかわりの中で感じる倫理問題について打ち明ける場面も少なくない．

本来，患者の看護問題や倫理問題を話し合うカンファレンスでは，経験差に関係なく，率直に感じることを関係するスタッフに話せる環境と，その内容を倫理原則に基づいて分析しようとする関係性を保つということが必要である．いうまでもなく，個人が感じる倫理問題はさまざまであり，その問題提起を否定するものがあってはならない．患者カンファレンスとして成立するためには，経験値の高い看護師が，その問題の捉えかたや解決法を述べるだけに終わらないことが重要である．

とはいえ，倫理問題の解決にあたっては膨大な情報量と分析時間を必要とする．患者の倫理問題を分析する過程については，以下を参考にされたい．

問題点の整理

倫理問題に対し，表面的な情報の他に，複数にわたる原因や潜在的な問題を整理していく必要がある．すなわち検討すべき問題はどこにあるのかを，ある程度整理していく必要があり，そこに情報不足があるとファシリテーターが判断した段階で，どのようにして必要な情報を収集するかの検討に入る．

問題に対する捉えかたの整理

問題が，どのようにして起き，存在しているのか，または他者はどう考えているのかについて，できるだけ複数人と情報を共有する．時に現場の看護師だけでなく，リエゾン精神看護専門看護師や臨床心理士，主治医を交えた情報の共有が望ましい．

問題の背景を考える

問題と捉える事象について，どのような背景から生じているのか，その考えを相手の立場で理解しておくことは，その後の解決策を見いだすことに役立つ．事象の捉えかたで，他者から見ても倫理問題ではないと判断された場合でも，問題の背景を聴取することで納得できることも多い．

特に医師との意見の相違に際しては，治療過程やその目的を十分に話し合う必要がある．

臨床倫理の4原則の活用

倫理問題を捉える場合，カンファレンスの場でも，ジョンセン（Albert R. Jonsen）の臨床倫理の4原則の枠組みを意識する．

自律尊重の原則　患者本人の意向はどうであるかを確認し，本人の意向が明確でない場合には，すみやかに情報収集手段を検討する．また患者が意識障害や鎮静などで十分に意思表示できない場合は，その家族が代行することになる．ただし，患者にとってのキーパーソンが複数人である場合もあり，その対象を確認しておくことが必要である．

また主治医は，患者の代弁者にはならないものの，これまでの経過や患者の意向を知り得ていることも多く，医師からの情報が有益となることもある．

善行の原則　患者に対して最善を尽くすことであるが，患者や家族の意向だけではなく，患者にとって最善である方法を，より科学的に捉えて，その答えを求めていくことが必要である．患者にとっての利益とは何かを，医学的かつ生命倫理的に捉えていく必要があるため，すぐには答えが求められないばかりか，医療者間で捉えかたの違いがあり，受け持ち看護師が倫理的ジレンマを抱いてしまうこともある．

無害の原則　選択されるケアの方法や指針が，患者にとって危害を及ぼす可能性について話し合い共有する．

正義の原則　患者にとって，最善のケアを選択することは大切なことであるが，その方法を選択することにより，看護のマンパワー不足などが生じ，他患者への影響が及ばないように検討していく．

プロセスの統合

プロセスの統合による問題解決は，短時間に行うことはむずかしいが，十分な情報と経験豊かなスタッフの意見交換によって，その指針を早期にまとめることもできる．ただし，問題事象の解決を急ぐため，問題を捉えた看護師が異なるジレンマを抱かぬよう，解決策に参画できる配慮をする．

当然のことながら，解決策を見いだすためには医師の協力も必要となるが，対立する意見が生じ，その問題が中長期的に及んだ場合は，関係者一同を交えたカンファレンスを開催する．

また，問題が解決した場合でも，関係者一同でその過程を話し合うデブリーフィング[*1]の場を設けることが，その後の倫理問題の再発を予防することにつながる．

倫理問題に対応できる指導者の育成

臨床現場では，さまざまな倫理問題が発生し，その調整や解決が求められるが，

[*1] デブリーフィング：debriefing．つらい体験などを話し合い，問題の克服をはかる．p.129を参照．

その対応ができる看護師の育成はもとより，こうした看護師を臨床現場で指導できる看護師を育成していくことが必要である．これには，クリニカルラダーレベルで達人レベルといわれる専門または認定看護師や主任看護師が該当する．

臨床看護における倫理問題を解決するには，臨床経験や分析経験が必要であるが，加えて看護倫理分析方法を日本看護協会や各学会が企画する倫理講習会などで，定期的にブラッシュアップしていく必要もある．こうした機会を与え，個人の成長を記録することも現場の看護管理者の役割だろう．

臨床倫理教育の継続

臨床における倫理教育には継続した教育手法が求められる．年々増え続ける教育企画について，企画者が負担を感じることも多いが，あらゆる場面で倫理教育が施されることで，看護師の倫理に関する感受性は高くなり，医療の質が担保されることは間違いない．

また，臨床で生じる倫理的ジレンマについて，正しい知識や解決策を現場の先輩看護師らと話し合う環境があることで，看護師・医療人としてのステップアップを望めるはずである．

文　献

Beauchamp, T. L., & Childress, J. F. (2008)／立木教夫・足立智孝監訳（2009）．生命医学倫理　第5版．麗澤大学出版会．
Davis, A. J., Tschudin V., & de Raeve, L. 編（2006）／小西恵美子監訳（2008）．看護倫理を教える・学ぶ—倫理教育の視点と方法．日本看護協会出版会．
Fry, S. T., & Johnstone, M. J.（2008）／片田範子・山本あい子訳（2010）．看護実践の倫理—倫理的意思決定のためのガイド　第3版．日本看護協会出版会．
Hope, T.（2004）／児玉聡・赤林朗訳（2007）．医療倫理．岩波書店．
水野俊誠（2005）．医療倫理の四原則．赤林朗編，入門・医療倫理Ⅰ（pp. 53-68）．勁草書房．

Part 3

倫理調整の実際

第 *1* 章　患者・家族を対象とした倫理調整

1. 終末期患者と家族 …………………………… 146
2. 脳死患者の臓器移植に戸惑う家族 …………… 153
3. 治療中止を訴える家族 ……………………… 159
4. 必要以上の治療を要求する家族 …………… 167
5. 自殺企図患者 ………………………………… 174
6. 初療で突然死した患者の家族 ……………… 179
7. 児童虐待 ……………………………………… 188
8. 家族のサポートがない患者 ………………… 198
9. 家族間での意思の相違 ……………………… 205
10. 治療を拒否する患者 ………………………… 211

第 *2* 章　医療者を対象とした倫理調整

1. 主治医と看護師の方針の対立 ……………… 220
2. ベッドコントロールにおける倫理的問題 …… 225
3. 看護師間の価値観の相違へのかかわり ……… 233
4. 看護師の非倫理的行為 ……………………… 238
5. 研究における非倫理的行為 ………………… 245

(Part 3で取り上げた事例は，倫理的配慮として個人の特定を避けるため，病状や患者，看護師のおかれた状況などが改変された架空のものである)

Part 3. 倫理調整の実際

第 *1* 章　患者・家族を対象とした倫理調整

1 終末期患者と家族

立野淳子

事例紹介

患者　A氏，63歳，男性，長男と共に電気工事業を経営．
家族構成　妻，長男夫婦と同居．
既往歴　心筋梗塞（3年前），左心機能，高血圧．
診断名　急性心筋梗塞，心室細動，蘇生後脳症，呼吸不全，DIC（播種性血管内凝固症候群），敗血症性多臓器障害．
経過　自宅で胸痛を訴えた直後に意識消失．救急隊到着時，JCS：300，ECG：Vf（心室細動）．来院時，CPA（心肺停止）状態で，心肺蘇生施行し33分後に心拍が再開した．緊急CAG（冠動脈造影）にて広範囲前壁梗塞の診断がされ，IABP（大動脈内バルーンパンピング）挿入後，ICU入室となった．
　脳低温療法を施行するが，復温後よりミオクローヌスが出現した．
　4病日目，発熱，酸素化の悪化あり，胸部X線撮影にて右肺炎像を認めた．頭部CT上，小脳半球広範囲梗塞，脳浮腫あり，ABR（聴性脳幹反応）でV波が消失．主治医は，家族に低酸素脳症の所見があり，意識回復の可能性は低いこと，肺炎の併発により呼吸不全の状態であることを説明した．妻は控室を利用しながら定期的に面会していた．長男は夕方に短時間の面会があった．
　次第に腎機能障害，肝機能障害を認め，12病日目には，DIC，敗血症性多臓器障害の進行を認めた．
現在の状況　13病日目，一時的に鎮静薬を中止するが意識回復の徴候がみられない．
　痙攣予防のため鎮静薬持続投与中であり意識レベルはRASS（鎮静スケール）：5である．主治医は「感染症が重症化しており，血圧が下がってきたため強心薬を使用している．DICの進行，多臓器障害は不可逆的な状態となっている．これ以上積極的な治療を行っても効果は期待できない．いわゆる終末期の段階である．今後の方針について相談させてほしい」と家族に説明した．
　長男は「こんなに急に悪くなるなんて信じられない．とにかくできることは何でもやってください．今死なれては困る」と興奮気味に訴えた．主治医は「できる限

りの治療は行っているが，全身状態の悪化は急速に進んでおり，食いとめることができない．ご理解いただきたい」と伝えるが，長男は「見捨てる気か」と声を荒らげた．妻は無言のまま涙を流していた．

病状の説明後，看護師は患者に面会できることを伝えたが，長男は面会しないで無言のまま帰宅した．面会した妻は「この人が逝ってしまうなんて考えられません．でも，どうしようもないんですよね．せめて苦しい思いだけはさせたくない」と語り，夫の手を握っていた．

倫理分析

倫理分析は，医学的状況，患者の状況，家族の状況，医療者の状況の4側面から行った．各項目についての分析のポイントは表1に示す．

医学的状況

患者は，急性心筋梗塞による致死性不整脈の発生により心肺停止状態となった．その後，心拍は再開したものの，蘇生後脳症と診断されており，意識回復の可能性は低い．誤嚥性肺炎に起因した呼吸不全の発症を契機に，全身状態は悪化の一途をたどっている．

現在は，DIC，敗血症性多臓器障害の進行で終末期の段階であると判断された．血圧は補助循環と薬剤のサポートを必要としており，急変の可能性も高く，早急に治療や延命の方針を決定しなければならない時期にある．

患者の状況

人工呼吸管理中である．蘇生後脳症のため鎮静薬を中止しても意識回復の徴候な

表1 A氏の倫理分析のポイント

項目	分析のポイント
医学的状況	・蘇生後脳症の状態である ・DIC，敗血症性多臓器障害の進行により終末期の段階にある ・急変の可能性が高い
患者の状況	・蘇生後脳症により意識回復の可能性は低く，自己決定能力はない ・代理意思決定者は妻と長男である ・事前の意思表示があったかどうかは確認できていない
家族の状況	・妻，長男共に心理的不均衡状態にある ・長男は現状を正しく理解していない可能性が高い ・妻の現状認識は不明である ・長男は「できることは何でもやってください」との意向を表明している ・治療や延命に関する妻の意向は不明である
医療者の状況	・インフォームド・コンセントに看護師の同席はなく，主治医1人で家族に対応している ・終末期の医学的判断も主治医が単独で判断している可能性がある ・主治医は今後の方針を決定できていない ・怒りや悲嘆感情を示す家族への心理的ケアは行われていない

く，意思疎通は困難な状況である．そのため，本人が現在の治療に同意しているかについて確認はできない．今後も，治療や延命に関する方針を自ら判断する能力はないと考えられ，それら重大事項の決定は，他者に委ねなければならない．代理意思決定者は，妻と長男である．

終末期医療に関し，本人の事前の意思表示があったかどうかは確認できていない．

家族の状況

長男は，共に家業を営んできた父親の急な病状の悪化や終末期の宣告に対し，「こんなに急に悪くなるなんて信じられない」と現状を受け入れがたい様子がうかがえる．

長男は，毎日面会にはきていたが，仕事のため夕方の短時間の面会であり，経過に関する情報が伝えられておらず，情報不足が現状理解を阻害する一要因になっていると考えられる．また，興奮したり，怒りの感情を示すといった情緒的な反応が強く表れており，心理的に不均衡な状態にあることも，情報を適切に処理し理解することを困難にしていると考えられる．

代理意思決定者の1人である長男は，今後の方針について，「とにかくできることは何でもやってください．今死なれては困る」との意向を示しており，現状を正しく理解しているとはいいがたい．

妻がどの程度，正確に現状を理解しているかについては不確かである．しかし，毎日の面会を通して悪化の一途をたどる夫の様子を最も間近に目にしており，思わしくない経過であることは理解している可能性はある．

心理状態としては，病状説明後に「この人が逝ってしまうなんて考えられません．でもどうしようもないんですよね」という発言や流涙するなど，悲嘆が現れている．また，「せめて苦しい思いだけはさせたくない」という終末期の家族のニーズも表出されている．

これは，死の現実を認めたくない気持ち，回復への一縷の希望をもちながらも，回復の見込みがないことを察し，先にある死という現実を納得させようとしていると推察できる．延命治療に関する方針については，妻の意向は不明である．

医療者の状況

家族には，主治医1人で対応しており，終末期に対する医学的判断も主治医が単独で判断している可能性がある．インフォームド・コンセント（IC）に看護師の同席もなく，チームとして介入できていない．

主治医は，患者の病状から急変の可能性は高いと考えており，今後の方針を検討しようとしているが，代理意思決定者と協議するには至っておらず，方針を決定できていない．

患者の事前の意思表示を確認したかどうかは不明である．また，怒りや悲嘆感情を示す家族に適切な心理的ケアが行えていない．

表2 調整を必要とする倫理上の問題点

家族と医療者の双方が納得できる治療や延命に関する方針が決定できていないこと
悲嘆感情を示し心理的不均衡状態にある家族に適切な心理的介入ができていないこと

調整が必要な倫理上の問題点

　倫理分析より明らかになった倫理上の問題点を表2にまとめた．

　患者は，DIC，敗血症性多臓器障害の進行で終末期の段階にある．循環動態の変調もきたしており，急変の可能性が高く，今後の方針を早急に決定しなければならない時期にきている．

　患者は蘇生後脳症により自己決定能力はなく，その判断は代理意思決定者である妻と長男に委ねられている．しかし，妻と長男は意思決定に必要な情報の不足により，病状や予後を正しく理解できていない可能性がある．また，急性な病状の悪化や終末期の宣告により，心理的不均衡状態にあることで情報処理能力が低下しており，患者にとって最善の意思決定が行える状況ではない．加えて，意思決定過程にある家族に，医療チームとして介入できていないことも意思決定を支援する体制として不十分である．

　これらにより，家族と医療チームの双方が納得できる治療や延命に関する方針が決定できていないことが，1つ目の倫理上の問題である．

　2つ目の問題点は，終末期患者を抱える家族に特徴的な心理的反応として，怒りを示す，流涙するなどの悲嘆が現れて心理的不均衡状態にある家族に，適切な心理的介入が行えていないことである．

　このまま心理的不均衡状態が持続すれば，意思決定を阻害するばかりでなく，満足できる終末期や看取りを迎えられず，正常な悲嘆過程をたどることも困難になる可能性がある．

倫理調整の実際

　倫理調整の目標を表3に示した．

　倫理調整の方略として，①情報提供，②家族の思いの確認，③医療チームでの方針検討，④意思決定支援，⑤家族への終末期ケアの提供，の5つを用いた．

情報提供

　病状や予後に対する不適切な理解は，心理的不均衡状態を持続させ，意思決定を阻害するため，情報不足を是正する必要があった．そこで，主治医に再度インフォームド・コンセント（IC）の機会をもつように依頼した．

表3　倫理調整の目標

1. 妻と長男が病状や予後を正しく理解したうえで，医療チームと共に最善の意思決定ができること
2. 家族の心理状態に合わせた適切な心のケアを提供することで，満足できる看取りを迎えられるように援助すること

　ICは，妻と長男がそろって参加できる日時を調整した．また，看護師も同席し，家族の反応や理解の程度を査定しながら，家族が質問しやすいように主治医との間を取りもった．情報提供のしかたについては，心理的不均衡状態にある家族が一度の説明で理解することは困難であると考え，主治医に家族の心理状態を伝え，後日何度でも確認できるようにICの内容は書面で残し，手わたすことを提案した．
　よりリアルな病状を伝えることと，現状理解の程度を確認するため，面会中には看護師がベッドサイドへ訪問し，モニターに示された生命徴候や前日からの変化についての情報提供を実施した．

家族の思いの確認

　意思決定を支援するうえで，妻と長男それぞれの状況や思いを把握する必要があると考え，面会後に話ができる環境を整えた．妻は，血圧低下や点滴の量が増えていること，むくみが出ていることなど，面会時に目にした状況から病状は思わしくないと捉えていた．また，夫の性格や思い出を回顧しながら，医師の説明は理解し，死を覚悟している一方で，夫を亡くすという事実を受け入れることのつらさを吐露した．
　長男の面会時，ベッドサイドに訪問するがコミュニケーションをとることを求めていない様子があり，少し距離をおいて見守った．毎日，顔を合わせるうち「今日はどうですか？」と長男が質問してくれるようになったことをきっかけに，仕事の状況や思いについて確認した．
　長男は「先生の話から，もうだめだということはわかっているが，それを認めるのがつらくて．もう少しがんばってほしいと思うんです．でも，父はこんな機械につながれて生きることを望んでいなかった．苦しめず逝かせてあげるのが最後の親孝行だとも思っています」と意思決定過程での苦悩やアンビバレントな思いを語ってくれた．

医療チームでの方針の検討

　終末期に関する医学的判断，治療や延命の方針決定に向けた対応は，多職種で検討する必要があると考え，チームカンファレンスの開催を調整した．カンファレンスには，主治医，指導医，集中治療医，薬剤師，受け持ち看護師，看護管理者，専門看護師が参加した．
　カンファレンスでは，主治医からの経過説明とデータなどを踏まえ，複数の医師

により終末期の段階であることが確認された．また，神経学的所見や意識レベルなどから患者に自己決定能力はなく，妻，長男が代理意思決定者であることで合意した．

主治医は，今後の治療の選択肢として，PMX（エンドトキシン吸着療法）を試みること，薬剤による循環サポートの強化を提案したが，それらは一時的な延命にすぎず，根本的な回復に向けた効果は期待できないとの見解を示した．

チームで協議した結果，それらの選択肢について効果とリスクを説明すること，急変時の対応について家族を含め協議していくことを決定した．カンファレンスでは，妻や長男の状況や思いをチームに伝え，意思決定支援に際し，同時に心理的介入が必要であることも説明した．

意思決定支援

長男が面会時，自ら父親との思い出を語れるようになったことから，少しずつ医療者との関係性が築けていると判断し，ICの機会をもつように医療チームに提案した．主治医と指導医は，これまでの経過を再度説明したうえで，チームで検討した治療方針の選択肢について，効果とリスクを踏まえて説明した．

前回よりも冷静に説明を聞けているようにうかがえ，そのつど家族に確認しながら質問できるように促した．また，今後の方針は医療者も共に考えていくことを保証し，何度でもICの場がもてることを伝えた．

家族への終末期ケアの提供

妻は接近のニーズが高く，日中はベッドサイドに座っていることが多かった．そこで，ゆっくりと患者との時間が確保できるように，看護管理者に相談のうえ，個室環境を提供した．また，「お風呂が好きだった」という情報を得て，妻とともに手浴，足浴，洗髪へのケア参加を促した．「お父さん，気持ちいいですか」と声をかけながら実施でき，妻の表情は和らいでいった．

長男は苦痛がないことを一番に望んでおり，枕などで支えられた姿勢や気管吸引が「つらそうに見える」との発言が聞かれたため，長男の面会に合わせ，体位変換や処置の時間を調整するように，スタッフと共に計画し実行した．

妻と長男からは折に触れて悲嘆感情が現れることがあった．そこで，悲嘆感情を否定したり評価することは避け，ありのままを受け入れる姿勢で接し，家族自身が気持ちの整理ができるように見守った．

評価

倫理調整の成果は，目標ごとに評価した．

妻と長男の意思決定への援助

目標「妻と長男が病状や予後を正しく理解したうえで，医療チームと共に最善の

意思決定ができること」では，意思決定に必要な情報の不足を是正するための情報提供の工夫をし，家族の思いを医療チームで共有したうえで，今後の方針を検討し，チーム全体として家族の意思決定過程を支援できるよう調整した．

結果，3度目のICで，長男は「もうよくがんばったと思います．助かる見込みが低いなら，苦痛だけを引き延ばすことはしたくない．そのまま自然の経過で看取りたい」との意向を表明し，妻もこの意見に同意した．

医療チームは，つらい選択であったことを承認したうえで，PMXは施行しないこと，昇圧薬は現状維持とすること，輸液量は減量すること，急変時には胸骨圧迫などの処置は行わないという医学的にも妥当な方針を家族と共に決定するに至り，目標を達成することができた．翌日，再度意向を確認したが，妻と長男の思いが変わることはなかった．

家族の満足できる看取りへの援助

目標「家族の心理状態に合わせた適切な心のケアを提供することで，満足できる看取りを迎えられるように援助すること」では，悲嘆感情の表出を促すこと，個室環境の提供，ニーズの充足を中心としたグリーフケアを行った．

悲嘆感情の表出を促すことは，家族自身が感情を整理することにつながり，個室環境の提供は，患者とともに過ごす時間と場所を確保することで，悪化をたどる状況を見て回復の見込みがないことを納得し，死の現実を理解することにつながったと考える．家族のニーズに基づく介入は，家族の不安を緩和させるだけでなく，「十分なお世話ができた」「安らかな死を迎えられた」と喪失体験を肯定的に評価することを助け，悲嘆過程における心の支えとなると考えられる．

意思決定から5日後，血圧，脈拍が低下しはじめ，かけつけた家族であったが，患者との思い出や患者への思いを語りながら，穏やかな看取りを行うことができたことは，介入の成果であり，目標は達成できたと考える．

本事例は，終末期における治療や延命の方針についての意思決定に関連し家族と医療者間で生じた倫理的問題を解決することに焦点をあてた倫理調整であった．

クリティカルケア領域では，終末期にある患者に自己決定能力がないために，重要他者（多くは家族）が代理意思決定を求められることが少なくない．本事例のように，心理的に不均衡な状況にある家族が，病状や予後を正しく認識できないことによって適切な意思決定を妨げられることがある．

看護師には，意思決定に必要な情報が適切に提供され，家族と共に最善の方針が決定できるように医療チームとの間で調整をはかることが求められる．また，終末期の宣告を受け，悲嘆がはじまっている家族への心理的ケアも同時に行わなければ，倫理的問題の解決を難渋させるばかりか，その後，長期間にわたり続くであろう家族の悲嘆過程に悪影響を及ぼし，病的な悲嘆への移行につながることもある．

看護師には，家族の悲嘆反応の特徴を捉え，終末期の段階から適切なグリーフケアを提供できるように医療チームに働きかけていく役割が求められる．

Part 3. 倫理調整の実際

第1章　患者・家族を対象とした倫理調整

2　脳死患者の臓器移植に戸惑う家族

後藤順一

事例紹介

患者　B氏，40歳，男性，会社員．
家族構成　妻，長男（5歳）との3人暮らし．
診断名　視床出血，脳室内穿破，脳ヘルニア．
経過　B氏はジョギング中に乗用車にはねられ，事故を見かけた通行人により救急車が要請された．救急車での搬送中に一時心肺停止状態となったが，蘇生処置により5分後に心拍は再開した．

救急病院へ搬送されたときの意識レベルはJCS：200，GCS：5（E1V1M3）であり，瞳孔は左右ともに散大し，対光反射はみられなかった．ただちに輸液ラインの確保と気管挿管が施された．

頭部CT上，頭蓋内に外傷性の硬膜下出血による多量の血腫がみとめられ，緊急手術による開頭血腫除去と外減圧療法が行われた．ICP（頭蓋内圧）モニターによる監視が行われ，術後ICUへ入室した．

身元確認のため所持品を確認したところ，財布内に運転免許証とともに臓器提供意思表示カード（ドナーカード）を発見した．警察の協力のもと，その運転免許証から家族への連絡先が判明した．帰りが遅いことを心配していたB氏の妻が，警察からの連絡で慌てた様子で来院した．

医師は妻へ状況を説明し，非常に危険な状態であることと，たとえ救命できたとしても重度の障害が残るであろうことが告げられた．妻は何とか命を助けてほしいと医師へ伝えた．

ICUへ入院し3日目，ICPモニター上での頭蓋内圧は40 Torrと高値を示し，意識レベルの改善はみられない状態が続いた．

4日目になり，血圧の低下がみられたため，昇圧薬の持続投与が開始となった．

医師は妻へ頭蓋内圧が上昇しており，脳ヘルニアの状況になっていること，意識の回復は不可能であること，そして今後数日内に心停止を起こすであろうことを説明した．また医師は妻へ，現在は確実な判定はしていないが，B氏は脳死の状態にあることが考えられると説明した．

ドナーカードを所持していたことから，B氏は自分が現在のような法的な死の状態になった際には，自らの臓器を提供する意思があったことであろうことを説明した．しかし妻は，B氏と臓器提供について話し合ったことは今まで一度もなく，臓器提供への意思表示をしていたことも今回はじめて知った状態だった．そのため医師は，B氏の意思に従い臓器提供を行うか否かの判断を，家族内で相談してほしいと妻へ説明した．さらに医師は病状の進行の速度から，妻へ数日内での臓器提供の有無の返答を求めた．

妻は医師からの説明を聞き終えると，看護師へ「テレビの報道で脳死ということを聞いたことがあったが，まさか自分の夫がその状態になるとは思ってもいなかった．今の夫は心臓が動いており皮膚も温かく，爪やヒゲが伸び，尿や排便をしている」と話し，B氏が脳死の状態で，脳死判定の結果次第では死の状態であるという現実が受け入れられずにいた．そのため妻は，B氏の意思を尊重し脳死の判定を行い，死の状態にあることを確定させ，臓器提供を行うということに対して迷いを抱いていた．

B氏の両親は，脳死の判定と臓器提供の判断はB氏の妻の決定に従うと言い，妻にすべての意思決定を委ねていた．

現在の状況 B氏の妻は病状の進行から，脳死の判定と臓器提供の意思表示を1人で短期間に決定しなければならない状況であった．妻は1日考えた末に医師へ「体を切り，臓器を取り出すことはしたくはない．治療の効果がないのであれば，苦しまないようにしてあげたい」と臓器提供を拒否した．しかし妻は，脳死判定と臓器提供の拒否を決めた後も「あの決断は間違いだったのではないか？ よく考えないで決めてしまった．夫の意思を裏切るようなことをしてしまった．夫は悲しんでいるのではないか？」という言動を看護師へ漏らした．

看護師はその妻の言動を聞き，誰にも相談できないで1人で考えている妻をサポートしたいという気持ちと，その反面，どのようにかかわればよいのかがわからずにいた．

倫理分析

情報の整理と現状の把握

現在，日本では脳死とされうる状態として「器質的脳障害により深昏睡，及び自発呼吸を消失した状態と認められ，かつ器質的脳障害の原疾患が確実に診断されていて，原疾患に対して行い得るすべての適切な治療を行った場合であっても回復の可能性がないと認められる者」と「法的脳死判定マニュアル」で規定している（脳死判定基準のマニュアル化に関する研究班，2010）．

現在のB氏の状態は，それに合致しており，医学的な脳死の判定検査の結果と，法的な条件がそろえば死亡とみなされる．妻は元気だった夫が，今は脳死の可能性

がある状態であること，そしてその状況は改善の見込みがないことを医師の説明から知った．また同時に，夫が臓器提供の意思をもっていたことをはじめて知った．

妻は，夫はまだ生きていて死んではいないという気持ちと，奇跡を望む気持ちから，脳死判定を行うことに抵抗を感じている．

B氏はドナーカードを持っていた．このドナーカードはB氏の意思として尊重され，脳死判定が確定し，家族の移植への申し出があれば，日本臓器移植ネットワークに所属する移植コーディネーターが，家族への対応をはじめ臓器摘出チームや移植病院との連携をとり，臓器提供が進行される．

妻は夫の意思を尊重し臓器の摘出を行うことで，さらに夫の体を傷つけたくはないという思いがある．しかし逆に，妻は夫の意思を尊重したいという気持もあるため，脳死判定と臓器提供の判断に迷いがある．

B氏の両親は，脳死判定と臓器提供に対して妻に一任するという見解である．そのため妻には相談できる家族がいない．

倫理的問題の整理

代理意思決定者である妻が，夫の臓器提供を拒否したことで夫の意思に反したと考え罪悪感を覚えている．

妻が夫の病状の進行により臓器提供の判断を短時間で決めなければならず，納得した代理意思決定がなされない可能性がある．

悲嘆の状態にありながらも，臓器提供の決断をする妻の支援者がいない．

当事者の考え（価値観）を表1に，当事者の考えと対立する背景・要因を表2にまとめ整理した．

倫理原則の検討

自律尊重　B氏の意思は，事前にドナーカードの記載により脳死後の臓器提供を意思表示している．しかし代理意思決定者である妻は，臓器提供の拒否という決断をした．よって代理意思決定者である妻の自律を尊重した形になるが，妻はB氏の意思を尊重できなかったことに対してジレンマを抱えている．そこには妻が代理意

表1　当事者の考え（価値観）

B氏	病前に臓器提供を意思表示している．それはドナーカードを記載し，事前に自分の脳死後の臓器提供に対して表現していることから判断される
妻	妻は「夫はまだ死んではいない」と，B氏の脳死を受け入れられないでいる．また，治療効果が期待できないのであれば夫をこれ以上傷つけることはしたくはないという思いがあり，脳死判定と臓器提供を拒否した
医師	治療効果が得られないため治療の限界を認識している．終末期として治癒を目的とした積極的な治療を行わず，臓器提供の意思を家族から確認したうえで，その対応をとろうと考えている．積極的な延命処置は行わず，生命を維持するためだけに必要な医療行為は持続することが最善と考えている
看護師	B氏と妻が決断した意思を尊重したいと考えているが，両者の意思が相反する内容であるため，代理意思決定をした妻の揺れ動く心情に対し，サポートしたいと考えている

表2 当事者の考え（価値観）と対立する背景・要因

B氏	臓器提供を希望するドナーカードでの意思表示があるが，妻や家族に対して，その意思を伝えていない．また急な事故であったため，現地点においてもドナーカードに記載した考えに変更がないかが不明瞭である．そのため，妻による決断がB氏の代理意思として尊重される
妻	夫が脳死状態にあるという現状を認めたくないという気持ちでいながらも，夫の意思を尊重すること，つまり脳死判定を行い臓器提供することが，夫の希望をかなえることであると理解している 臓器提供は行わないという妻の代理意思決定は，夫の意思を尊重せず，夫を裏切った行為をとったのではないか，本当にこの決断でよかったのか？という罪悪感がある．また夫の命と家族の今後の人生を決定する問題に対して，納得した結論を出すための時間が少ない現状がある
看護師	B氏の妻にとって最もよいことは何なのか，自分が看護師としてどうあるべきか，妻を助けるためにはどのような対応を行えばよいのかを明瞭にできないでいる．どのように接してよいか迷っている

思決定する際に，納得のいく決定がなされなかったことが考えられる．

善行 現在B氏は脳死が疑われており，これ以上の治療効果は望めない．そのためB氏へ，さらなる治療による苦痛や侵襲を加えるのではなく，現在行われている治療の継続を行い，妻の意思決定の判断を優先に行うことが善である．

無害 B氏の死は逃れられない状況である．また，妻が臓器提供を「行う」「行わない」のどちらを選択しても，その生命予後には影響を与えることはなく，臓器提供への選択結果が現在のB氏への害とはならない．

正義 妻が臓器提供を「行う」「行わない」のどちらを選択しても，代理意思決定者である妻の意思による選択であるため公平である．

妻が夫の死を認められないという悲嘆と，元気だった夫の体をさらに傷つけたくないという妻の思いは自然な反応である．臓器提供を希望したB氏の意思を，時間的な余裕がない状態で理解し，その意思を尊重したうえで臓器提供の拒否を決定するということは，患者の家族にとっては非常に困難な選択である．

倫理原則では妻の代理意思決定が尊重され自律尊重が保たれることで，善行，無害，正義の倫理は保たれることになる．しかし，その自律尊重を行う際に，妻が納得した決断をすることが必須である．そのため医師・看護師からの適切な情報の提供と，誘導のない環境の中で，妻が最良の決断を行えなければならない．

また，家族内で相談者がいない妻をサポートする体制をとり，後悔しない意思決定が行えるように，医療チームとして支援することも重要となる．

妻が代理意思決定した後は，妻の決定した意思を尊重することが大切である．そして看護師は常に妻がおかれている状況を観察し，妻の心情に寄り添いつつ，妻のよき支援者となることがB氏と妻の尊厳を守ることにつながると考えられる．

倫理調整の実際

妻が猶予のない時間に，納得した意思決定が行えずにジレンマを抱えていること，

そして，その決断から夫を裏切ったのではないかという道徳的ジレンマを抱いていることが問題としてあげられる．

そのため，対応策として，妻が納得した意思決定を行い，妻の自律尊重が保たれることを目標として，以下の4つの調整を行った．

情報共有と家族ケアの強化

妻へ臓器提供に関する意思はいつでも変更が可能であることを伝えた．そして妻の病状の受けとめや悲嘆の状況について看護師間でカンファレンスを開き，情報を共有し，妻がどの看護師へ相談しても対応できる対策をとった．

そして妻を含めたすべての家族に対して，共感する態度が大切であると考え，家族へ積極的に話しかけ，家族が相談しやすい医療者の環境づくりを行った．

妻がB氏の脳死について理解が得られていないのか，または理解はしているものの認めたくはないのか，妻の悲嘆の状態を確認したうえで，代理意思決定者である妻の揺れ動く心情を受けとめ，アドボケート（擁護）できる看護師の体制づくりを行うこととした．

信頼関係の構築

急な出来事に動揺する中で，重大な意思決定をしなければならない妻への心労をねぎらい，早期から介入し信頼関係を構築し，その率直な思いや考えを傾聴した．

妻には相談し支え合える家族の存在がなく，孤立状態であった．そのため看護師がよき理解者となり，妻の言動と決断に否定しない対応を注意して行った．

妻は夫の意思とは異なる決断をしたことで，夫への罪悪感を抱くようになっていた．そのため，妻の気持ちがほぐれるよう「どちらの選択をしても妻の決断は決して間違いではない」という共感的な姿勢で接し，妻との対応に多くの時間がとれるように看護師間での勤務時間調整を行った．

環境の調整

B氏の生命予後は残りわずかである．その中で妻が少しでも多く夫との時間がもてるような環境の調整が必要であると判断した．そのため個室を準備し，面会時間の調整を行った．

患者の容姿の変化への対応

妻はB氏の体に傷をつけたくはないという思いが強くある．そのため，B氏の生命維持機能の低下による容姿の変化と，皮膚のトラブルを最小限にするためのケアを行った．

評価

　脳死判定と臓器提供を拒否した妻は，その後も夫の意思を尊重しなかったという罪悪感と，本当にこの決断でよかったのかという不安の気持ちで揺れ動いていた．その状況に看護師が介入し，積極的に話しかけを行った．

　不安を訴える妻に共感し，妻の決定内容に対して，決して間違いではないという姿勢で接した．また必要時には医師からの病状説明を行う時間を調整し，妻が必要とする情報を常に提供できる体制をとった．

　妻はB氏と2人きりの時間を多くとっていく中で，ICU入室後8日目には，思い出や今後の病状の展開，息子との生活を気にする言葉が聞かれるようになり，会話の内容が変化していった．

　12日目には，B氏への保清ケアへの参加を希望し，妻が清拭を行うことが日課になった．また妻は，皮膚の湿潤が保たれ，傷ひとつないB氏の姿に，看護師やB氏にかかわる医療者へ感謝の言葉をかけるようになっていった．

　その後，B氏の様態は徐々に悪化していったが，妻は動揺することなく，やはり臓器提供は行わないという決断で迷いはないという意思を表し，「やっと決まりました」という納得した結論であることを妻は示した．

　B氏にかかわる医療者や看護師たちへ感謝の言葉を妻は伝え，B氏と臨終の時間を過ごした．ICU入室後21日目に，家族の見守る中でB氏の死亡が確認された．

副次的効果

　看護師は妻の揺れ動く心情に対してサポートをしたいと考えていた．しかし妻にとって最もよいことは何なのか，自分が看護師としてどうあるべきか，妻を助けるためにはどのような対応を行えばよいのかを明確にできないでいた．

　そのため看護師間でもっているすべての情報を共有し，妻が今どのような状態にあるのかを整理し，家族のニーズをアセスメントした．そして看護師が妻をアドボケートするための対応策を検討した．

　その結果，看護師と妻との接点を多くもつことができ，妻との信頼関係が構築され，看護師の疑問を解消することができた．またこのことから，看護師が家族ケアを行う際のアセスメント能力の向上へとつなげられることができた．

文　献

脳死判定基準のマニュアル化に関する研究班（2010）．法的脳死判定マニュアル．厚生労働科学研究費補助金厚生労働科学特別研究事業．http://www.jotnw.or.jp/jotnw/law_manual/pdf/noushi-hantei.pdf（2013年4月5日閲覧）

Part 3. 倫理調整の実際

第1章　患者・家族を対象とした倫理調整

3　治療中止を訴える家族

能芝範子

事例紹介

患者　C氏，72歳，男性，会社役員．

家族構成　妻（70歳）との2人暮らし．長男（48歳），次男（46歳）は独立して家庭をもち，遠方に住んでいる．

既往歴　胃がん（4年前に胃全摘・膵体尾部切除術施行）．

現病歴　右側腹部痛，発熱をきたし入院．精査の結果，胃がん再発による腹膜播種と骨転移が疑われ，化学療法の方針となった．化学療法開始後に呼吸困難が出現，胸部X線画像上，右上肺野の浸潤影が認められた．呼吸困難と浸潤影は増悪し，薬剤性の間質性肺炎が疑われ，化学療法は中止．C氏と妻に説明し気管挿管，人工呼吸器による管理となった．

かかわる医療従事者　消化器外科の主治医，消化器外科上級医，呼吸器内科医，担当看護師．

経過　主治医より間質性肺炎では早期の治療が重要であるため，気管挿管して人工呼吸器管理を早く行うほうがよいとC氏と妻に説明がされた．C氏と妻は，がんの告知後より延命治療を望まないと話していたが，呼吸困難は耐えがたいものであった．また主治医より，今回の肺炎は治療でよくなると考えており，延命治療としての人工呼吸ではないと説明を受け，気管挿管による人工呼吸器管理に同意し，同日実施され，ICUに入室した（**図1**）．

間質性肺炎はステロイドパルス療法の効果が認められたが，人工呼吸器からの離脱はまだ困難であったため，ICU入室後15日目に気管切開の提案が主治医から妻になされた．

妻は「それは延命治療にはあたらないんでしょうか？　すぐに答えられないので，息子と話し合って返答します」と言って，帰宅した．

現在の状況　ICU入室後17日目に，妻と長男が来院し，長男より主治医へ「父は延命治療を望んでいなかった．がんと告知され，余命も理解していたし，機械につながれた最期は望んでいないと思う．これ以上，体に傷をつけたりせず，人工呼吸器をやめてもらいたい．これは家族で話し合って決めたことです」と話があった．

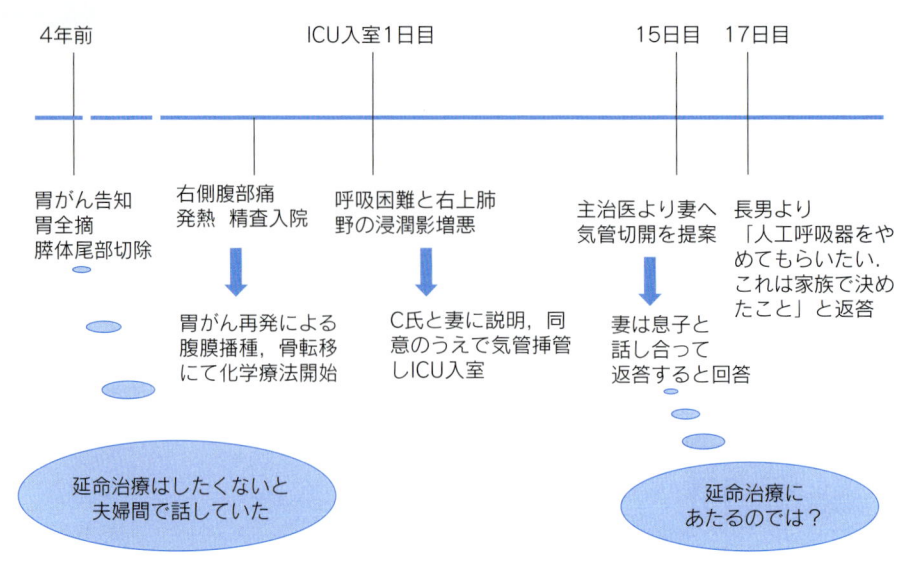

図1 治療中止を訴えるまでの経緯

4年前
胃がん告知
胃全摘
膵体尾部切除

延命治療はしたくないと夫婦間で話していた

胃がん再発による腹膜播種，骨転移にて化学療法開始

右側腹部痛
発熱　精査入院

ICU入室1日目
呼吸困難と右上肺野の浸潤影増悪

C氏と妻に説明，同意のうえで気管挿管しICU入室

15日目
主治医より妻へ気管切開を提案

妻は息子と話し合って返答すると回答

延命治療にあたるのでは？

17日目
長男より「人工呼吸器をやめてもらいたい．これは家族で決めたこと」と返答

　主治医は，これまで妻に病状説明を行うのみで，遠方に住む長男とは初対面であり，電話などでも病状説明を行ったことはなかった．

　C氏の鎮静は調節がむずかしく，浅くなると興奮が激しく身体抑制が必要で，深めの鎮静を続けている状況が続いていた．そのため本人の意思を確認するのは困難であると主治医は考えていた．

　妻は人工呼吸の中止を訴えた後，ICUの担当看護師に「主人の苦しそうな姿を見ていると，本当に申しわけなく思う．あのとき，人工呼吸器は嫌だって言ったほうが，まだよかったのではないかって．少しでも長く一緒にいたいと思ったのがいけなかったのかしらね．苦しみを長引かせているように思えるの．先生にも看護師さんにもよくしていただいて感謝しています．もう十分です」と話した．

　人工呼吸器中止を訴える家族の思いや，妻の発言を聞き，担当看護師は急性・重症患者看護専門看護師に「どう対応していいのかわからない」と相談した．

倫理分析

倫理原則の検討

　看護実践にとって重要な倫理原則には，善行，無害，正義，自律，誠実，忠誠などがあるが，本事例では善行，無害，自律の原則が大きく関連している（図2）．

　善行・無害　人工呼吸中止を訴えた時点で，妻・長男にとっての善行とは「延命治療を望んでいなかったC氏の人工呼吸器を中止すること」であり，気管切開を行い，人工呼吸器管理を続けることは，延命治療を望んでいなかったC氏にとって「害を与えることになる」という考えが推察される．

3．治療中止を訴える家族

```
自律 ── がん告知されてから「延命治療はしたくない」 ── C氏
              ↓
善行 ──（延命治療を望んでいなかった）C氏の人工呼吸器を中止する ── 害を与える
 妻                    ↕                              主治医
 長男 ── 気管切開を行う（人工呼吸器からの離脱をめざす） ── 善行
害を与える
```

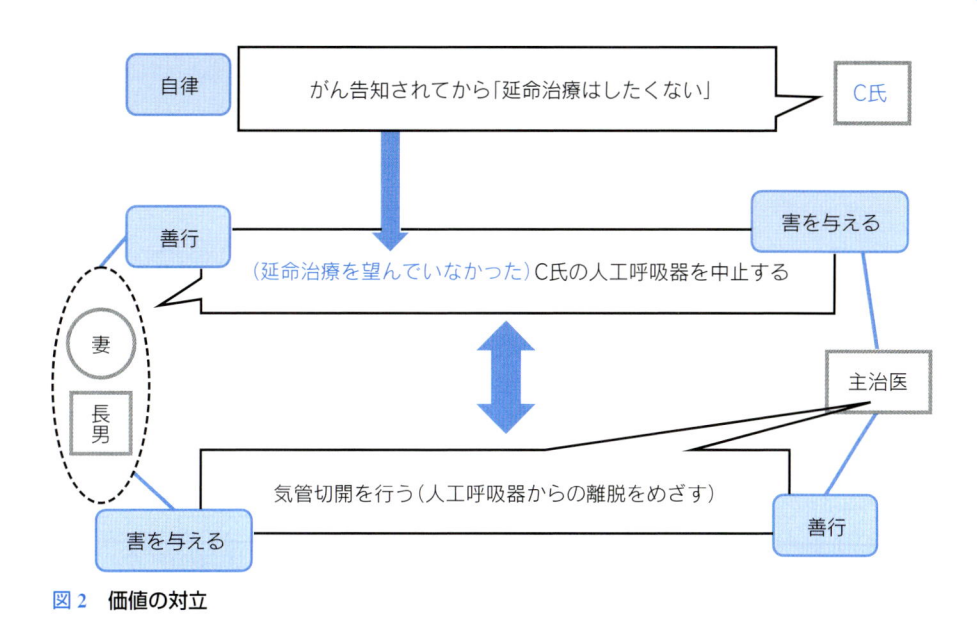

図2　価値の対立

　また，妻から気管挿管に同意したことを後悔しているような発言があったことから，人工呼吸器による治療を続けることで「害を与えている」という意識が強まっている可能性もある．

　妻・長男は中止を訴えているが，人工呼吸器を中止した際にC氏がどのような状態になるのかを十分に理解していない可能性が高く，中止することで生じる苦痛などを理解できれば，善行の捉えかたが揺らぐかもしれない．

　一方，主治医にとってICU入室後15日目の段階で「人工呼吸器による管理を中止すること」はC氏の生命を危険にさらす行為であり，害を与えるとの考えがあると推測される．主治医は気管切開を行うことで，ゆっくりと人工呼吸器からの離脱をめざすことや鎮静薬を減量し，家族とのコミュニケーションも可能となることを期待し，それが善行であると考えていることが推測される．しかし，気管切開に主治医がどのような期待を抱いているかを十分に家族に説明できていない．

自律尊重　C氏はがんの告知を受けた段階から，書面には残していないが延命治療はしたくないとの意思を妻と話してきている．しかし，間質性肺炎となり，早く気管挿管したほうがよいとの説明を受けたときには，呼吸困難を何とか楽にしてほしいという思いと，肺炎がよくなれば管が抜けるだろうという思いから，了承したものと考えられる．

　人工呼吸器管理中は鎮静下にあり，意思確認が困難であるため，C氏本人が気管切開についての説明を理解できる状況ではない．C氏の状態が悪くなる前に述べていた延命治療とは，どのようなことを指すのかまでは明確になっていない．

価値の対立の背景

　人工呼吸器管理の中止をめぐって価値の対立が生じていると考えられるが，延命

図3 背景にある事情

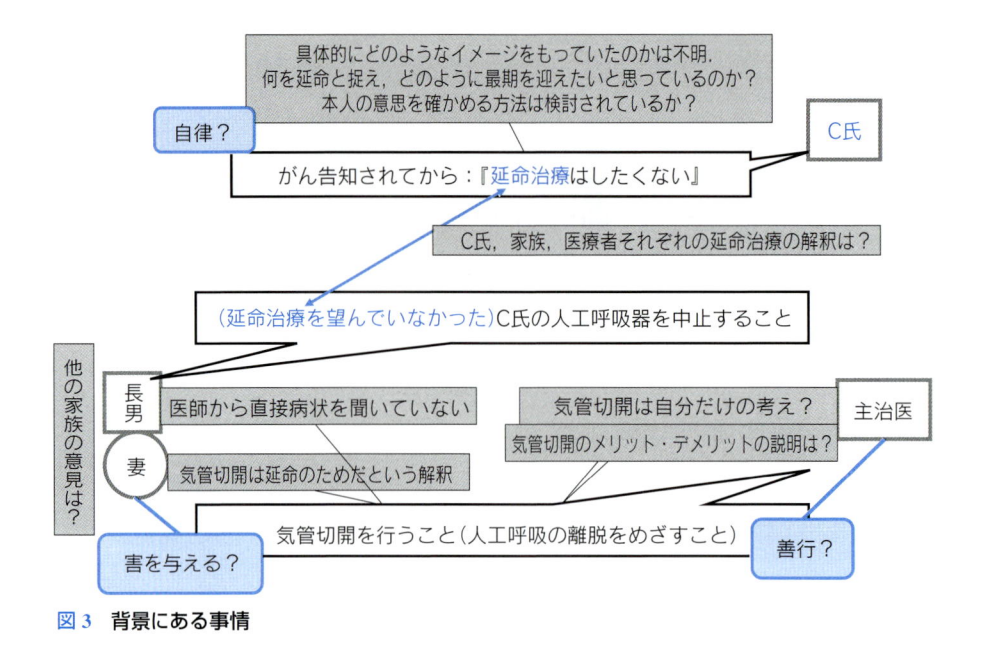

自律？
C氏：がん告知されてから：『延命治療はしたくない』
具体的にどのようなイメージをもっていたのかは不明．何を延命と捉え，どのように最期を迎えたいと思っているのか？本人の意思を確かめる方法は検討されているか？

C氏，家族，医療者それぞれの延命治療の解釈は？

（延命治療を望んでいなかった）C氏の人工呼吸器を中止すること

他の家族の意見は？
長男：医師から直接病状を聞いていない
妻：気管切開は延命のためだという解釈

主治医：気管切開は自分だけの考え？気管切開のメリット・デメリットの説明は？

気管切開を行うこと（人工呼吸の離脱をめざすこと）

害を与える？　　**善行？**

治療の解釈が本人，家族，医療者のそれぞれで異なることが対立の背景にある（図3）．

　C氏は，妻に延命治療は嫌だと話していたとされているが，具体的にどのようなイメージをもっていたのかは不明であり，情報が必要である．すでに経口挿管による人工呼吸器管理下にあり，化学療法も中断した状況で鎮静によりコミュニケーションがとれない状況が続いている．C氏は何を延命と捉え，どのように最期を迎えたいと思っているのか，本人の意思を確認するための方法がないかの検討も要する．

　妻は，ICUで人工呼吸管理をされているC氏を見て，自分が挿管に同意したことで苦しみを長引かせてしまったという後悔を抱いているようである．しかし，主治医からの気管切開の提案をどのように解釈したのか，C氏と延命治療についてどのような話をしてきたのかについて情報が足りない．気管切開は延命のためだという解釈が生じている可能性が高い．長男は，医師からの直接の説明ではなく，C氏の妻からの情報で判断し，病状の正しい理解ができていないと推測される．また，人工呼吸器の中止は家族で決めたと話しているが，他の家族の意見について情報がなく，妻や長男の意見が強いことも考えられる．

　主治医は，ステロイドパルス療法も奏功し，人工呼吸器離脱に向けて前向きに気管切開を妻に提案したと考えられるが，説明がどのように行われたかについて，同席した看護師もいないため情報が足りない．主治医が消化器外科の上級医や呼吸器内科医と人工呼吸器離脱について検討したのかも不明である．主治医は前向きに気管切開を捉えているようだが，気管切開をしても人工呼吸器からの離脱困難が続き，多臓器障害に陥る可能性もあることを家族へ十分に説明する必要がある．

　担当看護師は，妻の悲痛な思いを聴き，どのような看護援助を行うべきか悩んで

いる．家族と最も話しているようであるが，家族からの情報を他の医療者にあまり伝達できていない可能性がある．

倫理調整を要する問題点

倫理的分析により3つの倫理調整を要する問題点が明らかとなった．
①人工呼吸器離脱の可能性を複数の医療者で検討できていないまま，主治医から妻に気管切開が提案されたこと．
②妻・長男が病状を正しく理解しないままに人工呼吸器管理中止を訴えていること．
③医療者と家族とで十分なコミュニケーションがなく，人工呼吸器管理の継続について双方の意見が対立してしまっていること．

倫理調整の実際

倫理調整の方向性

まずC氏の人工呼吸器離脱の可能性について医療者間で検討し，気管切開をすることのメリットとデメリット，人工呼吸器管理中止によって生じると予測される苦痛を家族に説明できる準備を整える．

次に，人工呼吸器管理の中止で，いったん考えがまとまっている家族（特に妻・長男）に対し，C氏の病状について十分な説明ができていないため，人工呼吸器管理が長期化している経緯について説明する場を設定する．その際，家族がどのような思いから人工呼吸器管理中止を望んだのか十分に傾聴する．

そのうえで気管切開という選択肢を持ち出した理由を説明し，C氏にとって最適と考えられる治療方針を選択できるよう支援していくことを約束する．

倫理調整の目標

C氏の家族が，C氏の現在の病状と今後の治療の選択肢を正しく理解したうえで意思決定できる．

倫理調整の流れ（表1）

● 情報収集

C氏本人の延命治療についての考え　意識のないまま生き続けるのはつらいと妻に話していた．がん告知後も会社の役員を続けているが，仕事の整理はつけてある．間質性肺炎の診断がついたときは，呼吸困難が楽になるなら挿管でも何でもしてほしいと話していた．妻以外には，死生観などを話すことはなかった．

妻の人工呼吸器管理中止に対する考え　夫の苦しむ姿を見るのがとにかくつらい．気管挿管して呼吸困難から解放されたように思えたが，結局は話もできず，苦しい期間を延ばすことになってしまったのではないか（妻は面会で泣いていること

表1　倫理調整の実際の流れ

目標：C氏の家族が，C氏の現在の病状と今後の治療の選択肢を正しく理解したうえで意思決定できる	
問題	調整内容
①人工呼吸器離脱の可能性を複数の医療者で検討できていないままに，主治医から妻に気管切開が提案されたこと	・情報収集：C氏，家族員それぞれ，医療者それぞれの考えを情報収集する ・医療者側の見解をまとめておく：主治医だけの考えでなく，医療者間で人工呼吸器離脱の可能性と気管切開について検討し，見解をまとめておく
②妻・長男が病状を正しく理解しないままに人工呼吸器管理中止を訴えていること	・家族へ説明の場をセッティング：医療者から病状について説明させてもらいたいという考えを伝え，了承が得られれば場をセッティングする
③医療者と家族とで十分なコミュニケーションがなく，人工呼吸器管理の継続について双方の意見が対立してしまっていること	・家族の人工呼吸器管理中止への思いを傾聴：医療者からの説明よりも家族の思いを傾聴することを優先する ・気管切開の説明：すぐに回答を求めずに気管切開のメリット・デメリットについて説明する

が多く，憔悴している様子である）．

長男の人工呼吸器管理中止に対する考え　父だけでなく，母の苦しむ姿を見るのもつらい．父と延命治療などについて話したことはないが，今の状態を望んではいないだろう．

その他の家族の人工呼吸器管理中止に対する考え　次男も長男と同様の考えであるが，なぜこんなに肺が悪くなったのか，しっかりと説明は聞きたいと考えている．

担当看護師の苦悩　妻が自分を責めていることが気がかりな一方で，主治医が一生懸命人工呼吸器離脱をめざしているのもよくわかる．医療者と家族の考えがすれ違っているように思うが，どうしていいのかわからない．

● 医療者側の見解をまとめる

　人工呼吸器離脱の可能性と気管切開のメリット・デメリットについての医療者側の見解をまとめる（主治医，呼吸器外科上級医，呼吸器内科医との検討）．

　全身状態としては，多臓器障害や敗血症性ショックを生じているわけではなく，人工呼吸器を離脱できる可能性がある．

　気管切開のメリットは，意思疎通が可能になることと，人工呼吸器離脱に向かいやすいことである．

　デメリットは，C氏が覚醒し現状認識ができるまで時間を要し，せん妄や興奮状態が顕在化する可能性が高いこと．また人工呼吸器離脱できず多臓器障害となり，さらに長期化する可能性もあることである．

● 家族全員に説明する場を設ける

　家族に対し病状説明が不十分であると医療者が考えていることを告げ，これまでの経緯と現在の病状を家族全員に説明する場を設ける．

　急性・重症患者看護専門看護師が家族と話しはじめたころは，人工呼吸器管理を中止してくれないのかということしか頭にない感じであったが，なぜそれほど人工呼吸器管理の中止を望むのかという点で家族の思いを傾聴しているうちに，現在の

病状について，あまりよく理解していないと次男の発言があった．

そこで家族へ挿管に至る経緯から説明させてもらいたい旨を告げると了承された．病状説明の場を設け，妻，長男夫妻，次男，主治医，呼吸器外科上級医，呼吸器内科医，担当看護師，急性・重症患者看護専門看護師が出席することとなった．病状説明前の医療者の打ち合わせでは，医療者側の説明も大事であるが，人工呼吸器管理を中止したいと考えるに至った家族の思いを傾聴することを優先しようと話し合った．

● 家族の思いを傾聴する

病状説明の場で，家族の人工呼吸器管理中止を望むに至った思いを傾聴した．

妻が，どうして主治医は肺炎と診断したとき気管挿管を勧めたのか，挿管しないほうが苦しむ期間が短かったのではないかという思いを話しはじめた．夫が気管挿管して苦しそうに顔をゆがめていたり，話せなくてイライラしていたり，両手を縛られたりしているのを見て「なぜ，こんなつらいことを承諾してしまったのかと後悔している」と泣きながらに話した．

長男と次男は，母からＣ氏についての病状を聞くのみで，医師から直接説明を聞いていなかったことを振り返り，気管挿管に至る経緯から話をしてほしいとのことであった．

主治医は，気管挿管に至る経緯から話をはじめ，長引いてはいるがステロイドパルス療法も効いており，治療をあきらめる段階にはないこと，全身状態や他の医師の意見を踏まえても人工呼吸器離脱をめざしていける病状であることを説明した．また，人工呼吸器管理を中止するというのは，具体的にどのようなプロセスをたどらなければいけないのか，現時点で中止する（管を抜く）と，どのような状態になることが予測されるかについても説明を行った．説明後，妻から「もっと悪い状態なのだと思っていた．苦しそうなのを見て，もうだめだと思いこんでいたのかもしれない」との発言があった．

● 判断に時間をかけられることを話す

現在の病状の理解が得られてから，気管切開のメリットとデメリットについて説明し，人工呼吸器管理の中止や気管切開をどうするかについては，2～3日考えてから返答してもらえばよいことを伝えた．

すぐに人工呼吸器管理の中止や，気管切開についての考えをまとめる必要はないことを説明し，今日の説明を整理して考えてもらいたい，質問があればいつでも答えることを保証した．

2日後，妻と長男から気管切開をして人工呼吸器を外せるようにがんばってもらいたいと家族で考えているとの返答があった．

妻は「延命治療は嫌だと主人は話していたけれど，今のように意思疎通できず，苦しいままで逝ってしまうよりは，気管切開をして少し起きられるようになってくれればなと思って．主人も何かまだ言いたいことがあるだろうし，息子たちも支えてくれるから，私も主人を支えなきゃと思えるようになりました」と話した．

表2　倫理調整による目標達成

調整内容	成果
情報収集	延命治療や人工呼吸器管理中止についてそれぞれの考えが明らかになった
医療者側の見解をまとめておく	C氏の全身状態は悪くないため離脱の可能性はある．気管切開はメリットもデメリットもあることを医療者間で確認できた
家族へ説明の場をセッティング	現在の病状をあまり理解していないという次男の言葉をきっかけに説明の機会をつくることができた
家族の人工呼吸器管理中止への思いを傾聴	家族が人工呼吸器管理中止を訴えるまでに至った思いを傾聴する姿勢を通して，家族それぞれの思いを聴くことができた
気管切開の説明	2日間の期間をおいて，家族より気管切開を選択する旨の回答があった
最終評価：家族はC氏の病状を正しく理解し，家族が主体的に意思決定を行えるようになった		

評価

調整による目標達成

　倫理調整の目標として「C氏の家族が，C氏の現在の病状と今後の治療の選択肢を正しく理解したうえで意思決定できる」をあげ，調整を行った（表2）．C氏の家族は，延命治療は望まないとするC氏の言葉に捉われて人工呼吸器管理の中止を訴えていたが，病状を理解し家族が主体的に意思決定を行えるようになった．

　本事例では，人工呼吸器管理の中止を訴える家族と医療者の間で価値の対立が起こっていたが，実際にはコミュニケーションが足りず，家族が十分な病状理解のないままに判断したことが原因だった．コミュニケーションが足りなかったのは，家族の感情を受けとめる機会が少なかったからではないかと考えられ，医療者からの説明以上に，家族の思いを傾聴することに時間を費やすことが有効であったと考える．

副次的効果

　担当看護師が中心となり，家族ケアが必要そうな症例があれば，積極的にカンファレンスが行われるようになった．主治医は医師の説明だけでは誤解が生じやすいのかもしれないと，看護師に家族の情報を聴いたり，病状説明の場に看護師の同席を求めるようになった．

Part 3. 倫理調整の実際

第 *1* 章　患者・家族を対象とした倫理調整

4 必要以上の治療を要求する家族

小島　朗

事例紹介

患者　D氏，70歳代，女性．

家族構成　長男，次男は遠方におり，長女は元医療従事者（看護師）であり，泊まり込みで介護を積極的に行っている．長女が元医療従事者であることから，長男や次男は面会にくることがなかった．夫は他界しており，夫の兄弟とも疎遠な状態である．

経過　悪性リンパ腫の回復期に重症肺炎を起こした．数か月前にも肺炎を起こし，集中治療室にて経口挿管・人工呼吸器管理を行い状態が改善した経緯がある．

集中治療室入室時は前回と同様の状態であったが，今回の入室は，免疫低下に伴い肺アスペルギルス症となっており，状態が非常に悪くMODS（multiple organ dysfunction syndrome，多臓器障害）となりSIRS（systemic inflammation response syndrome，全身性炎症反応症候群）に陥っていた．

医師は，治療の限界を伝えるが，長女は状態に伴う治療を積極的に求めている．

患者は肺の線維化が進み全身の炎症は治まらず，CHDF（continuous hemodiafiltration，持続的血液濾過透析）を施行したが，効果なく逆に血圧が低下し，カテコラミンを調節し状態維持を行うが，バイタルサインの変動が激しい状態である．

現在の状況　医師は長女にCHDFの中断を説明するが，長女は受け入れなかった．また長女は，医師に毎日の血液データの少しの変化に対しても治療法の提示を求めていた．

全身浮腫が著明となり，気管出血が出現し，出血傾向となっているため，長女は患者の外見を気にしており，医師に積極的治療とともに，外見変化のない状態を求めるようになった．長女は，昼間の面会時間はほとんど患者に付き添い，看護師を攻撃するような発言もみられた．

倫理分析

倫理的問題の背景　医師より治療の限界を告げるが，長女は積極的治療を強く望

んだ．

　患者は，経口挿管し，深鎮静（RASS：－4〜－5）である．鎮静解除を行うと頻呼吸となりバイタルサインの変動が出現するため深鎮静状態を維持する必要がある．そのため意思疎通困難である．

　主治医は「家族の意向に沿う」ことを大切にしている．

　看護師は，現在の治療が患者のためによいことなのかと疑問をもっている．

　家族（長女）は，治療を受けているのに患者（母）の状態改善がないことに対して怒りを表出し，ベッドサイドに訪室する医療者（特に看護師）を責めることがある．看護スタッフも患者の受け持ちをすることがストレスとなっている．

　事例を検討するにあたっては，以下のようにジョンセンらによる臨床倫理の4分割表を使用した（Jonsen, Siegler, & Winslade, 2002／赤林・蔵田・児玉，2006）．

ステップ1：分析（情報の整理）　表1のように情報を整理した．

ステップ2：検討（疑問点の検討・問題点の列挙）　ステップ1で情報整理を行ってから，疑問点や問題点をそれぞれに列挙した（表2）．

ステップ3：検討（対応）　問題点や疑問点を参考に対応策や行動を考えた（表3）．

倫理調整の実際

　対応策を列挙したところで，患者の代理意思決定者である長女へのアプローチを行うことへの重要性が明確となり，不足情報を得る必要性があった．しかし，長女は医療者（看護師）に対して攻撃的であり，対応策を有効的に進めていくためにトラベルビーの理論（Tomey & Alligood, 2002／都留，2004）を使用した．

人間対人間の最初の出会い

　看護師は攻撃的である患者・家族という思いを捨て，自己紹介を行い，どのような目的で訪室したのか伝える．

　患者の処置で訪室したのではなく，長女の話を聞きたいために訪室したことを伝える．

アイデンティティの出現

　長女の価値観を理解する．ここでのポイントは，思いを吐露してもらう環境を意識的につくることである．場所の確保をし（病室とは異なる場所），長女の考えや価値観を引き出し，傾聴に徹する．

　長女は「先生たちや看護師は，もうダメだってあきらめている．血液データはいつも変化があるじゃない．医療は発達しているから，何かしら方法はあるはず．私も数十年前まで看護師をやっていた．ずっと母の介護もやってきた」と泣きくずれた．

　今までの思いを，しばらく吐露し，その後に元医療従事者であることで兄弟たち

表1 ステップ1：分析（情報の整理） （ジョンセンらによる臨床倫理の4分割表）

医学的適応	患者の意向
恩恵・無害 1．患者の医学的な問題点は何か？　病歴は？　診断は？　予後は？：悪性リンパ腫/肺アスペルギルス症（ターミナル），肺の線維化があり，MODSとSIRSとなっており予後不良 2．急性か？　慢性か？　重体か？　救急か？　可逆的か？：悪性リンパ腫加療施行しており免疫力低下，肺炎と肺の線維化にて重篤な状態であり回復不可能 3．治療の目標は何か？：肺炎治療 4．治療の成功する確率は？：麻酔科医と主治医は，極めて低いと判断 5．治療が奏功しない場合の計画は何か？：計画がない状態であり，主治医は家族の希望に沿ったことを行う方針である 6．要約すると，この患者が医学的および看護的ケアで，どのくらい利益を得られるか？　また，どのように害を避けることができるのか？：医学的にも看護的にも利益を得られる可能性は低い	**自己決定の原則** 1．患者には精神的判断能力と法的対応能力があるか？　能力がないという証拠はあるか？：挿管後は深鎮静RASS：−5であり意思疎通不可能であり，判断能力ない 2．対応能力がある場合，患者は治療への意向について，どう言っているのか？：「えらい（苦しい），死にたい」との発言あり．しかし，肺炎悪化に伴う呼吸苦に伴う発言の可能性もあり，挿管時に説明しているが，判断能力があり，理解されていたとはいえない 3．患者は利益とリスクについて知らされ，それを理解し，同意しているか？：「楽になりたい」と発言はあるが，肺炎悪化に伴う二酸化炭素の貯留によりややCO$_2$ナルコーシスに移行しており判断能力があったとはいいがたく，同意しているとは判断しがたい．苦痛を除去してほしいという意思表示はあったが，治療や今後に対する意思表示はない 4．対応能力がない場合，適切な代理人は誰か？　その代理人は意思決定に関して適切な基準を用いているか？：代理人は現在，長女である．他兄弟の意向は不明である 5．患者は以前に意向を示したことがあるか？　事前指示はあるか？：情報がない 6．患者は治療に非協力的か？　または協力できない状態か？　その場合，なぜか？：鎮静薬使用にて深鎮静であるため不明であるが，強制的に協力は得ている状態である 7．要約すると，患者の選択権は倫理的にも法律上にも最大限に尊重されているか？：本人の意思が明確ではなく，確認できない状態であるため，代理意思決定は長女である．患者の一番の理解者であるが，兄弟の意向が不明であり，病態と治療と患者の状態を照らし合わせると最大限に尊重されているとはいいがたい
QOL	**周囲の状況**
幸福追求 1．治療した場合，あるいはしなかった場合に，通常の生活に復帰できる見込みはどの程度か？： ・治療した場合：QOL低下し，元の生活にはもどれる可能性は極めて低く，結果的には死亡する ・治療しない場合：QOL低下し，必ず死亡する 2．治療が成功した場合，患者にとって身体的，精神的，社会的に失うものは何か？：治療が成功した場合でも，肺の線維化があるため気管切開を行い，人工呼吸器管理となる．現在の状態としては，治療継続を行うことにより，身体的には浮腫が増し，出血傾向となり外見が損なわれる．精神的には，自由を阻害されているため苦痛ではないかと予測される．社会的不利益は特に影響はない 3．医療者による患者のQOL評価に偏見を抱かせる要因はあるか？：主治医と麻酔科医，薬剤師，看護師，臨床工学技士とのチームカンファレンスにて終末期であると評価され，QOLにバイアス（偏見）をかけている可能性は低いと判断される 4．患者の現在の状態と予測される将来像は延命が望ましくないと判断されるかもしれない状態か？：終末期と判断される（肺の線維化に伴うガス交換障害や免疫力低下に伴う全身状態の悪化），治療効果が発揮できない．延命治療を行ったとしても死亡の時期を早めてしまう可能性もある 5．治療をやめる計画やその理論的根拠はあるか？：治療をやめる計画はあるが（医学的に救命不可能であると医療チームで判断している），どこまで行うかの計画はない 6．緩和ケアの計画はあるか？：ない	**公平と効用** 1．治療に関する決定に影響する家族の要因があるか？：長男・次男は遠方である．長女が，患者のキーパーソンである．しかし，他兄弟にはあまり相談や連絡をしていない様子であるため，治療の影響要因となる可能性がある 2．治療に関する決定に影響する医療者側（医師，看護師）の要因はあるか？：長女が看護師であるため，介護をすべて引き受けている．今のところ医療者で影響を受けている存在はないと判断される．しかし，看護師を攻撃する様子がある 3．財政的・経済的な要因があるか？：夫の年金で特に問題はないとの情報である 4．宗教的・文化的要因があるか？：無宗教であり，長女が看護師であるため職業的な専門的文化や価値観に伴う影響要因の可能性はある 5．守秘義務を制限する要因はあるか？：特にない 6．資源配分の問題はあるか？：特に問題はない 7．治療に関する決定に法律はどのように影響するか？：特に問題はない 8．臨床研究や教育は関係しているか？：特に関係ない 9．医療者や施設側で利害対立（葛藤）があるか？：特に問題はない

表2　ステップ2：検討（疑問点の検討・問題点の列挙）

医学的適応	患者の意向
・病状が不良で回復不可能であり，医療の限界であると医療チームは判断を行っている．しかし，長女が積極的治療を希望．その裏には何が潜んでいるのか検討が必要である ・治療してもしなくても結果は同じであり，積極的治療継続に伴う患者の負担が考えられる ・主治医の治療スタイルとして，家族の意向中心の治療となっており，患者中心の治療ではない	・患者の意向というよりは，長女の意向が優先されている．挿管時には，患者の意思の確認はできていない ・本人の意思確認は状態不良であるため確認不可能．代理意思決定者の意向が必要となっている．看護師である長女がすべて決めており，他兄弟の意向が不明である ・コミュニケーションがとれているときの患者の意向が不明確である
QOL	**周囲の状況**
・有効な治療がなく，緩和ケア計画もない ・継続的治療において全身浮腫の促進および出血部の増加を予想され，外見の変化が進む ・医学的に終末期であると医療チームとして判断されたが，今後の計画性が不明確である	・長女が患者の介護に一生懸命であり，ずっと患者の世話を行っていた．長女の母親を思う気持ちは非常に強いものと考える．患者の状態の悪化に伴う精神的・肉体的疲労があると考える ・他兄弟の情報が少ない ・長女は，患者の状態をどのように理解しているのか？　逃避しているのか？　長女の精神的クリティカルケア状態になっているのか不明である．長女とのかかわりが問題なのかもしれない ・キーパーソンである長女をサポートする人物が不明である ・看護師を攻撃する理由が不明確である．単なるストレスコーピングではないと予測される．原因を探る必要性がある ・医療者で長女に影響を受けている存在がないため，医療者側の支えがない可能性がある ・長女の気持ちが明確となっていないことが予想される

表3　ステップ3：検討（対応）

医学的適応	患者の意向
・病状説明時の長女の反応や様子を観察し，どのように受けとめているのか把握する．病状説明時には必ず看護師が同席し，その後じっくりかかわる ・治療の整理や計画を医療チームで行う（主治医をサポートする体制を整える） ・患者にとって一番よい方法を医療チームで共有し計画する	・代理意思決定者である長女を中心に，他兄弟や他の子どもたちに患者の意向につながる情報を収集する ・患者を中心に考える思考を促すようにする（患者はどのように感じていると思うか・話せるとしたらどのように発言するかなど） ・患者がどのような人物であったか情報収集を行う ・その人らしさ（患者の）を出せるように情報収集を行い，環境を整える
QOL	**周囲の状況**
・緩和ケアチームや臨床心理士の介入など資源を活用する ・2次的な合併症を防ぐ．全身浮腫・出血においては，点滴投与を整理，テープ類の選択，愛護的なテープの貼りかえ，褥瘡発生の予防，愛護的な気管内吸引技術，感染の予防など看護ケアの統一をはかる ・主治医に任せてある状況であったため，医療チームとしてかかわっていく（病状説明時に同席し，今後の治療方針を家族と一緒に改めて計画する）	・時間を積極的につくり長女にかかわり，長女の苦悩や価値観を知る ・他兄弟の情報を収集する（長女の思いや考えを尊重，配慮しながら行う） ・長女の考えや価値観，思いを積極的に聴く姿勢をとり，かかわる ・長女をサポートする相手を明確にし，今後の病状説明や長女の精神的サポートの協力を得る ・看護師を攻撃する行為に対する問題に潜んだ課題を明確にする ・長女から医療者への存在を聴取し，支える立場であることを明確にする ・場所の確保を行い，長女の思いを出しやすい環境を整え対応する

に頼りにされていること，一生懸命やっているのに医療者のあきらめたような雰囲気に怒りを感じることを語った．長女は，病状が悪いことは理解できているが，現状の理解の受け入れを逃避しており，何が母親にとってよいことなのかが，わからなくなっている状態であった．

共感

　長女の思いを理解したい（共感）という看護師の願望を伝えた．長女の気持ちを尊重し支えるために，長女が元医療従事者として1人で母親に携わってきたことを，今までの介護なども含めてねぎらった．

　傾聴によって，母親とは姉妹のように仲がよかったこと，とても大切な存在であることを改めて理解した．そして，他の兄弟の支えが必要な時期であることや，医療者は患者本人と同様に家族のケアも行いたいことを伝えた（行動の言語化に努めた）．

　長女に，医療者は合同カンファレンスを通じて，麻酔科医・主治医・臨床工学技士・栄養士・薬剤師・臨床心理士など緩和ケアチームを含めて，全体で支えようとしていることを伝えた．さらにプライマリー看護師を中心に，プライマリー看護チームが存在し，母親や長女のために何とか役に立ちたいことを伝えた．

　医療の資源情報を伝えるとともに，医療チームで情報を共有・調整を行うこと，プライマリー看護師や看護チームのメンバーの紹介や役割を伝えた．

同感

　対象の「苦痛を和らげたい」という気持ち（同感）を言語化し，医療者は患者・家族ともにケアを行いたいと伝える．

● 情報の整理を家族と行う

　長女と一緒に現状の整理作業を行った．ジョンセンらの4分割表にしたがって長女の発言を整理した（すでに情報の整理を行っているため，簡単に整理を行うことが可能である）．

　はじめに長女の意向（①血液データの改善，②外見の保持：出血や皮膚のびらんの増強を最小限にする，③苦痛の除去）を記し，作業を行った．この3点を中心に情報整理を行う．

● 問題点や疑問点を家族に発見してもらう

　治療に対する利点と欠点を整理した．現在の状態とは真逆のものをあえて列挙することになるため，家族とこの作業を行うときには，その表現によって家族が傷つかないように，事前に言葉の説明を行う．これは，コミュニケーション能力の技術力でもあり，Dooleyらは「適切に伝えることは患者を尊重するための必要条件である」と述べている（Dooley & McCarthy, 2005／坂川, 2006）．

　声のトーン（落ち着いた雰囲気を出す）や環境（安心して話すことができる），相手の反応（非言語的コミュニケーション）を確認しながら，情報の整理を進めた

表4　患者本人の気持ちに焦点を当てる情報の整理

現状の治療：積極的治療 （薬剤投与・透析）	治療の中止 （緩和ケアへの移行）
血液データは少しよくなるが，他データは悪化する（根本的な解決策になっていない）：検査データに一喜一憂．突然状態が急変する恐れがある	血液のデータは悪化する．医療の限界？：血液データで，ある程度の生命の限界を予測できる．残された時間を予測できる
浮腫の増強がみられ出血し，外見が変化していく．患者は自分の姿を見たくないだろう：外見を保つことは困難であるが，テープ類の選択ができる（コストがかかる），処置を最小限にするなどの工夫を行う	点滴をやめれば浮腫の増強が抑えられる．おしゃれだった患者の姿を少しでも保つことができる：愛護的な看護処置で皮膚の損傷などを防ぐことができる．臨床工学技士や薬剤師，栄養士との調整が必要
透析治療においての血圧低下に対するカテコラミン製剤の使用に伴い，バイタルサインの変動や浮腫が増強し，呼吸が乱れて苦しそうだと感じる：血圧や不整脈のコントロールを優先すると（生命の維持），浮腫や出血は受け入れなければならない．臨床工学技士や薬剤師との調整が必要	透析治療をやめればバイタルサインは変動しない．しかし，治療をやめても挿管されており身体は苦痛だと思われ，苦しくないようにしたい：麻酔科，緩和ケアチームにより鎮静および鎮痛のコントロール

（表4）．

ラポール

　長女と一緒に患者に対して「精神的にも肉体的にも安楽に努める」という目標を立案した．

　長女は「今まで母を見ていなかった気がします．母がどうしたいのか考えたい」と発言し，看護師に対しても対応がおだやかになった．

　ここでは医療者の姿勢の変換が重要であり，攻撃的な長女の気持ちを知ることや「その人らしいよい最期をめざす」ことを強調することで変化が起きる．

　その後，兄弟とも話し合い，治療方針はDNAR[*1]となった．急性・重症患者看護専門看護師は緩和ケアチームや環境に伴う調整を行い，プライマリー看護師を中心に患者の個性や気持ちに重心をおいたケアを提供し，患者と家族の時間を大切にした．患者は治療方針を決定した6日後に亡くなられた．

　家族は「外見がきれいで母もうれしいと思います．母はピンクがラッキーカラーなの．私の母という1人の人間を大事にしてくれてありがとう」とおだやかに言われた．

評価

　ジョンセンらの臨床倫理の4分割表で情報を整理し，問題点や疑問点を明らかにし，対応策まで見いだすことができた．看護師に対して攻撃的である家族への対応としてはトラベルビーの看護理論の活用が有効的に働いた．

[*1] DNAR：do not attempt resuscitation．心肺停止が起きても蘇生を行わない．

「積極的治療は患者に苦痛を与えるだけなのではないか？」という看護師の価値観に対し，家族は敏感に医療者の雰囲気を感じとり，気がつかないうちに家族を孤独に追い込んでいたと考えられる．Fryらは「看護師はどの価値が最も重要であり，どの権利要求が正当なものであり，守らなければならないか決定をしなければならない」(Fry & Johnstone, 2002／片田・山本, 2007）と述べており，「守るべきことへの決定支援」は看護師の重要な役割の1つと考える．

相手の価値観を理解しようとするあまり，看護師としての専門的価値観や自分自身の価値観を押さえなければならない場合もある．さらに，価値観のぶつかり合いだけでは解決されないため，異なった価値観への言語化を行っていくことは，理想的な解決方法の糸口だと考える．

倫理的問題は看護ケア問題にも発展し，看護師の強いストレスとなる（Ulrich et al., 2010）．倫理的な調整を専門看護師が行うことで看護ケアがスムーズとなり，患者・家族そして看護する側も目標に向かって進むことができると考える．

文 献

Dooley, D., & McCarthy, J. (2005)／坂川雅子訳 (2006). 看護倫理1 (pp. 107). みすず書房.
Fry, S. T., & Johnstone, M. J. (2008)／片田範子・山本あい子訳 (2010). 看護実践の倫理—倫理的意思決定のためのガイド 第3版. 日本看護協会出版会.
Jonsen, A. R., Siegler, M., & Winslade, W. J. (2002)／赤林朗・蔵田伸雄・児玉聡監訳 (2006). 臨床倫理学—臨床医学における倫理的決定のための実践的なアプローチ 第5版 (pp. 261-262). 新興医学出版社.
Kuhse, H. (2000)／竹内徹・村上弥生訳 (2000). ケアリング—看護婦・女性・倫理 (pp. 93). メディカ出版.
Tomey, A. M., & Alligood, M. R. 編 (2002)／都留伸子訳 (2004). 看護倫理家とその業績 第3版 (pp. 425-430). 医学書院.
Ulrich, C. M., Taylor, C., Soeken, K., O'Donnell, P., Farrar, A. et al. (2010). Everyday ethics: ethical issues and stress in nursing practice. J Adv Nurs, 66 (11), 2510-2519.

Part 3. 倫理調整の実際

第 *1* 章　患者・家族を対象とした倫理調整

5　自殺企図患者

藤野智子

　2003年以降，国内の年間自殺者数は3万人を超えており（図1），7割は男性であった．また，特定可能な自殺原因の6割は健康問題で，中でも，うつ病が原因の4割を占めている（厚生労働省，2010）．

　うつ病は年々増加し100万人を超えていたが，2011年には95万人と16年ぶりに減少を示した（図2）．うつ病は，抑うつ気分や睡眠障害などの症状とともに，希死念慮を抱く場合がある（厚生労働省，2011）．そこで，厚生労働省は自殺・うつ病対策プロジェクトチームを立ち上げ，自殺予防対策に取り組んでいる．

　このようにうつ病と自殺者数の多さは社会問題となっており，一般社会の中でのゲートキーパー[*1]機能を強化するとともに，院内では主治医や精神科医との連携により，適切な対応を迅速に行い自殺予防につなげることが重要である．

　ここでは，失職を苦に自殺企図をした患者の事例から，倫理調整について述べる．

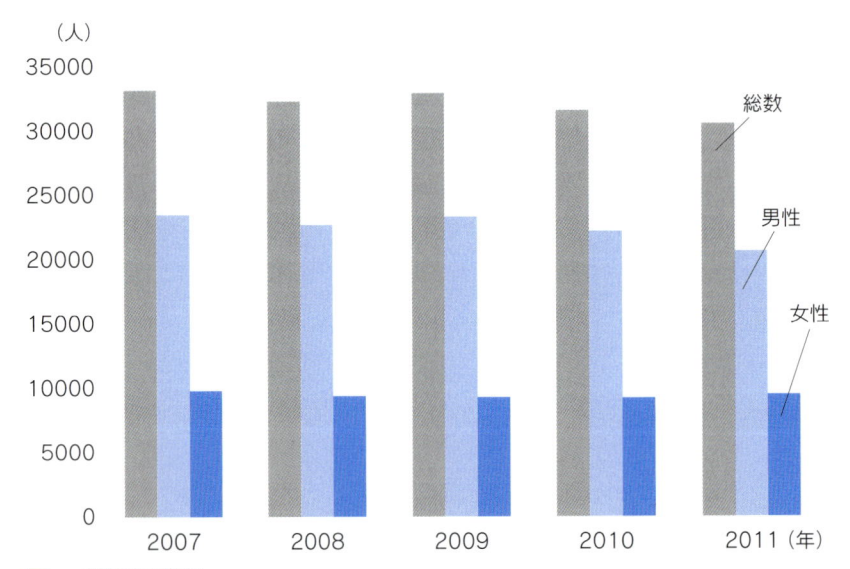

図1　自殺者の推移
厚生労働省（2010）．自殺・うつ病等対策プロジェクトチームとりまとめについて．より作成

[*1]　ゲートキーパー：gate keeper．命の門番．自殺のサインに気づき，適切な専門家の支援につなげる役割をもつ人．

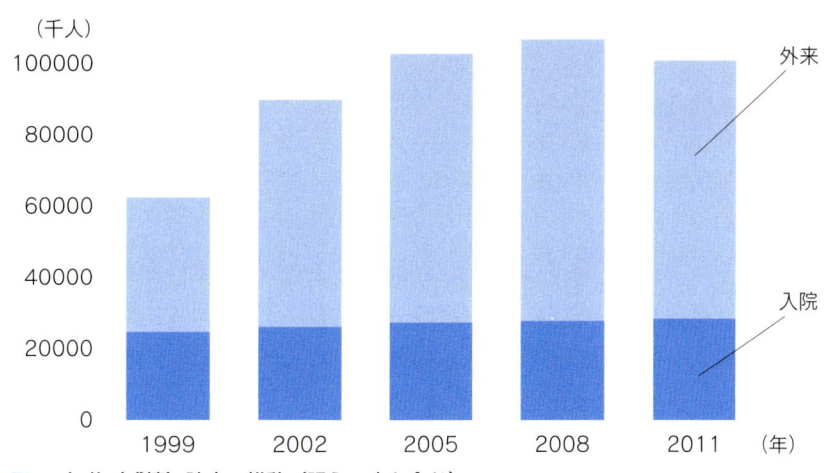

図2 気分（感情）障害の推移（躁うつ病を含む）
厚生労働省（2011）．平成23年（2011）患者調査の概況—統計表．より作成

事例紹介

患者 E氏，54歳，男性．半年前まで会社で事務員として就業していたが，会社が破綻し現在無職．

既往歴 特になし．

経過 退職後は職業安定所を訪れていたが仕事が見つからず，経済面でも苦しくなっていた．1人暮らしで，実兄夫婦が近県に住んでおり，兄弟仲は悪くない．ある日，マンション5階より自殺目的で飛び降り，救命救急センターへ搬送された．病院に到着時，意識レベルは清明であるが，興奮状態であった．左緊張性血気胸，両下肢腓骨・脛骨骨折，両踵部骨折，循環血液量減少性ショック状態であり，鎮静下による人工呼吸器管理を含む集中治療が開始された．

実兄へインフォームド・コンセントが行われ，実兄からは積極的治療の希望と，経済的負担についての申し出があった．また，患者はこれまで持病はなく，希死念慮をもつことも今回がはじめてであることが明らかとなった．加えて，最近は仕事がなくなったことで不安を訴えていたことも判明した．

受傷3日後にはショック状態が安定し，両下肢腓骨・脛骨骨折，両踵部骨折に対して創外固定が実施された．さらに受傷10日後には全身状態が安定し，人工呼吸器離脱および抜管となり経口での食事が開始となった．

現在の状況 発語は少なく表情も乏しく，昼夜問わず熟眠している気配がなかった．

受傷原因をたずねると「自分で飛び降りました．マンションの5階から．死のうと思って」と表現していたため，リエゾン精神科医の診察を依頼し，うつ病と診断された．診察時も日常会話でも「死にたい」「なぜ助かっちゃったんだ」「お金がかかって兄に申しわけない」を繰り返し，希死念慮が強く自傷の可能性も高いため，本人と家族の承諾を得て体幹抑制を実施し，かつ私物は看護師管理とした．

抗うつ薬が処方されたが「申しわけない」と拒薬することが多く，食事も「死ん

でしまいたい」と，ほとんど摂取しない日が続いた．

倫理分析

多職種医療チームでの検討を開始し，医師，看護師，臨床心理士を含めて患者の今の思いを受けとめ，患者の話したいように自由に話しをしてもらうよう統一したかかわりをすることに努めた．その2週間後より徐々に食事を摂りはじめ，拒薬もなくなり精神状態は安定に向かった．本事例をジョンセンらによる臨床倫理の4分割法の視点から（Jonsen, Siegler, & Winslade, 2002／赤林・蔵田・児玉, 2006），それぞれの状況を踏まえて検討する（表1）．

医学的適応（恩恵・無害）

現在，患者の外傷および全身状態は生命の危機状態を脱しており，時間はかかるが予後は良好である．また希死念慮は，うつ病によるものであり，治療対象である．

よって，現在の治療介入は医学的適応から見て適切であり，うつ病の治療をすることで，患者自身が正常な判断ができるようになる可能性が高い．

患者の意向（自己決定の原則）

患者は希死念慮が強く，治療拒否を続けているが，事前の意思表明はない．患者はうつ状態が強く，正常な判断能力とはいいがたい．生命の尊厳を基調として考え

表1 倫理分析

医学的適応	患者の意向
恩恵・無害	自己決定の原則
・外傷および全身状態は生命の危機状態を脱しており，時間はかかるが予後は良好 ・現在の希死念慮は，うつ病によるものであり，治療対象である ・うつ病の治療をすることで，正常な判断が可能となる可能性が高い	・うつ状態が強く判断能力は低下している ・代理意思決定は，実兄が担当し適切な判断が可能 ・患者はうつ病の治療も身体機能の維持も拒否しているが，家族は治療継続を望んでいる ・事前の意思表示はない ・倫理的・法的に許されるかぎり患者の選ぶ権利は尊重されているが，死ぬか生きるかという視点での患者の選ぶ権利はすべて尊重されているとはいいがたい
QOL	周囲の状況
幸福追求	公平と効用
・治療継続した場合，患者は元の生活にもどることが可能．しなかった場合は，元の生活は不可能 ・治療継続によって，患者の身体的・精神的・社会的不利益はない．治療継続しないことで，患者の身体的・精神的・社会的不利益がある ・患者の現在や将来の状態は，患者にとって耐えがたい状況とはいえないが，現在患者はそのことを判断できない ・本人が正常な意思決定ができない場合は，実兄が代理意思決定者として判断が可能	・治療の意思決定に，実兄が積極的に関与している ・医療の意思決定に，医療者がチームで関与している ・経済的には実兄の支援があり高額療養費制度を利用可能 ・宗教や文化的な影響はない ・治療決定の法的な意味は，生命の尊厳

たところ，実兄が代理意思決定を担い適切な判断が可能であり，積極的な治療継続を希望している．この両者の意見をすりあわせると，倫理的・法的に許されるかぎり患者の選ぶ権利は尊重されているが，死ぬか生きるかという視点での患者の選ぶ権利はすべてが尊重されているとはいいがたい．

QOL（幸福追求）

治療継続した場合，患者は元の生活にもどることが可能であるが，しなかった場合は元の生活は不可能である．また治療継続によって患者の身体的・精神的・社会的不利益はないが，治療中断することで患者の身体的・精神的・社会的不利益がある．

患者の現在や将来の状態は，患者にとって耐えがたい状況とはいえないが，現在の患者はそのことを判断できない．よって実兄が代理意思決定者として判断している．

周囲の状況（公平と効用）

治療の意思決定に，実兄や医療者がチームで関与している．経済的には実兄の支援があり高額療養費制度を利用する予定で，治療継続に関して宗教や文化的な影響はない．治療決定の法的な意味は，生命の尊厳である．

倫理調整の実際

このケースでは，患者本人は死を希望し治療拒否しているが，実兄や医療者は治療を進めようと考えている．

この相反する事態に対し，それぞれの視点から倫理調整を検討する．

患者を中心とした調整

患者はうつ病による希死念慮状態にあり，患者の希望は死の選択であった．

自殺は，精神障害の一症状や助けを求めるシグナルと考えられることもあるが，自殺への希望が理性的である可能性も考えなくてはならないといわれる（INR日本版編集委員会，2001）．この患者の治療拒否は，受傷後10日目の抜管までの間は鎮静下にあり，患者の記憶や思考は受傷時から変化がないことが推測される．つまり，うつ症状による希死念慮が強く，理性的な判断とはいえないと評価される．患者の死の選択はうつ症状の表れであり，そのまま受け入れることはできない．

うつ病患者への介入としては，医師からの病状説明を行い，心身の休養のための入院継続と薬物療法が治療上必要であるという説明をていねいに繰り返し行う．

医療者間の調整

救命救急センターへ来院し，救急医と救命センター看護師が初期対応しているが，その後，リエゾン精神科医や集中治療室の看護師，臨床心理士と，かかわる医療者の幅が広がっている．

身体への集中治療の間は鎮静下にあり患者の意思は推測の範疇ではあるが，抜管後より受傷原因の確認（自殺行為であること），昼夜の睡眠状態の様子，患者から発せられる言動を看護師が十分に把握し，リエゾン精神科医への依頼を判断している．

多くの職種がかかわる中で，その時々の患者の状態を的確に把握し，適切な治療が受けられるよう医療者の調整を行っている．

また，多職種医療チームでの検討を提案し，心身状態の共通理解と統一した介入を導き出していることも，医療者間の調整としては重要な事項である．

実兄を中心とした調整

今回の自殺の背景には，患者自身の失業が大きな原因と考えられ，長期療養を踏まえると家族の理解と支援は重要である．

このケースの場合，実兄が患者にとって頼りになる人であったことと，実兄が患者の疾患を理解し，サポートする姿勢がみられていたことが幸いした．実兄に，患者には入院による休息と服薬管理による治療を勧める必要があること，無理やあせりを与えないこと，重要な意思決定を促さないことなどを説明し，医療者とともに支援する姿勢を整えた．また，実兄の仕事との関係で面会時間を調整したことは，家族の負担を減らすと同時に，患者にとっても精神的支援となっていたと推測される．

評価

うつ病患者の40〜70％が希死念慮を抱き，実際に自殺行為に至るのは，そのうちの約15％とされるが（樋口，2008），適切な医療介入により希死念慮が消失する患者も多い．

うつ病症状の1つに「正しい判断ができない状態」がある．患者の思いを受けとめつつ，今の患者の精神状態を観察し，正しい判断ができるのか否かを見定めることは，倫理調整の第一歩となる．

文　献

樋口輝彦（2008）．うつ病（Primary care note）　第2版（pp.7-15）．日本醫事新報社．

INR日本版編集委員会編（2001）．臨床で直面する倫理的諸問題―キーワードと事例から学ぶ対処法（pp.54-56）．日本看護協会出版会．

Jonsen, A. R., Siegler, M., & Winslade, W. J. (2002)／赤林朗・蔵田伸雄・児玉聡監訳（2006）．臨床倫理学―臨床医学における倫理的決定のための実践的なアプローチ　第5版．新興医学出版社．

厚生労働省（2010）．自殺・うつ病等対策プロジェクトチームとりまとめについて．http://www.mhlw.go.jp/seisaku/2010/07/03.html（2013年4月6日閲覧）

厚生労働省（2011）．平成23年（2011）患者調査の概況―統計表．http://www.mhlw.go.jp/toukei/saikin/hw/kanja/11/dl/toukei.pdf（2013年4月6日閲覧）

Part 3. 倫理調整の実際

第1章　患者・家族を対象とした倫理調整

6　初療で突然死した患者の家族

比田井理恵

　救急医療の初療で搬送されてくる患者の多くが，急な病の発症や事故などにより日常生活から突然引き離され，これまでとは別の生活を余儀なくされたり，死の転帰を迎える場合も少なくない．

　特に，来院時心肺停止（cardiopulmonary arrest on arrival, CPAOA）のような別離の準備時間さえもほとんどないような場合は，その患者・家族への支援は，倫理的側面から，そして悲嘆ケアという意味合いからも重要となる．

　ここでは，初療に搬送されてきたCPAOA患者の家族，特に子どもたちへの支援を倫理的および悲嘆ケアの視点から分析し，倫理調整について述べたい．

事例紹介

患者　F氏，50歳代，女性．
既往歴　糖尿病，高血圧，心不全，腎機能障害．
診断名　CPAOA（来院時心肺停止），心室細動．
経過　子どもの学校でのイベントに父兄として参加していたところ，急にうめき声をあげて倒れ，発症した．バイスタンダーCPR（現場に居合わせた人による心肺蘇生法）がなく，学校職員がAED（自動体外式除細動器）を装着したところ，除細動適応でAEDが作動した．

　救急隊到着時は心肺停止状態であり，CPR（心肺蘇生法）開始．救急車に収容後，除細動2回施行．救急隊によるCPRを継続しながら，学校職員と子どもが救急車に同乗し来院となった．

　来院までに40分ほどを要していた．来院時は心肺停止状態だった．心室細動でありCPR継続し，気管挿管，エピネフリン，アミオダロン，硫酸マグネシウムなどの薬剤投与とともに除細動を実施．しかし，いずれの治療においても自己心拍が再開することはなく，発症より1時間半が経過した．

　到着している家族は子どもたちだけであり，急性・重症患者看護専門看護師（以下，CNS）が介入し，子どもたちの意思確認のうえで母親との別れの場に臨み，その後，成人家族の到着を待ち，死亡確認に至った．

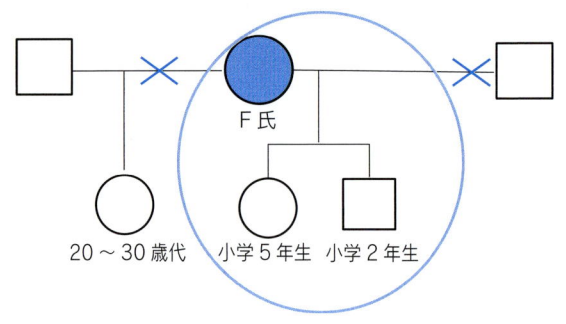

図1　家族構成

家族背景　F氏は2回の結婚歴があり，いずれも離婚に至っている．前夫との間に娘が1人おり，後夫との間には2人の子ども（小学5年生の娘と小学2年生の息子）がいた．現在はその2人の子どもたちとの3人暮らしであった．離婚した後，夫は内縁関係の女性と別宅を構えており，電話連絡時は仕事でこられないと話していたとの情報であった．F氏の両親・兄弟姉妹の存在については不明である（図1）．

前夫の娘は20〜30歳代で，後夫の子どもたちは父親違いの姉に1回程度会ったことがあると話しており，面識は多少ある様子だった．

後に前夫の娘からの話によりわかったことだが，F氏は心不全の治療中（心不全の原因は不明確）で，最近体調不良で疲れやすかったとのことであった．

F氏は，心不全の治療を受けている医師から「心臓がもたなくなったら命が危ない」ことは告げられていたらしい．「何かあったら……」という思いはあったようで，前夫の娘にはそのことを話していた経緯があった．また，幼い子どもたちにも，万が一の場合を考慮し「お母さんの具合が悪くなったときは……」などと，少しずつ準備をさせるための話をしていたようであった．

倫理分析

情報収集と整理

急な発症であり，来院した家族が子どもだけであったことからも情報が少なく，同乗してきた学校教員からの話においても詳細が不明であった．以下に患者，家族，医療者の3側面からの情報を整理する．

患者　CPRを継続しても自己心拍再開がみられず，救命困難と判断され，看取りに至る状況にあった．F氏の意思は不明だが，子どもを思う強い気持ちがあったと考えられる．既往に心不全があり，状態はよくなかったようである．

家族　来院している家族としては小児である子ども2人だけで，離婚した後夫は仕事で来院できない状況にあり，前夫との間の娘が病院に向かうとのことではあったが，1〜2時間かかるという状況にあった．

前夫の娘と後夫の子どもたちとの関係性については，面識はあるものの，その程

度は不明である．後夫の子どもたちの発達段階は，2人とも小学生であり，母親が倒れた場面は目にしていなかったが，救急車の中でCPRの実施や母親の様子は見ており「顔が紫色だった」などと話していた．

医療者 時間経過からCPRは断念することとなり，成人家族（前夫の娘）が来院するのを待ち，死亡確認する方向性となっていた．しかし，すでに来院している子どもたちへの説明や面会をどうしたらよいかの判断がつかず，CNSへの相談に至った．病状に関する説明は，医師が前夫の娘に電話で救命困難な状況であることを説明しており，娘は「わかりました」と返答したとのことであった．また，医師は家族控室にも出向き，子どもたちと学校教員に救命困難な状況であることだけは伝えていた．

状況のアセスメント

F氏は生命の終焉を迎えており，この状況において成人家族が来院するまで待つことは，患者の状態の変化や，F氏の最期の場に立ち会う子どもたちにとっての意味や影響を考慮して，子どもたちが意思決定できるようにする必要性があり，そのプロセスに向けた支援と悲嘆ケアが最も重要であった．

人は6〜8歳ごろになると，死の意味をおおむね理解できるといわれており（坂口，2010），小児である子どもたちに状況理解を促し，子どもたちが有する"状況を受けとめる力"の程度を判断したうえで，母親との別れの場に臨むかどうかを決定できるように支援する必要があった．一方で，子どもたちの悲嘆が，その後の成長・発達に悪影響を及ぼさないようにするための方策を検討する必要性もあった．

倫理的問題の焦点化

こどもの権利条約（児童の権利に関する条約，1990）に基づき（**表1**），倫理的問題の明確化をはかり，対応を検討していった．倫理的問題となるのは以下の3点と考えられた．

・子どもたちだけで母親の最期の場面に臨むことは"最も善いこと"なのか？　その影響を最小限にするための方策検討の必要性（第3条）．

表1　「児童の権利に関する条約」の一部の要約

第 3 条	子どもにとって最も善いことを考える
第12条	子どもは自分に関係することについて，自由に自分の意見を表す権利をもつ．その意見は子どもの発達に応じて考慮される必要がある
第13条	子どもは表現の自由をもつ．子どもは自由な方法で，いろいろな情報や考えを伝える権利，知る権利をもっている
第20条	家庭を奪われた子どもは保護される権利をもつ．子どもが家族と一緒に暮らせなくなったときや，家族から離れたほうが子どもにとってよいときには，国からそれに代わる保護者や家庭を用意され守ってもらうことができる

・小児である子どもたちの権利を考慮した看取りの場への臨席に関する意思決定を要する（第12条，第13条）
・子どもたちのその後の身体心理社会的擁護（場合によっては家庭外サポートシステムの利用）と生活保障の必要性（第20条）．

倫理調整の実際

教員への説明の実施

まず実施したことは，学校から一緒に来院した教員にCNS自身の自己紹介を行い，今後のかかわりについて説明を行うことだった．

これには，親の代わりに保護者として付き添ってきた教員に対し，CNSが何を行おうとしているのかを理解してもらい，不安の緩和と今後の協力を得ていく目的がある．その後，控室にいた子どもたちとのかかわりをもつ形をとった．

子どもたちとのラポール形成

ラポールとは，共通意識や共感により何らかの協力関係が築けるような信頼感がある状態（木村，2007）であり，簡単にいえば相手との信頼関係である．そのラポール形成を意識しながら，家族控室の奥に座っていた子どもたちと話をするために，部屋の空間を考慮し意図的に2人の正面に向き合うように座った．

そのうえで，2人と視線を合わせ，CNSの自己紹介を行うと同時に2人の名前と年齢を聞き，それぞれの名前を呼びかけ，話をさせてもらうためにきたことを伝えた．2人は緊張した面持ちながらもCNSの目をしっかりと見つめ，真剣なまなざしで話を聴いていた．

その表情や反応，発する言葉を捉えながら，母親の状況についての認識，前夫の娘との関係性などついて確認し，母親の死に立ち会うことが可能か否かの力量の判断を行うことにつなげていった．

子どもたちへの意思決定支援

救急車中でのCPRの様子を見ていること，また「お母さんの顔が紫色になっていた」という長女の言葉や，CNSの話を一心に聴いていた2人の様子から，母親の具合の悪さは認識していると判断した．そのうえで，2人に対して「これから看護師さんは2人にとっての悲しい話をしなければなりません．看護師さんのお話を聞けますか？」という問いかけを行った．

2人が緊張しながらも，うなずいた様子を確認した後に「医師や看護師，みんなが一生懸命がんばったけれど，お母さんの心臓が動いてくれない．お母さんは天国に行かなければならない状態にあります」という内容のことを，反応を見ながらゆっくりと説明した．一瞬，間が空き，その後2人が大声をあげて泣き出した．その様

子をじっと見守りながら，気持ちを推し量り，静かに受けとめていった．

しばらく泣いた後，長女が「お母さんに会いたい，お母さんのところに行きたい」と泣きながら言葉にした．その言葉には力がこもっており，別れの覚悟とまではいかないまでも，状況を理解していることが判断できた．長女のその言葉を受けて，初療の場にどのように行くかについて，学校教員に付き添ってもらうか，看護師と共に2人だけで母親のところに行くのがよいかの意思決定を子どもたちに促した．

しばらく考え，長女が「2人だけで行く」と決定したため，CNSが2人の手を取り，初療の場に向かった．この場面において念頭にあったことは，子どもの権利や人格，親子の関係性を尊重・擁護することと，子どもの力を信じることであり，CNSの説明に対する真剣な様子と「お母さんに会いたい」という言葉・反応から，F氏の最期の場面に立ち会えると判断したのである．

母親との面会・看取りへの支援

● 子どもたちの感情表出の促進

初療の場に入り，F氏の横たわっているストレッチャーの側に近寄ったときには，長女がはじめに，次いで長男が「お母さん」と大きな声で呼びかけながら，その体に寄り添い，号泣した．

2人が母親の顔を見ることができるよう，また手に触れられるように支援しつつ，悲しみを表現できるようにした．

母親の側にいる間はCNSが2人を抱きかかえるようにして寄り添うとともに，背中をさするなどで体に触れて，孤独感を感じないよう配慮しながら，それぞれの悲嘆反応（坂口，2010）を見守った．

● 悲嘆反応の観察とかかわり

しばらくすると長女は母親の手を握りながら，周囲の状況にも関心を寄せ，モニター波形についてCNSにたずねたので，フラットな波形の示す意味についてわかりやすく説明をした．

長男は泣きやむと，近くにある血圧計や医療機器に触れたり，「これ，なあに」とたずねたり，キョロキョロと周囲の様子を見まわしたりしており，その場にいることが落ち着かない様子であった．それも長男の悲嘆反応と捉え（表2），疑問に対して説明を加えるとともに，衝撃や恐怖心の助長を考慮して，面会時間を短めにして10分ほどで退室した．

学校教員への情報提供と提案

家族の関係性が不明であったため，子どもたちへのその後のサポート体制を考慮し，衝撃の大きい出来事のあった後の子どもたちの反応や支援の必要性について，学校教員に説明を行い，スクールカウンセラーへの連携に関する提案を行った．

表2 子どもの悲嘆反応

思い・認知	・「ぼくも死ぬの？」「ぼくもがんになるの？」 ・「どこへ行くの？」「死んだ人はいつ起きるの？」 ・「他の家族も死ぬの？」 ・「ぼくのせいなの？」「ぼくが悪い子だったから？」 ・「これから誰がぼくの世話をしてくれるんだろう？」 ・集中力の低下，優柔不断，悪夢
感情面	・泣きじゃくる，あるいはまったく泣かない ・怒りや悲しみ，怖れ，不安が強い ・混乱したり，無気力になったりする ・罪責感や虚無感を表す
身体面	・腹痛や頭痛を訴える ・睡眠や食生活のパターン，排泄習慣が変化する ・身体のだるさを訴える
行動面	・退行現象：おねしょ，赤ちゃん言葉の使用，指しゃぶり，親のそばから離れない，今までできていたことに手助けを求める ・蹴ったり，殴ったりという攻撃行動に出る ・落ち着きのなさ ・不登校，学習上の問題
社会面	・引きこもりがちになる ・何の影響も受けていないかのように振るまう ・いたずらを繰り返すようになる ・自分と他者との適切な境界が引けなくなる ・他者に対して攻撃的になりやすい
スピリチュアル面	・生きている意味を見失い，戸惑う ・信じていたものが信じられなくなる ・安全や信頼を失ったように感じる ・神（あるいは自分より大きな存在）に対して問いをもつ

坂口幸弘（2010）．悲嘆学入門－死別の悲しみを学ぶ（p. 132）．昭和堂．より許可を得て転載

前夫の娘の思いを確認

● 前夫の娘への医師からの説明

　　前夫の娘が夫婦で来院し，医師から病状説明を実施，その後にＦ氏のもとにいき，死亡宣告を実施した．

　　前夫の娘は，医師からの説明にＦ氏の既往歴や最近調子が悪かったことなどについて話し，涙ながらも落ち着いてＦ氏と対面し，状況を受けとめようとしていた．

● 子どもたちとの関係性の確認

　　別室で前夫の娘夫婦に対して，来院するまでの後夫の子どもたちへのかかわりと反応について，また今後の子どもたちの保護・擁護の必要性について説明を行うとともに，今後の方向性についての考えを聞いた．

　　前夫の娘は，後夫の子どもたちとの面識もあり，当面は自分たちが子どもたちの面倒をみて，配慮やサポートを行っていくつもりであること，その後は後夫とも相談して決めていく考えでいるとのことだった．

　　また，前夫の娘は，Ｆ氏のエンゼルケア（死後の処置）において，後夫の子どもたちの参加を促したり，心情への配慮も行えており，今後の子どもたちを支えていくキーパーソンになりうると捉えた．

エンゼルケアへの調整

　F氏の死後の処置を実施する際に，顔を拭いたり，化粧を施すなどのエンゼルケアは家族が参加できることを説明し，子どもたちの意思を確認したうえで場の調整を行った．

　子どもたちには，すべての処置と着替えが終了した後に部屋に入ってもらい，温かいタオルで顔や手を拭いてもらい，前夫の娘には化粧を実施してもらった．

　長女はタオルでF氏の顔や手を拭いてかかわることができていたが，長男はF氏の側に寄ろうとせず，前夫の娘からタオルで拭くことを促されても嫌がっており，前夫の娘のうしろでウロウロしたり，椅子に座ったり，降りたりする様子がみられた．

子どもたちの反応の確認

　出棺の際にも，後夫の子どもたちの反応をうかがっていった．

　長女はCNSの顔を見て，何か言いたそうな様子を示したが，何も言葉にはせず，成人家族同様に頭を下げて帰っていった．

　長男は，やはり落ち着かない状態で，前夫の娘の夫に手をつながれて帰っていった．

評価

　当初，来院した家族が小学生の子どもたちだけという状況で，他の家族との関係性も不明な中，子どもたちと母親との別れの機会をどのように調整するか，また複雑な家庭環境である可能性が予測され，悲嘆ケアがどこまで，どのように行えるかが最大の課題であった．

　子どもにとって母親という存在は，何にも代えがたい大きなものである．その母親が生命の終焉を迎えるときに，看取りまではいかないまでも，立ち会うという経験は，子どもにとって大きなトラウマになる可能性がある一方で，子どもの今後の人生にとって，越えていく必要のあることでもあると考え，その是非の判断は，子ども自身の意思決定に任せることが重要と考えた．そのうえで短時間ではあるが，悲嘆ケアと並行して支援していくことを大切にしていった．

　評価は本来その後の経過も把握したうえで行うべきであり，その後の子どもたちの様子や経過が不明な状況では適切な評価はできない．しかし，それが初療の限界でもあり，あえてここでは出棺時までの経過で評価する．

ラポール形成と意思決定支援

　真実告知および忠誠の原則に基づき，子どもたちとの関係を結び，説明を行うにあたっては，嘘をつくことなく子どもたちに向き合い，子どもたちが理解できるよ

うに話を進め，その反応を観察していった．

　子どもたちが「2人だけで（母親のところに）行く」ことを決定できたことは，CNSを信頼してもらえた結果だと捉える．また，F氏が自分の体調の悪さから，万が一のことを考慮し，子どもたちにも話をしていたことも，子どもたちの覚悟と状況に向き合う力につながったのではないかと考える．

子どもだけでの面会は最善か

　子どもたちの発達段階を考慮して考えた場合，小学5年生の長女は，状況を十分に理解でき「お母さんに会いたい」という言葉を発しており，面会に入るにあたっては弟を配慮する様子もみられた．

　長女であり，自分ががんばらなければという思いもあったと推測され，F氏の体がまだ温かいうちに面会に入り，母親の最期の場面に携わることは必要なことであったと考える．

　一方で，小学2年生の長男にとっては，途中からF氏の側に寄らなくなり，落ち着きのない反応を示したことから，あまりの衝撃的な現実に，向き合うことがむずかしい状況であった可能性がある．しかし，その後の人生を母親不在の状況の中で生きていかなければならない現実を考えると，最善とはいいきれないまでも，やはり長男にとっても必要不可欠なことであったのではないかと考える．

　悲嘆ケアとしては，F氏との面会後に2人と話すことができず，子どもたちに生じた感情や思いの表出と共有が行えず，その点がかかわりとして不十分であった．

子どもたちの社会的擁護と生活保障

　前夫の娘夫婦がキーパーソンになり，子どもたちの当面の面倒をみていき，その後は後夫と相談していくことになった．

　最終的には，どのようになったのかは不明だが，子どもたちが受けた衝撃を緩和しようとする人の存在は確認され，支援を依頼することはできたと考える．

　家族外のサポートシステムについては情報提供を行ったものの，具体性に欠けており，パンフレットを用いるなど必要時に利用しやすい情報を提供していく必要性があった．

アウトカム

　最大のアウトカムは，子どもたちが母親の最期の場に携わることについて意思決定でき（本人たちがどのように捉えていたかは不明だが），生命の終焉に立ち会うことができたことと捉えている．

　限界としては，その後の子どもたちの反応や発達段階，人生への影響がどのようであるのかが捉えられない点において，真の意味で"最善であったのか"という疑問に対する答えが出ないところである．

　初療の場で看取りに至る患者・家族への支援においては，家族の関係性に関する

情報も少なく，医療者との関係も短い中で行われるために，瞬時に信頼関係を結んだり，判断する力が求められる．その中で最も重要なことは，やはり倫理的姿勢と配慮であり，その人の生きてきた過程や家族の思いを大切にする気持ちとともに，尊厳や権利を考慮した支援につなげられることであると思う．

　支援の結果は，その後の経過がわからないことで評価がむずかしいが，1つ1つの事例を振り返り，看護の限界をも含めて見つめなおしていくことは，その後の支援に必ずつながるといえる．各患者・家族に応じた，よりよい支援が行えるよう振り返りをもとにして今後も研鑽したい．

文　献

児童の権利に関する条約（1990）．http://www.mofa.go.jp/mofaj/gaiko/jido/index.html （2013年4月6日閲覧）

木村佳世子（2007）．図解NLPコミュニケーション術（pp.36-37）．秀和システム．

坂口幸弘（2010）．悲嘆学入門―死別の悲しみを学ぶ．昭和堂．

Part 3. 倫理調整の実際

第 *1* 章　患者・家族を対象とした倫理調整

7　児童虐待

井上和代

　児童虐待とは，保護者（親権者，未成年後見人，その他児童を現に保護する者）が18歳未満の児童に対して加える，①身体的虐待，②性的虐待，③ネグレクト（neglect，育児放棄），④心理的虐待，の4つの行為を指す（表1，児童虐待の防止等に関する法律第2条）．

　児童虐待は，子どもの今にとどまらず将来にわたって深刻な影響を与え，命さえも奪うこともある．児童相談所への相談対応件数は，児童虐待防止法施行前の1999年に比べ，2010年度では4.8倍に増加している（図1，厚生労働省，2010）．

　これらの状況を受けて厚生労働省は，①発生予防，②早期発見・早期対応，③子どもの保護・支援，保護者支援を課題に掲げ取り組んでいる．

　救急外来においても虐待が疑われる子どもの搬送が増加している．医療者は，子どもの権利擁護と同時に家族の権利にどう配慮するのか，また医療者としての責務はどうあるべきかなど，さまざまな思いに葛藤しながら対応を模索している．

事例紹介

ネグレクトと考えられる転落外傷児童への対応．
対象　G氏，10歳，男児．

表1　法律による虐待の定義

分類	内容
身体的虐待	児童の身体に外傷が生じ，又は生じるおそれのある暴行を加えること
性的虐待	児童にわいせつな行為をすること又は児童をしてわいせつな行為をさせること
ネグレクト	児童の心身の正常な発達を妨げるような著しい減食又は長時間の放置，保護者以外の同居人による前2号または次号に掲げる行為と同様の行為の放置その他の保護者としての監護を著しく怠ること
心理的虐待	児童に対する著しい暴言又は著しく拒絶的な反応，児童が同居する家庭における配偶者に対する暴力〔配偶者（婚姻の届出をしていないが，事実上婚姻関係と同様の事情にある者を含む）の身体に対する不法な生命又は身体に危害を及ぼすもの及びこれに準じる心身に有害な影響を及ぼす言動をいう〕その他の児童に著しい心理的外傷を与える言動を行うこと

児童虐待の防止等に関する法律第2条から作成

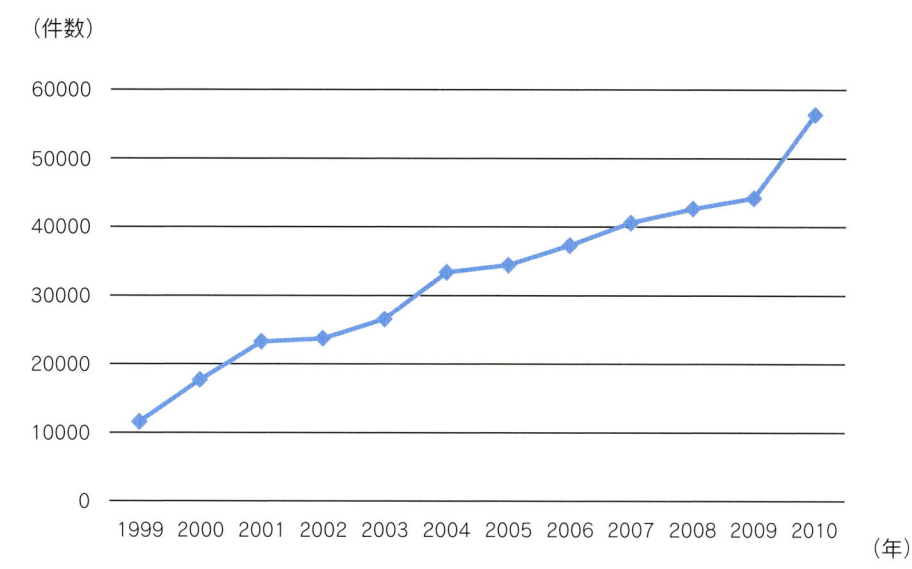

図1　児童相談所における児童虐待に関する相談対応件数
厚生労働省（2010）．児童虐待相談の対応件数及び虐待による死亡事例件数の推移．より作成

　経過　早朝4時ごろ，高さ4～5 m の屋根から10歳男児が転落（100 m 程度離れた近所の家に窃盗に入ろうとし転落したとの情報），右腰部痛と嘔気を主訴に救急搬送された．

　救急隊到着時，立位・歩行が可能であった．母親が救急車に同乗し来院した．

　受傷部位：背部に蛇行する不自然な幅2 cm，長さ10 cm の3本の擦過傷，右頸部に3 mm 程度の切創（縫合拒否）．

　全身CT 検査の結果：明らかな骨折なし．

　血液検査の結果：明らかな異常は認められず．

　その他：体重は26 kg（10歳児標準平均体重：34 kg），ズボンより異臭がし，食事は昼食・夕食とも食べていない．

　治療内容：鎮痛目的にアセトアミノフェン坐薬を挿肛後，背部創洗浄し軟膏塗布した．今回の受傷以外の外傷は認められず，母親に説明後，帰宅となった．

　家族背景　母親との6人暮らし．5人兄弟の下から2番目．

　生活背景　母親は無職で生活保護を受給し生活している．

　救急隊からの情報　救急隊到着時，児は窃盗に入ったとされる民家から10～20 m 離れた自宅の玄関で泣いていた．母親から児を心配する言葉は聞かれず，児の頭をつかんで振りまわすような行動がみられた．

　早朝4時過ぎにもかかわらず，自宅玄関には普段着姿の兄弟4～5人が出てきており，パジャマ姿ではないことに違和感があった．

　児の様子　自分から話すことはなく，看護師が質問しても答えず，痛いともいわない．お腹が鳴っていたものの「お腹は空いていない」と話し，首を振るか，単語をいうのみで表情は少なかった．

母親の様子　母親はため息をつきながら救急車から降りてきた．児を心配する言動はなく待合室で寝ていた．医師と話をするものの看護師とは単語のみで目を合わさないことが多く，態度に違いがみられた．

倫理分析

　ジョンセンらの4分割表を参考に，医学的適応，患者の意向，QOL，周囲の状況の視点から倫理分析する．

　担当医は決定的な身体的虐待を疑うような所見はないことから，いったん診療は終了し帰宅可能と判断した．患児の担当看護師は，「帰宅したら，かかわりがむずかしくなる．病院にいるうちにできることは何か？　お母さんとこのまま帰していいのだろうか」と葛藤を抱えていた．医師の判断と虐待を疑った自分の判断に戸惑いを感じていた．

　対応を必要とする課題　担当看護師は，救急外来で自分が行ったネグレクトや身体的虐待の可能性が疑われる子どもへのかかわりや判断がよかったのか，葛藤を感じていた．

　介入目標　虐待の可能性に気づいても，行動をためらい見過ごしてしまうことは虐待早期発見の遅れにつながる．児童虐待が考えられた場合のかかわりの視点を明確にすること，必要な情報を明確にすること，次の支援者につなげる道筋を示すことによって，看護師の葛藤が低減し，かかわったことが肯定的に捉えることができることを目標とした．

　対応　担当看護師は葛藤を抱えながらも，情報を聞き取り記録に残していた．虐待が疑われる気づきを早期発見につなげるには，救急外来での限られた時間の中で，不自然な親子のありさまなど，気になった点を形に残すこと（記録）が重要となる．

　医療機関は虐待が事実であることを証明する必要はなく，加害者となる親権者や児童の保護者への積極的な告発をするわけでもない．虐待が疑われる親子の困難さに支援者としてできることは何か考えながら，気づいたことを次の支援者につなげることが重要である．

倫理調整の実際

早期発見の方法

- **気づきを形にする**

　外傷の原因や受診経過に不自然さ，矛盾や不統一性を感じたら，虐待を視野に入れながら情報を記録に残す．得た情報のその後を確認する．

- **親から情報を引き出す**

　親が直面している困難さや思いに理解を示しながら，それを否定せずに情報を引

表2 臨床倫理の4分割表

キーワード	状況	アセスメント
医学的適応：治療と看護で患者は恩恵を受け，害を避けられるか？	・標準体重以下の発育不全がありズボンからは異臭がした ・背部に平行に蛇行する不自然な3本の擦過傷がみられた	・子どもの体重などからネグレクトの可能性，また違和感の残る傷の形状からは身体的虐待も推測された ・医療機関による治療と看護で得られた情報をもとに早期発見につなげる調整が必要であると考えられた
患者の意向：許されるかぎり患者の選ぶ権利が尊重されているか？	・児は思いや訴えを自分から口にすることはなく，表情も少なかった	・親と共に生きていかなければならない子どもが自ら「声」を上げることはむずかしい ・児の命と成長を守るために児の「声」を代弁する介入が必要と考えられた
QOL：安寧の得られる状況か？	・傷ついた子どもに母親からのやさしい言葉は聞かれず，子どもからも「声」を上げることがなかった	・子どもを守り，子どもを理解し，やさしさのある母親の存在が子どもの心の安寧につながる ・家庭は本来，安心できる，ほっとできる，人目を気にせずにすむ，心が休まる，心が自由になれる安全な空間のはずである ・母親の言動と子どもの様子からは家族の機能が果たされていない状況が推測され，子どもにとって安寧とはいえない状況にある
周囲の状況：治療に影響を与える家族や医療者，経済的，宗教的等の問題はあるか？	・下顎切創の縫合を「自業自得だから」と拒否するなど，母親の考えや姿勢が子どもの治療に影響を及ぼしている	・子どもへの罰として治療を拒否している ・子どもへの感情ではなく必要な治療として受けとめることができるよう説明し対応することが重要である ・経済的な問題が影響している可能性もあり社会的な介入の必要性が考えられる

き出していく．

　状況の説明などに統一のなさを感じたら，第三者の目撃があるのか，そのときの対応はどうであったのか，発生してから受診までの経過に不自然な点はないかを確認していく．

　虐待は身近にあるものとして捉えることが重要である．

● 児から情報を引き出す

　児にとっては，たった1人の母親である．児とかかわった看護師は，児が何も言わないことから，母親を否定したり，母親が悪いという言いかたをしないように注意し，児の思いを尊重しながら情報を得ていた．子どもは1人では生きていけないことを本能的にわかっており，子どもは親を「守る」ことを選ぶ．

　担当看護師は，児が話しやすいと思われる兄弟のこと，生活面など当たりさわりのないことから情報を引き出し，児と緊密になれるよう，児の前ではメモをとらないように配慮した．そして，児の側にいる時間をつくり，児と共感できる内容の話をし，児の尊厳を守りながら情報収集を行った．

● 3つの「変」に気づく

　医療者は情報を得ながら，3つの変（①子どもの様子が変，②親の様子が変，③説明された状況が変）に気づくこと，これらの「気づき」を見過ごさない姿勢が重要

表3　3つの「変」の例示

項目	内容
子どもの様子が変	①年齢や発達段階にそぐわない ②表情や反応に乏しい ③極端に不潔な衣服や皮膚 ④極端にひどい虫歯 ⑤びくびくした様子 ⑥行動に落ち着きがない ⑦大人の顔色をうかがう ⑧身体接触を極端に嫌がる ⑨性的なことへの年齢に見合わない過度の関心や行動
親の様子が変	①かたくなな否定や過度の興奮 ②極端に落ち着きがない ③診察や処置中の子どもが重症でも心配や慌てる様子がない ④子どもの症状からみて受診のタイミングが遅すぎる ⑤子どもへの無関心，おむつ交換がなく子どもをなだめるなど通常の養育行動を示さない ⑥子どもに対して極端に激しい叱りかたをする ⑦子どもの要求や接近行動に反応しない
説明された状況が変	親の説明内容と子どもの発達段階を含めた状態が一致しない ①生後2か月の子どもが自分で寝返りしてソファから落ちた ②「自分で転んだケガ」が身体の前面ではなく背面や衣類に隠れる部位の外傷である　など

山崎嘉久, 前田清, 白石淑江編（2011）．子ども虐待防止＆対応マニュアル―ふだんのかかわりから始める　改訂第2版 (p.96)．診断と治療社．を参考に作成

となる（山崎・前田・白石，2011）．

　本事例では，①子どもの様子が変＜体格が年齢にそぐわない，表情や反応に乏しい，不潔な衣服＞，②親の様子が変＜子どもが処置中でも心配したり慌てる様子がない＞，③説明された状況が変＜「自分で転んだケガ」が身体の前面ではなく背面や衣類に隠れる部位の外傷である＞，に違和感があった（表3）．

どこに注目するか

● ネグレクト

　ネグレクトには，①衣食住にかかわるもの，②心にかかわるもの，③教育にかかわるものがあり（奥山・近藤・高野・田村，2010），医療関係者はネグレクトを見過ごさない姿勢が求められる（表4）．

　本事例においては，空腹感の否定，体重増加不良，衣服からの異臭，深夜早朝に普段着を着用する生活などから＜衣食住にかかわるネグレクト＞，心配し優しい言葉をかけることもない母親に児からは甘えて愛情を求めたりすることもできない＜心のネグレクト＞もあると考えられた．

● 身体的虐待の所見

　看護師は外傷部位を写真撮影していた．その理由について「第三者に見てもらい，自分の主観ではなく客観的証拠に」と話しながらも「自分の行動は親への攻撃になるのではないか」と危惧もしていた．

表4 ネグレクトの内容

項目	内容
衣食住にかかわるもの	①食事を与えない ②風呂に入れない ③着替えさせない ④健診や医療を受けさせない ⑤基本的生活習慣をくずす行為をする ⑥家庭の中で安心して過ごせない
心にかかわるもの	①笑顔で接さない ②返事をしない ③ほめない ④スキンシップを拒否する
教育にかかわるもの	学校に行かせない

奥山眞紀子, 近藤太郎, 髙野直久, 田村陽子編 (2010). 医療従事者のための子ども虐待防止サポートブック―医療現場からの発信 (p.43). クインテッセンス出版. を参考に作成

身体的虐待の身体所見としては，新旧混在した打撲痕の存在，一見ではわかりにくい部分（殿部，大腿内側，腋窩，背部）の外傷痕などがあげられる．児の受傷部位は背部で見えにくい部分，曲線を形成する傷でありベルトなどによる道具による挫傷も考えられた．

写真で残された傷は，①部位，②色調，③大きさ，④パターン痕（何らかのパターンをもつ挫傷）の視点で虐待を確認できる材料となった（図2）．事実確認できる材料を残した担当看護師の判断は虐待対策委員長の医師からも評価された．

多職種による検討

虐待は親の意識の問題だけではなく，心理的・身体的・経済的な要因が絡み合って生じる．核家族化や親の未熟さ，家族形態の変化などを背景に家庭の養育機能は低下しており，機能低下した家庭を支援するには社会の介入が必要となる．

医療機関の役割は早期発見であり，その後，複数機関が連続的にかかわり，切れ目のない支援を行っていくことが必要である．虐待支援の最終ゴールである"虐待の連鎖を断ち切れるような親子支援"を見すえ，医療機関としての責務である早期発見を遂行することが倫理的責任を果たすこととなる．

● 緊急性のリスクアセスメント

虐待は繰り返される．見過ごしは子どもの健康と安全，最終的には生命に危険を及ぼす．事実として把握した情報に加えて重症度の評価が必要となる．

児童虐待判断チェックリスト（表5）を用いて重症度判断（1〜4の4段階，4は緊急介入の絶対適応）を行った．

本事例においては，重症度1が2項目（多人数兄弟，一方の親のみ），重症度2が2項目（不潔，栄養不良），重症度3が2項目（指や紐の跡と思われる挫傷，説明に合わない不審な外傷）の該当がみられた．

手による挫傷

平手打ち痕：少しぼやけた，指の大きさの直線状の2〜3本の縞状痕．指輪痕を認めることもある	つねり痕：三日月状の一対の挫傷	
	絞頸：頸部の挫傷と，上眼瞼や顔面の点状出血．時に眼球結膜充血も伴う	耳介内出血：肩・頭蓋などに守られるため，偶発外傷であることはまれ
	指尖痕・手拳痕・握り痕：等間隔の卵型挫傷 指爪により時に皮膚の裂傷が併存する 時に重篤な顔面びまん性挫傷，眼窩貫通外傷を伴う	

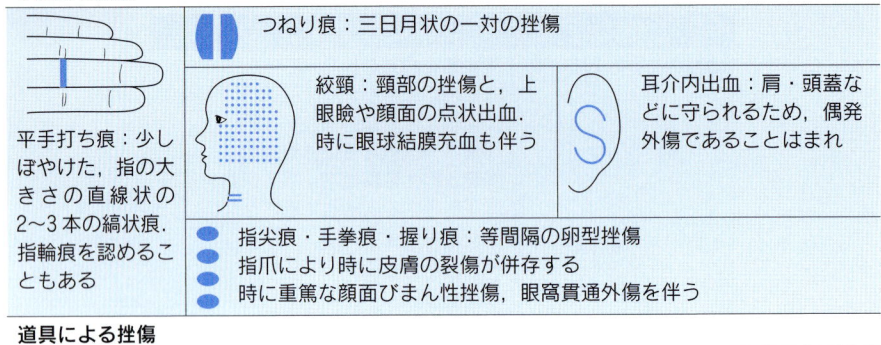

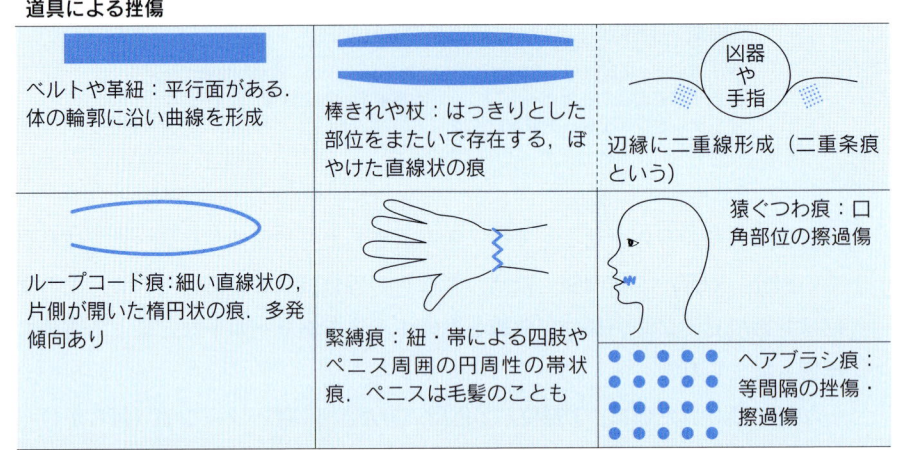

道具による挫傷

ベルトや革紐：平行面がある．体の輪郭に沿い曲線を形成	棒きれや杖：はっきりとした部位をまたいで存在する，ぼやけた直線状の痕	凶器や手指：辺縁に二重線形成（二重条痕という）
ループコード痕：細い直線状の，片側が開いた楕円状の痕．多発傾向あり	緊縛痕：紐・帯による四肢やペニス周囲の円周性の帯状痕．ペニスは毛髪のことも	猿ぐつわ痕：口角部位の擦過傷 ヘアブラシ痕：等間隔の挫傷・擦過傷

図2　パターン痕
奥山眞紀子，山田不二子，溝口史剛（2010）．子ども虐待対応医師のための子ども虐待対応・医学診断ガイド（p.21）．厚生労働科学研究費補助金子ども家庭総合研究事業．より許可を得て転載

● **虐待対策委員会での検討**

　医師（小児科，外科，整形外科，脳神経外科，形成外科，心療内科，救急部），看護師，医療ソーシャルワーカーおよび事務などの多職種で構成される虐待対策委員会で検討を行った（図3）．

　さまざまな情報を各々の視点で分析することで，新たな矛盾点（10歳児がどのようにして離れた民家の2階に登れたのか，転落後自宅までどのようにしてもどってきたのかなど）が提示された．学校や保健師にもかかわってもらうよう，子ども家庭支援センターの協力が効果的との意見も出された．

　さまざまな検討の結果，ネグレクトが疑われると判断され，病院として児童相談所に通報することとなった．

評価

担当看護師の葛藤の低減

　担当看護師は医師と虐待判断で相違があった戸惑いや，児への観察や情報収集が

表5 児童虐待判断チェックリスト

重症度	4 緊急介入の絶対的適応 ＊1項目でも該当する項目がある場合は院内虐待対策委員会へ報告	3 緊急介入が必要となる可能性が高い ＊複数該当する項目がある場合は院内虐待対策委員会へ報告	2 緊急介入を必要とする場合がある	1
現症	□致死的な外傷の存在 □内臓損傷 □数多くの身体的外傷の跡 □性器・肛門およびその周囲の外傷 □(脳出血)・硬膜下血腫 □長管骨の新旧の骨折 □頭蓋骨骨折 □その他骨折（　　） □眼球損傷・網膜出血 □多発性の火傷	□多数の皮下出血 □指や紐の跡と思われる挫傷 □説明に合わない不審な火傷・外傷 □乳児	□不潔 □栄養不良 □乳児	□発育不全 □低身長
問題行動その他	□頻回の家出 □徘徊 □凝視(凍りついた眼差し) □著しいおびえ	□知的障害 □ハンディキャップ □病弱	□失禁・遺糞 □虚言 □盗癖 □操作的 □べたべたする □過食	□不器用 □子どもらしさの欠如 □無気力
生育歴	□養育者が一定せず	□継子・連れ子	□未熟児	□乳幼期の家族の混乱
家族が育児の相談に拒否的	□介入に対し，脅す，すごむ	□両親ともに拒否 □次回の約束ができない	□一方の親が強く拒否 □面接の約束を守らない	□意欲にかける □急に予定変更
家族が援助を望んでいるか		□ひとごとのよう □会うのをいつも嫌がる □悩む様子がみられない	□聞き出さないかぎり自分から言わない □反論ばかりで話が困難 □虚言が多い	□泣くか黙るかで話が進まない
家族の病理性	□言うことが支離滅裂 □精神分裂病が疑われる □他の家族(兄弟・姉妹)に虐待の既往	□反社会的傾向 □アルコール乱用 □薬物乱用 □対人関係が極度に不安定 □かんしゃくを抑えられない □自殺の既往 □ボーッとして何もわからない □両親いずれかに虐待の既往	□両親のいずれかに養育能力の低下(精神障害など) □容易に被害的，猜疑的になる	□暴力を容認する家庭の雰囲気
経済状況		□多額の借金 □サラ金 □再婚・離婚を繰り返す □妻に暴力をふるう夫	□親がギャンブル好き □失業状態 □絶え間ないけんか □若年結婚	□貧困家庭 □多人数兄弟 □浮気，不倫があった □一方の親のみ
キーパーソン		□密室状態 □周囲との交流がまったくない	□父母の両親や兄弟が近くにいない	□親戚は近くにいるが，友人がない
地域とのかかわり		□駆け落ち □家出	□けんか状態の隣人の存在 □多問題地域	□大都会 □大集合団地

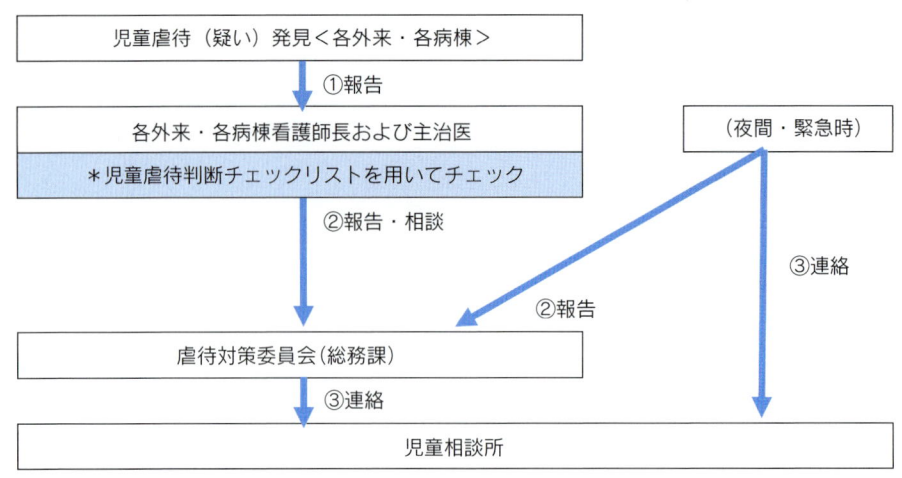

```
児童虐待(疑い)発見＜各外来・各病棟＞
            │①報告
            ▼
各外来・各病棟看護師長および主治医
＊児童虐待判断チェックリストを用いてチェック
            │②報告・相談              (夜間・緊急時)
            ▼         ②報告                │③連絡
虐待対策委員会(総務課) ◀──────                │
            │③連絡                         │
            ▼                              ▼
                        児童相談所
```

図3　児童虐待における院内報告と関係医療機関への連絡方法

母親への攻撃になるのではないかと危惧していた．

　そのことについて担当看護師が葛藤しながらも観察や情報収集を行ったことが，虐待の早期発見につながる重要な情報となったこと，その情報が親子の困難さを支援する機関につなげる足がかりとなったことを，急性・重症患者看護専門看護師がフィードバックした．また気がかりとなる事実は，すべて記録に残すことが重要であることを伝えた．

　担当看護師からは"自分のしたことはよかったと確認ができ，安心した"という言葉が聞かれた．

　虐待判断で看護師と相違があった担当医は，他の医師にも相談したうえで帰宅の判断をしていたため，関係機関に通告することへの心理的負担感のあったことが推測された．児童虐待が考えられる事例の通告については，担当医が判断するのではなく，虐待対策委員会に報告・相談するという連絡方法に沿えばいいことを伝えた．

　"医療機関は虐待を事実であることを証明する必要はなく，加害者と考えられる者を告発するわけでもない"この基本姿勢を医療者全体に広めることが医療者の虐待対応における負担感軽減につながる．

　本事例以降，児童虐待判断チェックリストによる客観的な判断を行い，マニュアルに沿った連絡方法が定着化し，検討がスムーズに行われるようになった．

医療機関に求められる役割

　児童相談所への通報時には，すでに警察が介入していた．子どもは悲しいこと，苦しいこと，心細いこと，怒りやさびしさなどを自分でうまく処理できず，またそれをうまく表現することができない．

　本事例では，救急外来における子どもの表情やしぐさ，雰囲気を観察し，生活全体に関する情報収集を行っていた．帰宅するため，救急外来での継続的なかかわりがむずかしく，在宅支援に向けて病院全体としての判断を行い，次の機関につなげ

ることができた.

　今後は,さらなる円滑な連携を行うために,顔が見え,そして意見が言えるよう,関係機関との連携を進めることが重要である.

文　献

INR 日本版編集委員会編 (2006). 臨床で直面する倫理的課題―キーワードと事例から学ぶ対処法 (p.81). 日本看護協会出版会.

厚生労働省 (2010). 児童虐待相談の対応件数及び虐待による死亡事例件数の推移. http://www.mhlw.go.jp/seisakunitsuite/bunya/kodomo/kodomo_kosodate/dv/dl/120502_01.pdf (2013年4月6日閲覧)

奥山眞紀子・近藤太郎・高野直久・田村陽子編 (2010). 医療従事者のための子ども虐待防止サポートブック―医療現場からの発信 (p.40, 43, pp.64-65). クインテッセンス出版.

奥山眞紀子・山田不二子・溝口史剛 (2010). 子ども虐待対応医師のための子ども虐待対応・医学診断ガイド (pp.20-21). 厚生労働科学研究費補助金子ども家庭総合研究事業.

山崎嘉久・前田清・白石淑江編 (2011). 子ども虐待防止 & 対応マニュアル―ふだんのかかわりから始める　改訂第2版 (p.96, pp.201-206). 診断と治療社.

Part 3. 倫理調整の実際

第1章　患者・家族を対象とした倫理調整

8　家族のサポートがない患者

大江理英

事例紹介

患者　H氏，75歳，男性，一人暮らし．

家族構成　妻と息子がいるが，30年前に離婚している．外来通院から現在まで，家族に何度連絡をしても「電話してこないでください．かかわりたくない．一切を断る」と一方的に切られ，その後の連絡や面会はない．その他，兄弟もいるが同様の対応でH氏と交流はない．時おりアパートの管理人が手続きなどで病院を訪れるが，友人などの面会もない．

入院までの経過　中学校卒業後，故郷を離れ20年ほど前まで建設作業員として就労していた．近年は糖尿病とともに心不全やCOPD[*1]を合併し，外来通院をしていた．

日常生活における水分管理や血糖管理といったセルフマネジメントはあまり遵守できず，ここ1年間はCOPDや心不全の急性増悪による再入院を繰り返し，そのたびにNPPV[*2]やIPPV[*3]などの人工呼吸器管理や集中治療を受けていた．

退院後は在宅酸素療法を受け，セルフケア能力の低下で買い物などにも行けないようになり，ヘルパーなどのサポートを受けて生活をしていた．

今回は，自宅アパートで苦しそうにしているところを訪問看護師が発見し，救急搬送された．

入院後の経過　呼吸困難と意識混濁で，感染によるCOPDの急性増悪と診断され，IPPVなどの集中治療が行われた．

入院2週間後，抜管後NPPVを装着した．意識清明とはいいがたい状況であった患者は，「もう，管を入れるのはいやだ．気管切開もいや」と何度も話していた．一時は改善のきざしも見えNPPVは離脱できたが，感染，心不全増悪による循環不全，呼吸困難が顕著となり，再度NPPVを装着した．

主治医は治療への反応性の低下と低酸素血症を中心とする身体症状の安定が得ら

[*1] COPD：chronic obstructive pulmonary disease，慢性閉塞性肺疾患．
[*2] NPPV：noninvasive positive pressure ventilation，非侵襲的人工呼吸．
[*3] IPPV：intermittent positive pressure ventilation，侵襲的人工呼吸．

れないことから終末期であると診断した．しかし，生命維持として気管挿管と気管切開を行いたいと考えていた．

　これらの状況の中，患者が話していた内容を把握していた看護師より，気管挿管などのこれ以上の治療を行うか否か，また，急変の可能性もあり，急性・重症患者看護専門看護師へ治療方針に関する相談があった．

　H氏はデクスメデトミジン塩酸塩による鎮静中で，はっきりした意思表示はできない．また鎮静を浅くしてもCO_2の蓄積により正常な意思決定は見込めない．入院前の医療に関する事前指示などを示す書面などはない．成年後見制度などの利用もない．

　その後の経過　医師とのカンファレンスの結果，NPPVなどの集中治療は継続するものの気管挿管や人工透析や新たな治療は施行せず，急変時にはDNAR[*4]を治療方針とした．

　その後，敗血症の進展から腎不全も併発し，尿量減少や循環動態が不安定になるなどの症状がみられるようになった．主治医から何度も連絡を試み，循環動態がさらに不安定になったころ，兄弟が面会に訪れた．死の2日前であった．

　「今まで自由に，好きに生きてきたから……．死ぬ前に会えてよかった」と話された．病状やDNARなどの方針には同意され，臨終時の連絡は希望されず，死に立ち会う親族はなかった．患者は眠るように逝去した．死後，遠方より兄弟が迎えにこられ，おだやかに「ありがとう」と述べて帰られた．

倫理的分析

　倫理的分析をジョンセンらの4分割法をもとに行った（Jonsen, Siegler, & Winslade, 2002／赤林・蔵田・児玉，2006）．

医学的適応（恩恵・無害）

　COPD（慢性閉塞性肺疾患）とは，タバコの煙を主とする有害物質を長期に吸入曝露することで生じた肺の炎症性疾患である（日本呼吸器学会，2009）．

　COPD終末期とは，慢性呼吸不全となり，①HOT（home oxygen therapy，在宅酸素療法）・NPPVの使用，②重度の労作時呼吸困難によりセルフケアができない，③増悪による入院が頻繁になっているときなどが考えられる（茂木・木田，2010）．

　また一般のCOPDにおける予後不良を予測する因子として，％FEV_1＜30％，直近の1年間での急性増悪入院が1回以上，心不全などの合併，うつ，活動度の低下，他者への高依存，高齢などがあげられる（Hansen-Flaschen, 2004）．

　終末期の期間は数か月から数年の範囲だが，長期酸素療法や長期NPPV療法を用いても呼吸状態が維持できなくなる数日から数週間を「最終末期」としており（坪

＊4　DNAR：do not attempt resuscitation，心肺停止が起きても蘇生を行わない．

井，2011），H氏もこれに該当すると考えられる．

慢性呼吸器疾患の急性増悪の場合，人工呼吸器離脱が極めて困難と予測される場合，人工呼吸器管理の差し控えについては救命の可能性が病態によりかなりの幅があると考えられ，原因疾患の病態，治療反応性，予後を考慮し，患者や家族の希望を十分に尊重したうえで気管挿管・人工呼吸器管理の適応を検討すべきであると考えられている（片岡・谷口，2007）．

患者の意向（自己決定の原則）

近年，社会情勢や人口構造の変化により，人と人とのつながりや絆は大きく変化している．すべての年齢層での地域や家族という人々のコミュニティやソーシャルサポートの狭小化や喪失は，孤立や孤独死など，さまざまな社会的問題を引き起こしている．中でも増え続ける独居高齢者は「頼れる人がいない」人の割合が高く，男性で24.4％，女性で9.3％が心配ごとにあげており（内閣府，2009），ICUにおいても意思が不明で代理意思決定者が不在の患者が5.5％存在していることが報告されている（White et al., 2007）．

今回の家族が代理意思決定者になれない要因は表1の②に該当し，長年の絶縁状態から直近の患者の意思決定として尊重することができない．他の人々との関係も密接なものはない．唯一訪れる管理人に個人情報を伝えることは守秘義務上できない．H氏は受けていないが，成年後見制度については主に財産管理の役割があり，医療行為に関する代諾や生命に関する重大な決定権はもたない．このことから潜在的に家族サポートを得られない人々は社会の中で暮らしており，H氏もまたその1人である．

患者による大切な生命や機能の喪失に大きくかかわる重大な意思決定に関する発言はあったものの，抜管後の意思表示であり，正常な意思決定能力が認められる状況とはいえない．呼吸不全の場合，うつの合併による悲観的観点からの意思表示がみられることもあり，現在鎮静状態にあることから価値や信念は不明である．ただ複数回入院している中では，自由な生活を好み拘束感を嫌うなどの発言が多くみられていた．

QOL（幸福追求）

急性増悪時や慢性衰弱時（終末期）に希望する呼吸管理方法は，患者・家族・主

表1 家族が患者をサポートできない要因

①家族は存在するが家族要員側にサポートの能力がない（未成年のみ，精神的疾患，疾病，要介護状態など）
②家族は存在するがサポートの意思がない（家族自体の高齢化や罹患，家族不和や疎遠などで家族関係が希薄であるなど）
③家族がいない

治医で異なり，患者家族では人工呼吸まで望むケースも少なくないが，家族をもたない症例では侵襲的人工呼吸を希望する患者はいない．また，患者自身が希望する呼吸管理方法は経過中に変遷し，病状の変化や家族構成の変化および終末期に対する考えかたの変化などが影響している（坪井，2011）と思われる．

H氏の現在のQOLは呼吸循環動態の悪化により著しく低下しており，人工呼吸や気管切開を行うことは延命行為か，治療か，治療効果はあるのかという観点においては十分な検討が求められた．

周囲の状況（公平と効用）

今までの生活費や入院費用については，社会的支援を受けている．無宗教である．守秘義務があるので管理人には病状は話していない．

当該病棟では，治療の中止や差し控えの経験は少なく，救命を使命に最善の治療として気管挿管などを行ってきている．看護師はそれらの状況の中で疑問を抱えながらも，どのように表現すればよいのか困惑している．

本事例の問題の焦点は，代理意思決定者をもたない終末期における患者の尊厳を守るためには，意識が明瞭な状態での見通しを含めた病状説明と，本人の意思確認が必須であるにもかかわらず，これがほとんど行われていない現状で，代理意思決定者もおらず自律の原則を尊重できないことである．単身高齢者のケア上，生命に関する倫理での最も根本的で重要な問題である．

倫理調整の実際

急性・重症患者看護専門看護師として，本状況の解決のために，①フィジカルアセスメントやEBN（evidence based nursing）を基盤とした現在の治療適応性や今後の見込みに関する判断，②生きてきた物語と患者の意思の推察，③法律や社会理念，ガイドラインなどからの視点，④多様な価値の中で患者の最善の模索と選択への支援，⑤医療者間との意思決定の手続き（プロセス）の調整，⑥その後の進捗の確認と看護師へのフォローなどが必要であった．

発することができない患者の意思をくみとり，「ただ1人の患者」へ，いかによりよき支援ができるかは，倫理調整による医療チームの醸成が鍵をにぎる．

患者の現状の把握（身体的，精神的，社会的）

患者の身体アセスメントによる身体状況の把握と，治療選択の利益とリスクを明確にしていくことが重要である．この患者の場合は，COPD終末期である．しかしCOPDの治療のメリットとデメリットについては個々の病態によるものが大きく，生きてきた人生も統合した総合判断が求められた．しかし代理意思決定者となるべき家族は疎遠であり，長らく生活を共にしていない患者の意思を知る者は少ないと考えられる．

したがって，冷静かつ的確なフィジカルアセスメントやエビデンスに基づく医学的判断とともにナラティブ[*5]な人生を統合した総合評価を基盤とした個別化した最善を医療チームで選択することが必要とされる（**表2**，厚生労働省，2007）．

医療チーム内での患者の最善についての議論

患者の大切な人生にかかわることであるため，さまざまなメリットとデメリットを十分に把握した医療チームによる総意が求められた．代理意思の決定がない場合，パターナリズム[*6]に陥ったり医療者の生命への考えかたに偏るなども想定され，医療チームによる総意の方向性が患者中心であるように調整することが必要であった．そのため，カンファレンス開始当初に，患者にとって何が最善かを中心に考えていくことを説明した．

代理意思決定者がおらず，自らも意思決定できない患者に，パターナリズムを避け，治療の差し控え過ぎや過剰治療がない身体状況や，人生の最終地点としての最善を選択することが必要であった．医師は長らく診察してきたことを，看護師は繰り返し入院してきたときの状況や会話の内容などを振り返り，患者にとっての最善とは何かについて話し合った．ここではH氏とよくコミュニケーションをはかっていたことが強みとなった．

また代理意思決定の役割を担う意思がない親戚についても，できるだけの説明をし意思決定への参加を促し，患者の治療について理解してもらえるようにすることが求められた．患者本人の高齢と人生での葛藤のうえでの家族形態の縮小と孤立化が推察された．このことから関係性の希薄さゆえ代理意思決定者として機能できないばかりか，ストレスに感じる家族への精神的支援も忘れずに行うことが必要である．これらの共通理解ができるようにカンファレンスを進めた．

また，カンファレンスにあたっては，急性・重症患者看護専門看護師が事前に病

表2 終末期医療の決定プロセスに関するガイドライン（一部）

患者の意思の確認ができない場合 　患者の意思確認ができない場合には，次のような手順により，医療・ケアチームの中で慎重な判断を行う必要がある．
①家族が患者の意思を推定できる場合には，その推定意思を尊重し，患者にとっての最善の治療方針をとることを基本とする．
②家族が患者の意思を推定できない場合には，患者にとって何が最善であるかについて家族と十分に話し合い，患者にとっての最善の治療方針をとることを基本とする．
③家族がいない場合及び家族が判断を医療・ケアチームに委ねる場合には，患者にとっての最善の治療方針をとることを基本とする．

厚生労働省（2007）．終末期医療の決定プロセスに関するガイドライン．http://www.mhlw.go.jp/shingi/2007/05/dl/s0521-11a.pdf より引用

＊5　ナラティブ：narrative．患者が語る自分の病気のことや生きかたに関する物語から，患者を全人的にとらえる．

＊6　パターナリズム：paternalism．父権主義．父親のような立場から，本人の意思とは関係なく本人の利益を考えて意思決定すること．

棟看護師と話し合い，病棟看護師が専門職としての意思をもって医師と話し合えるようにし，病棟でのチーム医療の円滑化をはかった．

プロセスの記載

治療の意思決定の経過については，詳細に時系列でカルテに記載することが必要である．

記載にあたっては，「救急医療における終末期医療に関する提言」（日本救急医学会，2007）などを参考に，話し合った医療者がその内容や今後の方針について記載した．

苦痛の緩和

呼吸困難などの苦痛については，傍にいることやタッチング，体位変換などの緩和ケアが看護チームで行われるようにした．

今という時間の中で生を全うできるよう，生活を整えていくことや傍らに寄り添うことで，家族との関係が途切れ，1人でベッドに横たわる患者の存在を認める人間が存在し，それがまた看護師としての存在の意味をなすことについて，急性・重症患者看護専門看護師は病棟看護師とケアの意味を共有した．

評価

患者・家族ケアとしての評価

生命と生活の質　最善とは何か，苦渋の決断ではあったが，H氏が晩年多くの時間を過ごした病院での交流から推察される価値を尊重した．死に近づきつつある集中治療室で過ごす毎日も生活の一部である．ケアとしての語りかけや清潔ケアなどが行われたことも，集中治療の中での緩和ケアとして安寧を得られるものとなったと考えられる．

家族としての再統合　面会時，すでにH氏の意識はなかったが，葛藤を超え兄弟が面会したことは，家族としての人生の統合の一部を担えたのではないかと考えられる．

医療者のありかたの変化（副次的効果）

各専門職　代理意思決定者のない患者の死にゆく時間を共に過ごしたのは看護師である．苦痛の緩和や意思の反映について介入したことは，患者をアドボケート（擁護）し，ケアリングに結びつけられたと考える．

類似状況が発生したときも，病棟看護師から治療の方針やゴール設定や代理意思決定のありかたなどについて急性・重症患者看護専門看護師へ相談があったが，次第に自身で調整できる看護師も現れるようになった．高齢患者への集中治療におい

ても，状況を加味した患者の意思の反映などが少しずつ行われるようになった．さまざまな立場にある各専門職が協働して意思決定に取り組むことは倫理観の醸成につながると考えられる．

チーム医療の醸成　チーム医療は，病棟だけではなく，さまざまなチームや職種が関係することで，患者の希望をかなえることにつながると考えられる．治療の方向性の分岐点である呼吸器ケアや在宅支援の場合など，多くのチームや専門職が話し合う傾向が強くなった．

さらに困難な状況が想定される場合，院内倫理委員会への円滑な相談体制構築などが今後の課題である．

クリティカルケア看護領域における家族サポートのまったくない慢性疾患患者の生命に関する倫理調整について述べた．

わが国は，高齢化と家族の単身化が進む中，施設中心の医療から在宅医療や介護が推進されており，多くの人々が慢性疾患をもちながら地域で暮らす．慢性疾患患者の安定期における生活の充実と，終末期における意思決定支援を含めた連続性をもつために，地域と病院が連携していくことが今後の重要な課題である．

がんと同様に非がん疾患における苦痛の緩和やクリティカルケア看護領域における慢性疾患患者の終末期ケアのありかたについては，さらなる検討や指針の必要性を発信していく必要がある．

文　献

Hansen-Flaschen, J. (2004). Chronic obstructive pulmonary disease：the last year of life. *Respir Care*, 49 (1), 90-98.

Jonsen, A. R., Siegler, M., & Winslade, W. J. (2002)/赤林朗・蔵田伸雄・児玉聡監訳 (2006)．臨床倫理学―臨床医学における倫理的決定のための実践的なアプローチ　第5版．新興医学出版社．

片岡健介・谷口博之 (2007)．急性呼吸不全の終末期医療．ICUとCCU，31 (3)，173-181．

厚生労働省 (2007)．終末期医療の決定プロセスに関するガイドライン．http://www.mhlw.go.jp/shingi/2007/05/dl/s0521-11a.pdf（2013年4月6日閲覧）

茂木孝・木田厚瑞 (2010)．COPDのターミナルケア治療．治療，92 (7)，1842-1847．

内閣府 (2009)．高齢者の生活実態に関する調査．http://www8.cao.go.jp/kourei/ishiki/h20/kenkyu/gaiyo/pdf/kekka.pdf（2013年4月6日閲覧）

日本呼吸器学会 (2009)．COPD診断と治療のためのガイドライン　第3版．メディカルレビュー社．

日本救急医学会 (2007)．救急医療における終末期医療に関する提言．http://www.jaam.jp/html/info/info-20071116.pdf（2013年4月6日閲覧）

坪井知正 (2011)．COPDの最終末期の呼吸管理．日本胸部臨床，70 (増刊号)，230-241．

White, D. B., Curtis, J. R., Wolf, L. E., Prendergast, T. J., Taichman, D. B. et al. (2007). Life support for patients without a surrogate decision maker：who decides?, *Ann Intern Med*, 147 (1), 34-40.

Part 3. 倫理調整の実際

第1章　患者・家族を対象とした倫理調整

9　家族間での意思の相違

山本小奈実

事例紹介

患者　I氏，80歳，男性，無職．
家族構成　妻と2人暮らし．近隣に長女夫婦が在住．次女は他県に在住．
生活状況　夫婦は年金生活．毎日の散歩，庭の手入れ，妻との買い物．
既往歴　認知症（2年前），日常生活に支障はない．
診断名　偶発性低体温，急性肺炎，敗血症．
経過　裏山に散歩にいくと出かけたまま連絡が途絶えた．3日後に発見されたが，四肢の指は凍傷し，衰弱していたため救急車で救急救命センターに搬送された．
　GCS：12（E3V4M5），収縮期血圧：200 mmHg以上，リザーバーマスク10 L/分，SpO$_2$：99％，努力性呼吸，呼吸数：22回/分，直腸温：29.9℃，頭部および胸部CT検査の結果，脳実質に問題はないが，右下葉大葉性肺炎がみられた．
　診断は偶発性低体温と急性肺炎である．患者は，人工呼吸器を装着して，低体温療法を開始した．キーパーソンは妻である．入院時の説明は，妻と長女夫婦が受けた．そのときの妻は，「主人を助けてください．お願いします」と主治医に何度も言った．
　入院翌日に復温を開始した．しかし，復温中に血圧低下（収縮期血圧：60 mmHg）をきたしショック状態となる．敗血症ショックが疑われ，カテコラミン，大量輸液投与を開始した．また，PMX（エンドトキシン吸着療法）およびCRRT（持続的腎機能代替療法）も併用して行った．妻は毎日午前中から1人で面会にきていた．長女夫婦は2日に1度，夕方面会にくる状況であった．
　入院12日目，ショック状態およびCRRTは離脱できたが，人工呼吸器離脱は困難であった．患者は人工呼吸器装着のため鎮痛薬・鎮静薬を投与していたが，日中は鎮静薬を止め覚醒を促した．患者は呼名に反応するが，意識的に開眼しているようではなかった．頭部CT検査の結果，出血や梗塞の所見はない．栄養は経口摂取ができないため胃カテーテルから摂取していた．
　現在の状況　主治医は，人工呼吸器離脱が困難なことから，気管切開を行うこと，また経口摂取できないことから胃瘻を導入する考えを妻に説明した．その説明には，

受け持ち看護師も同席していた．

　妻は医師の説明を聞き「わかりました．主人をお願いします」と返答した．しかし，翌朝，長女が面会に訪れ，看護師に「昨日の説明は，母から聞きました．父は，入院前に認知症はありましたが，認知症になる前は無理して長生きせんでいいと話していました．一生機械に頼る生活は父が望む姿ではないと思います．母には言いましたが，父の希望どおり気管切開も胃瘻もしませんと，先生に伝えてください．今でも父は苦しそうなのに，もっと苦しむなんて……」と看護師に話して帰った．

　受け持ち看護師は，長女の話を主治医に報告した．その後，妻が面会に訪れ，受け持ち看護師は長女の話を妻に話した．妻は驚き「違います，主人は生きたいと言っています」と夫の顔をさすりながら泣いている．

倫理的分析

　ジョンセンの臨床倫理4分割法に基づいて分析し問題を抽出した（Jonsen, Siegler, & Winslade, 2002／赤林・蔵田・児玉，2006）．

医学的適応（恩恵・無害）

　患者は，復温中に敗血症性ショックとなりPMXや昇圧薬などで回復するが，ショックを併発したことで肺炎が悪化した．人工呼吸器設定はAPRV[*1]．適宜，気管支鏡を施行していたが，透過性は改善されても酸素化は改善されない状況であった．短期間でのウィーニング（人工呼吸器からの離脱）は困難で，継続的な人工呼吸管理が必要なため，気管切開が必要である．

　入院時から胃カテーテルを挿入しているが，経口摂取は人工呼吸器を離脱してからになる．人工呼吸器装着が長期になれば経口摂取はむずかしい．

　また患者は終末期ではない．気管切開をすることで長期の人工呼吸器管理が行え，徐々にではあるが人工呼吸器を離脱できる可能性はある．気管切開は延命ではなく治療の一環である．胃瘻については経過をみながら造設する必要がある．

患者の意向（自己決定の原則）

　患者は意思表示できる状態ではなく，事前の指示は不明．患者の意思について妻と長女の話に相違がある．

　医師の説明は妻にされており，長女への説明はない．本人は緊急搬送されたときに説明は受けているが，今後の治療について賛成か反対かは不明である．

　代理意思決定者は妻と認識していた．母親と長女の関係は不明，次女には連絡をとっているが面会にはきていない．長女は今後の治療が父親に苦痛を与えるだけだと認識している．インフォームド・コンセントとして，主治医から妻へ2日に1度，

[*1] APRV：airway pressure release ventilation，気道圧開放換気．自発呼吸を基本とした人工呼吸の管理法．

説明していた．担当看護師は同席するが，妻を擁護するような姿勢はみられない．

QOL（幸福追求）

患者は高齢であり，長期化する人工呼吸器を離脱したとしても，介護がなくては生活できない．また，急性期病院から長期療養できる施設に転院する可能性がある．

周囲の状況（公平と効用）

夫婦は年金生活であり，現時点での経済的問題はない．治療の決定は妻だけに委ねていたが，長女が治療について母親と反対意見を述べてきた．

入院中の夫の世話は妻が行っているが，妻へのサポートはない状況である．

倫理調整を要する問題点

倫理分析により明らかになった問題点をまとめた．

問題点① 患者は，肺炎の増悪により人工呼吸器による補助が長期必要な状態にある．人工呼吸器装着が長期化するため，気管挿管から気管切開に移行することが望ましい．今後の経過では人工呼吸器から離脱できる可能性もあり，これは延命ではなく治療として必要なことである．しかし，早急に気管切開を検討しなければいけない状況であるにもかかわらず，気管挿管から2週間が経過しようとしており，主治医が1人で対応しており方針決定に至っていない．また，人工呼吸器装着の長期化は，2次合併症を併発する可能性もあり医療チームでケアする必要がある．

これらのことから倫理的問題は，主治医1人の対応で，治療の方向性が決定しておらず，医療チームの介入がないことである．

問題点② 患者は偶発性の事故により意識清明ではなく，意思の確認ができない．そのため家族の代理意思決定が必要となる．しかし，病状説明は妻にのみにされており，長女への説明は入院のときだけであった．長女が気管切開について，どのように認識しているかは不明である．また，長女は母親から気管切開の話を聞き，延命治療についての考えを看護師に訴えてきた．このことから病状と気管切開について正しい情報が伝わっていないと考えられる．このままでは治療の方向性が定まらず，妻と長女の間に不和が生じる可能性がある．

これらから倫理的問題は，妻と長女が正しい情報を提供されていないことにより治療方針に相違が生じており，治療の方向性が決定できないことである．

倫理調整の実際

倫理調整の目標

目標① 主治医1人ではなく医療チームで患者の治療方針を決定し，家族に予後をふまえた情報提供ができる．また，医療チームで患者のケアを行い家族のサポー

目標② 妻と長女が患者の病態を理解し，患者にとって最善と思う方法を共に考え，代理意思決定ができる．

多職種カンファレンス

　主治医は呼吸不全の改善が見込めないことから，人工呼吸器からの離脱がむずかしいと判断した．長期にわたる人工呼吸器の装着は侵襲が高い．気管切開のリスク，人工呼吸器ケアについて，主治医を中心に，看護師，呼吸療法認定士，理学療法士，救急医（主治医以外の医師），栄養士，臨床工学技士で話し合った．

　胃瘻については，NST（栄養サポートチーム）に相談し，当面は胃カテーテルで対応し，呼吸状態をみながら1か月後に再度検討することにした．後日，チームで検討した内容を家族に説明した．

　家族が代理意思決定できるように看護師が中心となり，チームで支えることを共通認識としてもった．家族には，チームでケアすることと，チームとしてかかわる医療者の紹介を行った．

家族の意思統一

　入院時は，妻と長女夫妻が説明を受けていたが，その後は妻だけが説明を聞いている状況であった．妻と長女は一緒に面会にくることはないが，互いが父親の病状について心配していた．看護師は妻と長女が語り合える場を設け，また妻と長女に許可をもらい看護師が話し合いに立ち会うことにした．

　妻と娘は，患者を思う気持ちが同じであることを確かめ，また元気だったころの患者の口癖や行動を思い出し，患者本人がどのような姿を望むのか親子で考えることができた．話し合った結果，「患者に苦痛を与えず，回復できるようにしたい」と2人の意見が合意した．代理意思決定者は妻と長女とした．

家族への情報提供

　医療チームの医学的な判断のもと，チームが勧める方針を家族に説明した．治療の決定権は家族にあることも説明した．

　患者の意向と医療チームの方針が異なるとき，患者の自律尊重とその限界を認識し冷静に対応できるように，看護師は患者・家族にとって最善の選択と決定がなされるために患者のアドボケーター（擁護者）となることを約束した．

　医師から患者に伝えられた情報の詳細や，その情報を受けた家族の反応を知るために，看護師は可能な限り情報を伝えられる場や意思決定がなされる場に同席することとした．

　主治医は，気管切開が苦痛を伴うものだと誤った理解をしていること，処置そのものには侵襲を伴うが，その後は呼吸がしやすくなると説明した．

　主治医の説明の後は，看護師が妻と長女に病状・治療・今後のことについて再確

認した．気管切開後は声を出すことができないこと，人工呼吸器管理長期化による弊害などを再確認した．妻と長女は気管切開については正しい認識をもてたが，一生声が聞けないのは悲しいと語った．

患者の利益に適う代理意思

　患者は，偶発的な事故で意思表示できないとしても，何らかの形で参加できるように，以前の患者の医療に関する意向について考えた．家族および医療者は，どのような判断が患者にとって最善になるか模索した．

　特に患者の希望や意向，価値観について家族と話し合った．妻は，夫が認知症ではあるが，毎日の散歩と買い物は欠かさずしていたこと，以前病気になったときも「長生きしたい」と妻に話していたことを教えてくれた．

　長女は，父親は努力家であり，病気になっても母との生活を楽しく過ごしていたことを話してくれた．ただ，父親が苦しむようなことは避けたいことを訴え，今後のことについては慎重に検討していきたいと話してくれた．

　治療方針の決定などは，妻と長女に委ねられる．今後の方針について妻1人が決断するのは精神的にも負担であり，長女と一緒に決断することで互いが支え合えると判断した．

　気管切開後は，声を出すことができないこと，人工呼吸器管理が長期化することによる問題などを再確認した．妻と長女は，一生声が聞けないのは悲しいと語った．しかし，妻と娘は，人工呼吸器が離脱できることに希望をもち気管切開に同意した．

評価

　倫理調整の成果を目標に沿って評価した．

目標①の評価

　人工呼吸器管理の長期化のこと，2次合併症のこと，主治医1人で決定することの負担と治療方針について，医療チームで検討した．

　人工呼吸器については離脱の希望があるため，呼吸ケアチームの参画と病棟との連携を調整した．

　チームで検討した内容と今後の方向性については，家族に説明した．また，家族にチームでかかわるスタッフの紹介も行った．看護師は家族に説明後，説明内容についてわからない点や，質問がないか確認した．妻は「説明は十分にわかりました」，長女は「父が助からないと思い，延命のことを考えていました．先生から，父が徐々にでも回復していけることを聞かされてよかったです」と語った．

　家族が面会に訪れたときは，受け持ち看護師から1日の状態について説明をするようにした．また，患者にかかわるチームの医療者を紹介したことから，リハビリテーション時の理学療法士や，人工呼吸器の点検にくる臨床工学士と会話する家族

の姿がみられた．

　面会を終えて帰る妻から「みなさんにこんなにしてもらって，主人も喜んでいます．本当にありがとう」と声をかけられた．

　医療チームで検討した結果，患者の安寧の確保と最善の治療という「家族の目標を支える情報提供」ができたことから，目標は達成されたと考える．

目標②の評価

　看護師は，妻と長女が患者のことを話せる時間と場所を確保し，環境を整えた．また，看護師は家族に，中立な立場で話し合いに参加する許可を得た．

　妻と長女は患者への思いを語ることで，互いの思いを確認することができた．長女は，人工呼吸器離脱の可能性があることを知り，母親の意見に同意した．また，「父が入院する前は，母に父のことを任せきりだったので，これからは母を支えていきます」と語った．長女は，これから両親を支えるという役割を担うことになった．このことを含め，代理意思決定者を妻と長女とした．

　妻と長女は気管切開に承諾した．その後の妻と長女は，週に2度一緒に面会にくるようになった．2人の患者への思い，善行，最善の原則に基づく「必要以上の苦しみからの解放：患者の安寧」と「最善の治療」という2つの方向性は同じであることから，母と長女の意思の相違はなくなり，代理意思決定ができたことから目標は達成された．

　本事例は，治療をしていくうえで1人の医師の判断に任せていたこと，治療について家族間に意見に相違があったことから倫理調整した．

　クリティカルケア領域では，偶発的な事故に遭遇し，生命の危機状態となる患者と家族にかかわることがある．患者が自らの治療について決断できないときは，家族が代理意思決定をしなくてはならない．意識がない，または事前指示がない患者の思いを代弁する家族の負担は，非常に大きいと考えられる．そのような家族が代理意思決定できるように，看護師はもちろん，チームとしてサポートしていくことは重要である．

文　献

Fry, S. T., & Johnstone, M. J.（2008）／片田範子・山本あい子訳（2010）．看護実践の倫理―倫理的意思決定のためのガイド　第3版．日本看護協会出版会．

Jonsen, A. R., Siegler, M., & Winslade, W. J.（2002）／赤林朗・蔵田伸雄・児玉聡監訳（2006）．臨床倫理学―臨床医学における倫理的決定のための実践的なアプローチ　第5版．新興医学出版社．

第1章 患者・家族を対象とした倫理調整

10 治療を拒否する患者

樽松久美子

　救急・集中治療を要する患者の状況は，突然の発症や予期せぬ出来事などにより急激に発症し，患者は生か死かの状態におかれるため，患者・家族は時間がない中で治療上の意思決定を迫られる．

　しかし，医療者が救命，あるいはQOLの向上のために必要な医療と認識していても，患者や家族にとっては受け入れがたい場合がある．このようなとき，「救命やQOLの向上」と「どこまで患者・家族の希望を受け入れるか」のジレンマにさいなまれる．ここでは，治療を拒否する患者に対する倫理的介入を考えたい．

事例紹介

患者　J氏，20歳代，男性．医療福祉の仕事に従事．
家族構成　独り暮らしで，他県に両親，兄弟がいる．
経過　仕事中に腹部の激痛を認め，立ってはいられない状態となり，救命救急センターへ搬送された．来院時は，意識清明で会話が可能であった．腹痛はいくぶん落ち着いたと話すが，顔面蒼白，全身の冷汗，末梢冷感があり，収縮期血圧：80mmHg台，心拍数：120回/分台，体温：35.3℃，呼吸数36回/分であった．WBC：12400/μL，CRP：6.0 mg/dLで，腹部X線検査，CT検査でフリーエアを認め，消化管穿孔が疑われた．

　医師から，臨床所見と検査結果から考えられる現時点での病名と緊急手術が必要であること，手術においてはストーマを造設しなくてはならない可能性が高いと説明された．しかしJ氏は「絶対手術はしない．ストーマを造るくらいなら死んだほうがまし．このまま最期まで自分らしくいたい」と拒否した．

　医師は「このままでは命にかかわる．手術をしないと全身状態はさらに悪くなり，助からない」と繰り返し説明したが，J氏はかたくなに手術を受け入れなかった．そのため，救急車に同乗してきた職場の上司に状況を説明し，ただちに他県に住む家族と連絡をとってもらった．

　医師は電話でJ氏の父親へ病状と手術の必要性について説明し，口頭で手術の同意を得た．J氏には父親から同意をとったことが説明されたが，最後の最後まで手

術を拒否したJ氏にとっては，その意思に反して治療を進めていく形となった．

　手術中の所見では，回腸に絞扼性イレウスに伴う穿孔が見つかり，ストーマが造設された．J氏の家族は翌日にならないと来院できないとのことであったため，院内待機をしていたJ氏の上司が手術後に面会をし，無事に手術を終えたとの説明を受けた．

　手術後はICUへ入室し，鎮静薬・鎮痛薬を投与しながら気管挿管，人工呼吸器管理が行われた．

　第3病日には，全身状態が安定したため，抜管に向け日中は鎮静を浅くし，夜間は深くするという方針がとられた．鎮静薬を減量するとJ氏はすぐに覚醒し，玉のような汗をかきながら苦痛様表情で顔を大きく左右に振り，何かを一生懸命訴えた．

　看護師が紙とペンをわたすと「なぜ殺さなかったのか？　なぜ手術をしたのか？　こんな姿で生きていたくない．殺してほしかった．今のこの状況（ICUで治療をしている状況）も納得できない」と興奮しながら筆談した．

　なぜ，そのように思うかとたずねると「ストーマがあると臭いがする．仕事ができなくなってしまう．医療関係の仕事をしている．臭いが相手を不快にしてしまう．ストーマなんて本当の自分ではない．死んだほうがまし」とのことであった．

　看護師は，ひとしきり訴えを聴いた後，J氏が捉える自分らしさ，仕事への思いはとてもよく理解できたことを伝えた．そのうえで，医療者である以上，手術をすれば救命可能と判断される状況を放っておくことはできないこと，また，それは社会的にも倫理的にも許されないこと．そのため医療者は，時間の猶予がない中で，たとえ電話であってもJ氏の家族に同意を得て手術を行うことしか考えられなかったことを説明した．

　ストーマの造設がJ氏らしさの喪失と捉えたことに対しては，ストーマがある身体を受け入れるのは容易ではないと思うが，J氏を失うことで，どれだけの人が悲しみに暮れ，困惑するかということも考えてほしいこと，手術後の身体の苦痛に対しては，できる限りの対応を行うこと，気管チューブが抜けたら再び会話ができるようになるため，もっとJ氏の話を聞き，不安な気持ちを理解し，ニーズにも対応したいことを伝えた．

　J氏は，何度も「殺してくれればよかったのに」と筆談したが，1時間ほど訴えを聞くと，仕方ないという表情を浮かべ落ち着いた．

　その後，来院した家族とはおだやかに過ごし，翌第4病日もケアを拒否することなく落ち着いて過ごした．

　第5病日，経過は順調で抜管に至った．抜管後，J氏へ「よくがんばりましたね．つらいところはありますか」と看護師が声をかけると，「つらいことはなくて，楽になりました．でも微妙．もう不安だらけ．また仕事に復帰できるかな」と話した．また，J氏の意思に反して手術が行われたことに対しては「仕方ないよ」と話した．医師から病状説明はあったかと問うと「聞いていない」とのことであったため，医師からの説明の場を設定する約束をした．しかし，J氏からは「もういいよ」との言

葉が聞かれ，うつむく様子がみられた．医師へは，J氏の不安な思いや受けとめの状況について伝え，病状説明を依頼した．

第6病日，医師からJ氏へ，来院時，手術中，手術後の状態，今後の治療方針について説明があった．説明後，J氏へ話を聞いてどう思ったかを聞くと「可能性は少ないけどストーマを閉じられることもあるって言われたよ．可能性は少なくても信じたいと思ったよ」と話した．

第8病日，J氏はICUを退室し，一般病床へ移動した．

第10病日，J氏のもとを訪室すると「こんなにやせちゃって．すっかり体力が落ちちゃったよ．これじゃ仕事復帰できないから，しっかりとリハビリしなきゃと思って．それにちゃんとしたご飯も食べれるようになりたい」と話した．また，ストーマについては管理の自立に向けて手技を習得中であるとのことであった．

その後のJ氏は，ストーマの管理を習得し，イレウスの状態を乗り越え，第30病日に自宅退院となった．

退院当日にJ氏が今どのように思っているかを確認すると「仕方ないかな．でも前に進むしかないし，がんばるよ」との言葉が聞かれた．

倫理分析

ここでは，ジョンセンらの臨床倫理の4分割表を用いて情報を整理し（表1），問題点を焦点化する（Jonsen, Siegler, & Winslade, 2002／赤林・蔵田・児玉，2006）．

医学的問題

下部消化管穿孔の疑いがあり，緊急手術を行わなければ命にかかわる状態である．手術では穿孔部分の切除と状況に応じてストーマを造設しなくてはいけない．

家族が抱える問題

J氏の家族は他県に在住しているため，ただちに来院することができない．

父親は，突然，電話で医師からJ氏の緊急手術の必要性について説明を受け，動揺や不安を抱いている可能性がある．

電話での説明でJ氏の状況が父親にどのように伝わったか，また，父親の受けとめを十分推し量ることができていない．

J氏の意思に反した治療が行われたことから，手術後はJ氏と父親との関係が壊れる可能性やJ氏と医療者間の信頼関係の構築がむずかしくなる可能性がある．

医療者が抱える問題

J氏の父親の判断を確認し，父親が手術を代理意思決定したが，電話での同意であったため父親がJ氏の代理意思決定者として妥当な人物であるか，電話での説明だけで状況が伝わったかまでは確認できていない．

表1 臨床倫理の4分割表を用いた情報の整理

医学的適応	患者の意向
1．診断と予後 ・仕事中に突然，腹部の激痛を認め，立ってはいられない状態となり救命救急センターへ搬送された ・腹部X線検査，CT検査でフリーエアを認め，WBC：12400/μL，CRP：6.0 mg/dLと高値で消化管穿孔が疑われた ・一般的に消化管下部の穿孔の場合，可及的すみやかに手術を行わなければ致死率が高い 2．治療目標の確認 ・緊急手術，術後はICUで集中治療を行う ・手術では穿孔部分の切除と状況に応じてストーマを造設する予定 3．医学の効用とリスク ・手術により救命が可能である ・術後は敗血症に対する治療，DIC（播種性血管内凝固症候群）やMODS（多臓器障害）へ移行しないよう全身管理が必要である ・術後の疼痛管理が必要である ・術後の合併症（術後出血，サブイレウス，感染など）や侵襲的治療に伴う合併症〔VAP（人工呼吸器関連肺炎），皮膚障害，DVT（深部静脈血栓症），筋力低下や関節拘縮など〕の発生リスクがある ・ストーマを造設することでJ氏はボディイメージの変化を受け入れ，ストーマ管理の手技を習得する必要性が生じる 4．無益性（futility） ・手術と集中治療を受けることでJ氏は一命を取りとめ，社会復帰ができるため無益性であることはない	1．患者の判断能力 ・突然の発症で動揺と不安が強く，冷静な判断ができない状況にあることが考えられる ・「絶対手術はしない．ストーマを造るくらいなら死んだほうがまし．このまま最期まで自分らしくいたい」と手術を拒否している 2．インフォームド・コンセント（コミュニケーションと信頼関係） ・術前のJ氏は言語によるコミュニケーションが可能である ・医師はJ氏に病状と緊急手術が必要であること，手術ではストーマを造設しなくてはならない可能性が高いことを説明．拒否を示したJ氏に対し再度，このままでは救命することはできない．手術をしないと命は助からないと説明 ・J氏は医師から手術をしない場合の具体的な病状の変化，内科的治療を行った場合の見通しについては説明されていない 3．治療の拒否 ・ストーマがある身体は自分ではないと捉えており手術を拒否している 4．事前の意思表示（リビングウィル） ・リビングウィルの有無については確認できていないが，ストーマを造設した身体に自分らしさを見いだせず，死んでしまいたいと述べている 5．代理決定（代行判断，最善利益） ・父親が手術を代理意思決定したが，電話での同意であったことから父親がJ氏の代理意思決定者として妥当な人物であるか，電話での説明だけで父親へ状況が伝わったかまでは確認できていない ・J氏の意思とは異なる父親の意思が尊重されたことは，J氏にとっての最善の利益につながったとはいいがたい
QOL	周囲の状況
1．QOLの定義と評価 ・消化管穿孔の中でも下部消化管穿孔は，細菌を含む腸内容物の腹腔内への流出により細菌性腹膜炎，DIC，MODSを招くため，手術を行わず抗菌薬の投与やエンドトキシン吸着などの内科的治療だけでは救命は困難である（身体的・社会的不利益を被る）．それどころか，来院早期に診断を行い一刻も早く手術を行うことが患者を救命するうえで重要である ・手術をすれば救命可能で，社会復帰も可能であるが，日常的にストーマを管理しなければならない（心理的不利益を被る） ・J氏は，ストーマを造設した自分は自分ではない，と捉えており，耐えがたいと思っている 2．誰がどのような基準で決めるか ・本来はJ氏自身が意思決定すべきであるが，J氏の手術をしないという意思は救命を前提に考えると適切であるとはいえない ・J氏の代理意思決定者として父親を選定 ・父親の意思決定内容はJ氏を社会復帰に導くものである 3．QOLに影響を及ぼす因子 ・手術をしなければ死 ・手術をすれば命は助かるが，ストーマの造設，ストーマの管理は余儀なくされる ・J氏は今，意思決定をしなくてはならない	1．家族や利害関係者 ・J氏は一人暮らしで他県に両親と兄弟が在住している ・他県に在住しているJ氏の父親は，すぐには来院できない ・突然，電話で医師からJ氏の緊急手術の必要性について説明を受け，家族は動揺や不安を抱いている可能性がある ・父親はJ氏の代わりに意思決定を委ねていい人物かはわからないが，J氏が手術を拒否する以上，父親に病状説明と同意を求めるしかない状況である ・J氏の意思に反した治療が行われることから，手術後はJ氏と父親，J氏と医療者間の関係性が壊れる可能性がある 2．守秘義務 ・会社の上司への説明は最小限の内容にとどめられている 3．経済的側面，公共の利益 ・経済的側面について情報収集できていないが，手術を拒否するJ氏の理由に経済的問題はあげられていない 4．施設の方針，診療形態，研究教育 ・施設では，明らかに治療をしなければ救命困難である状況においては，本人の意思だけでなく家族の意思を確認し，さらに医療チームで検討したうえで治療を行っていく方針をとっている ・診療形態はチーム医療を基盤とした主治医制で，栄養・感染・全身管理などについては医療チームで多角的に検討し治療を進め，治療方針の決定，患者家族への病状や方針の説明は主治医が行っている ・大学病院であり研究教育は病院の理念の1つであり，研究を行っていく際には倫理委員会で検討をし，十分な配慮を行ったうえで実施している 5．法律，慣習，宗教 ・宗教的・文化的問題はない 6．その他（診療情報開示，医療事故） ・J氏や家族から診療情報開示の希望はない

J氏が納得するようなインフォームド・コンセントや十分な情緒的支援をしていない．

差し迫った状況の中で，時間の制約があり，J氏が自分の人生を見すえた意思決定を行うための時間をつくり出せていない．

J氏の意思に反した治療が行われたことから，手術後はJ氏と父親との関係が壊れる可能性やJ氏と医療者間の信頼関係の構築がむずかしくなる可能性がある．

患者が抱える問題

突然の発症で動揺と不安が強く，冷静な判断ができない．

治療をしなければ，さらなる状態の悪化，生命の危機的状況への移行が考えられることを現実視できていない．

自分の意見を否定されるばかりで孤独である．理解者がおらず，わかってもらえないつらさがある．

救急外来では，即，意思決定しなくてはならなかった．

J氏の意思に反した治療が行われたことから，手術後はJ氏と父親との関係が壊れる可能性やJ氏と医療者間の信頼関係の構築がむずかしくなる可能性がある．

問題点の明確化

J氏の納得が得られないまま手術室へ出棟したため，手術後にストーマが造設されたことや集中治療が行われていることに葛藤を抱く可能性がある．

J氏の意思に反した治療が行われたことから，手術後はJ氏と父親との関係が壊れる可能性やJ氏と医療者間の信頼関係の構築がむずかしくなる可能性がある．

倫理調整の実際

患者自身が意思決定できる状態であるにもかかわらず，患者の治療（手術）拒否の意思は尊重されず，家族の意思のもとで治療が行われるような状況は，救急・集中治療領域に特有な場面の1つである．

1分1秒を争う状況の中で，たとえ治療により命が助かることを患者に時間をかけて説明したとしても，身体的苦痛を自覚しながら精神的にパニックになっている状況下においては，患者が納得できるとは限らない．そのため倫理調整は，意思決定の場面だけに焦点を当てるのではなく，その後，患者がいかに自分の意思に反した治療を受け入れていくかという点にも視野を拡大し，倫理調整を行っていく必要がある．

ここでは，救急外来の場面に考察を加えながら，ICU入室後において看護師が意図して行った調整内容について述べたい．

救急外来での意思決定場面

　身体の苦痛症状を呈しながら救命救急センターへ緊急搬送されたJ氏は、どのような心理状態であっただろうか。元来健康であったJ氏にとっては、今回の入院ははじめての体験であった。

　J氏は、来院時の諸検査により、医師から病状と診断についての説明を受けるまでの間は、どのようなことが自分に起きているのだろうか、これからどうなってしまうのだろうかなど、不安や緊張が強く、身体的苦痛に加えて、精神的苦痛も体験していたことが考えられた。このような心境の中で、まだ信頼関係が形成されていない初対面の医師からの説明は、J氏に大きなショックを与えたばかりか、現実を受け入れがたい感覚を抱かせたかもしれない。

　加えて、医療福祉関係の職業に従事しているJ氏であるからこそ、ストーマを造設することがどのようなことなのか、ボディイメージの変化や、この先ストーマ管理を行っていかなくてはならないことを容易にイメージでき、受け入れがたい感覚は強い抵抗感となったのではないかと考えられた。

　また、医師の立場を考えてみると、教科書的にも経験的にも、救命のためには手術以外の治療方法はなく、早期の対応が患者の予後にかかわることから、焦りの中でJ氏への病状説明が行われたと考えられた。そのため医師からの病状説明は、今の状態と治療方針をわかってもらい、医師が提示した治療方針を受け入れてもらう、という半強制的な印象で伝わった可能性がある。

　このような病状説明は、一刻の猶予も許されない緊急場面に行われることが多く、救急・集中治療領域に特有でもある。しかし、緊急事態における救命のための病状説明とはいえ、医師からの治療の提示を拒否するJ氏には、適切であったといえるだろうか。

　以上のことをふまえると、このような場面にはJ氏と医師、および医療チームに対し、双方の気持ちや考えを聞き、双方に橋わたしをする中立な立場の第三者の存在が必要であったと考える（図1）。

　つまり、J氏には改めて、①手術を希望しない理由、②社会復帰への意思、③死生

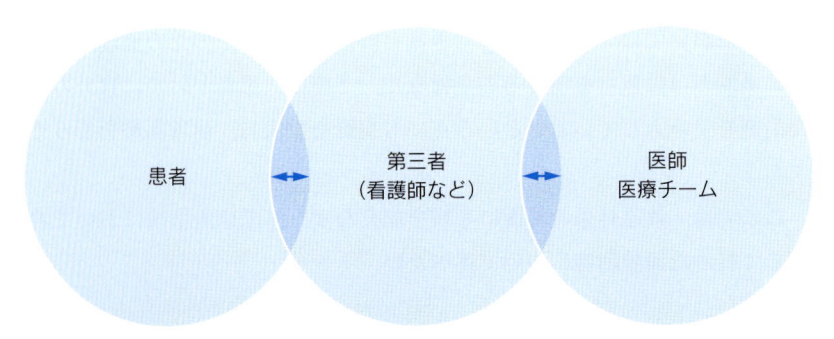

図1　患者と医師・医療チームとの橋わたし

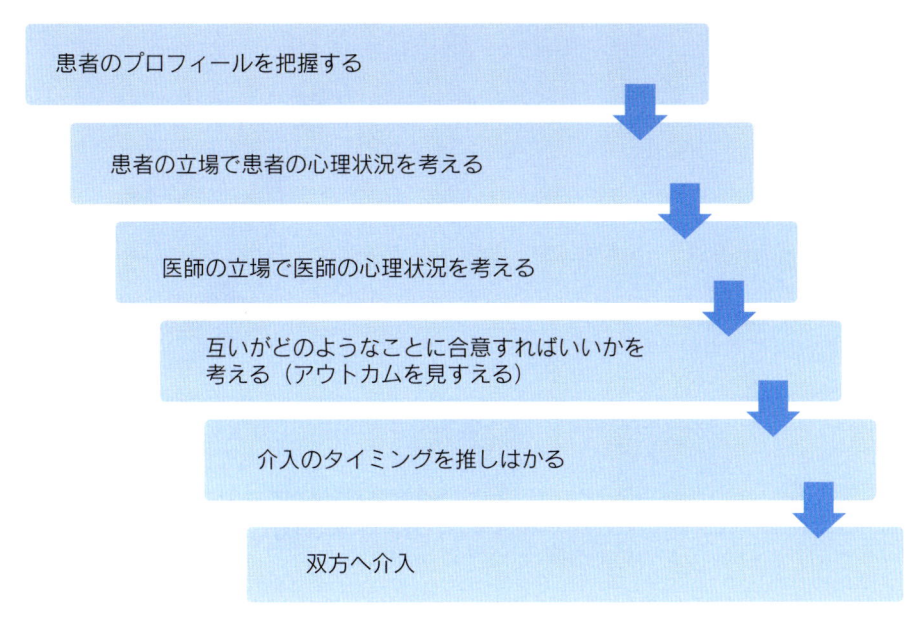

```
患者のプロフィールを把握する
      ↓
患者の立場で患者の心理状況を考える
      ↓
医師の立場で医師の心理状況を考える
      ↓
互いがどのようなことに合意すればいいかを
考える（アウトカムを見すえる）
      ↓
介入のタイミングを推しはかる
      ↓
双方へ介入
```

図2　治療方針の合意に向けたアプローチ

観などを確認する．また，医師および医療チームには，①手術に代わる治療の有無，②手術以外の治療を行ったときの予後，③差し迫った状況の中ではあるがJ氏に考える時間をどのくらいであれば提供できるのか，などを確認し，双方の考えや気持ちを橋わたしする存在である．

そのうえで，J氏にはどこまでの治療であれば受け入れられるのか，医師にはどこまでならJ氏の意思を入れられるのかを問いかける．このようなかかわりが差し迫った中でもJ氏と医師との相互理解を深め，J氏が自分自身の将来を見すえ，冷静な意思決定につながるのではないかと考える（図2）．

ICUへ入室後の場面

鎮静薬から覚醒したJ氏は，玉のような汗をかきながら苦痛様表情で顔を大きく左右に振っていた．この様子から，すぐにJ氏の訴えを聞く必要性があると判断し，また，このかかわりはJ氏との信頼関係を築く大切なものになると思ったため，看護師は自己紹介をしてペンと紙をわたした．

まずは，J氏の意思に反して手術が行われた現状をどのように捉えているのか，思っていることを十分に表出してもらうようJ氏が書いた内容をうなずきながら読み，把握するようにした．さらに，J氏の気持ちをしっかりと受けとめるために，J氏自身がどうしてそう思ったのかなどを質問しながら聴き，理解するようにした．

ひとしきりJ氏の訴えを聴いた後は，言いたいことが理解できたことを伝え，そのうえで来院時の状態から医療者が家族へ電話で説明し手術の同意を得なくてはいけなかった状況を説明した．また，J氏の存在が周囲の人々へ与えている影響を考えてもらえるよう投げかけた．さらに，手術後の身体の苦痛にも十分に対応するこ

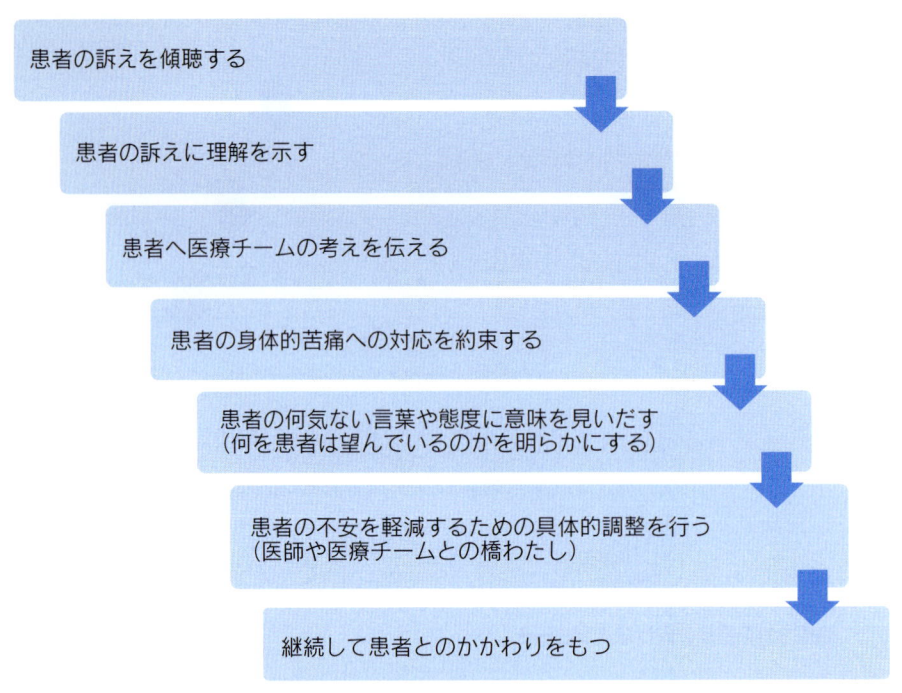

```
患者の訴えを傾聴する
    ↓
患者の訴えに理解を示す
    ↓
患者へ医療チームの考えを伝える
    ↓
患者の身体的苦痛への対応を約束する
    ↓
患者の何気ない言葉や態度に意味を見いだす
（何を患者は望んでいるのかを明らかにする）
    ↓
患者の不安を軽減するための具体的調整を行う
（医師や医療チームとの橋わたし）
    ↓
継続して患者とのかかわりをもつ
```

図3　患者の意思に反した治療が行われた後の患者とのかかわり

とを保証した．

　抜管後のJ氏からは，「つらいことはなくて，楽になりました．でも微妙．もう不安だらけ．また仕事に復帰できるかな」との言葉が聞かれ，身体的苦痛は軽減してはいるが，将来に対する不安が増大し精神的苦痛は持続していると理解できた．

　J氏が現実と向き合っていくためには，病状と施された治療，今後の見通しを適切に捉えてもらう必要があると判断し，医師からの病状説明の場を設定することを提案した．するとJ氏からは「もういいよ」との言葉が聞かれたが，このときのJ氏は身体的苦痛が軽減されていたため，これからのことを冷静に考えることができると捉えられた．また「社会復帰」に向けてこれからをどのように過ごすかをJ氏自身が決めていくためには，J氏の気持ちを医師へ代弁するとともに，早急に病状説明の場をつくる必要があり，「もういいよ」を鵜呑みにはできないと判断した．

　医師へJ氏の心情を伝えると，医師もJ氏の意思に反して手術したことを，J氏がどのように捉えているか気になっていたこと，そのため，どう声をかけたらいいかわからなかったこと，病状説明をどのように捉えるか心配であったことがわかった．

　翌日には医師からJ氏へ病状説明が行われたが，説明を聞いた後のJ氏の言葉からは，治療の必要性やボディイメージの変化を受け入れ，前向きに社会復帰に向けて考えていこうという姿勢がうかがえた（図3）．

評価

　1分1秒を争う状況の中では，医師は救命医療に向けて即座に治療方針を立て，医療チームに指示を出すだろうし，患者は身体的苦痛を自覚しながら精神的にパニックになっていることが想像できる．このような場面で，医師と患者との間に立ち，双方の考えや立場について橋わたしをする医療者がいたとしても，医師が患者の状況を理解し，メリット・デメリットを含めた治療の代替案・選択肢を提示し，患者に考える時間を提供することは非現実的かもしれない．

　また，患者も医師の立場を理解し，自分の人生観や死生観を改めて振り返り意思決定する，あるいは誰かに相談しながら意思決定できるような調整は不可能かもしれない．時間をかけて説明したとしても，患者が受け入れるとは限らないのである．

　しかし，患者自身が意思決定できる状況であるならば，患者の人生であるがゆえに患者自身が治療を決められるよう調整を試みる必要はある．そして治療を拒否する患者への倫理調整は，意思決定の場面にとどめてはならない．患者が自分の意思で治療を受け入れても，患者の望みとは異なる治療が提供されたとしても，その後もかかわることが必要である．

　ICUでは筆談で時間をかけてJ氏の気持ちや考えを理解していたが，これは患者との信頼関係を形成するには十分な取り組みであった．筆談後のJ氏の家族とのかかわりや拒否することなく治療を受け入れていた様子をみると，たとえ筆談であってもわかってもらえたという感覚を得ることができ，感情のコントロールにおいても有効であったと考えられる．

　抜管後のかかわりの場面においては，医師からの病状説明の場を設定することを提案した際にJ氏から聞かれた「もういいよ」の言葉の意味を捉えたことは，J氏が現在の自分を受け入れ，社会復帰に向け，これからのことを考えていくというターニングポイントを迎えることにつながった．また，J氏に対する医師の本音を引き出したことは，医師にとっては信頼関係を築くきっかけとなったと考える．

文　献

Jonsen, A. R., Siegler, M., & Winslade, W. J. (2002)/赤林朗・蔵田伸雄・児玉聡監訳 (2006). 臨床倫理学―臨床医学における倫理的決定のための実践的なアプローチ　第5版. 新興医学出版社.

Part 3. 倫理調整の実際

第2章　医療者を対象とした倫理調整

1 主治医と看護師の方針の対立

多田昌代

事例紹介

患者　A氏，90歳代，女性．

診断名　心肺停止後，蘇生後脳症．

家族背景　A氏の夫は身体障害者で，結婚して以来70年近くA氏が介護を行ってきた．その夫は1か月前に病気で亡くなり，その後は1人暮らしをしていた．

子どもはなく，A氏の姉の子である甥がキーパーソンであった（図1）．

甥とは日ごろから関係性がよく，A氏が夫を亡くしてからは，甥が毎日のようにA氏宅へ電話をしていた．

A氏の日常生活は自立していたが，夫を亡くしたことで元気がない様子を甥は気にしており，近いうちにA氏が甥の家で一緒に生活することになっていた．

経過　自宅で倒れているところを近所の人が発見し，救急要請となった．救急隊到着時，PEA[*1]であり，気管挿管と静脈確保がされ，ACLS[*2]が実施された．救命救急センター救急外来へ搬送された際には，PEAの状態が続いていたが，その後，自己心拍再開した．救急隊に通報があってから，約25分経っての自己心拍再開である．意識レベルはJCS：300，瞳孔径：3.0 mmで左右差はなく，対光反射・自発呼吸は認められなかった．

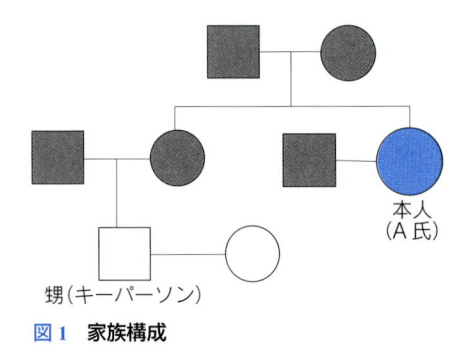

図1　家族構成

[*1]　PEA：pulseless electrical activity，無脈性電気活動．
[*2]　ACLS：advanced cardiac life support，二次救命処置．

全身 CT 検査，12 誘導心電図，採血，胸部 X 線検査の結果と，救急救命士が気管挿管時に口腔内・気管内より多量の異物が発見されたというエピソードより，窒息により心肺停止に至ったことが考えられた．

自己心拍が再開した後に，キーパーソンである甥に連絡がつき，医師より病状の説明がされ，救命救急センターへ入室した．甥は「できるだけの治療をしてほしい」と医師に話し，人工呼吸器の装着と昇圧薬の使用が開始された．

数日経ち状態は改善した．昇圧薬がなくとも血圧が維持できるようになり，窒息による誤嚥性肺炎も改善していた．しかし，意識レベルの改善はなく，自発呼吸も認めなかった．その時点で，今後の方針について，主治医，看護師，甥で話し合いを行った．今後，状態が悪化しても，昇圧薬は使用しないこと，心停止に至った際は胸骨圧迫（心臓マッサージ）を行わないことが同意された．

現在の状況 看護師は A 氏の看護ケアを評価・修正する際，人工呼吸器使用の長期化が予測されること，ベッド上での臥床が続いていることから，肺炎や無気肺の予防といった視点でのケアが必要であると考えた．そのため，体位ドレナージ，RTX レスピレータ（陽・陰圧体外式人工呼吸器）を使用した呼吸リハビリテーション，理学療法士によるリハビリテーションでの安静度の拡大を医師に投げかけた．

しかし，医師からは「それは必要ない．もう積極的な治療はしないのだし，無理はしなくていい」と言われた．

倫理分析

ジョンセンらの臨床倫理の 4 分割表（表 1）に基づいて情報整理を行った（Jonsen, Siegler, & Winslade, 2002／赤林・蔵田・児玉，2006）．

表 1 を利用し，医師・看護師間でのディスカッションにより情報の整理を行った．そのことで状況が明確となり，次の 2 点の問題から主治医の治療方針と看護スタッフのケア方針のずれが起きていることが考えられた．それは，①医師が代理意思決定者である甥の思いについて十分に理解できていない，②医師と看護師が，それぞれの方針の背景にある理由について共通理解できていない，である．

倫理調整の実際

医師に代理意思決定者の思いを伝える

患者の意思は確認することができず，代理意思決定者である甥が，今後は胸骨圧迫をしない，昇圧薬を使用しないことを意思決定した．しかし現状に対して甥は「叔母はこれまで夫の介護に人生をささげて苦労してきた．心休まるときはなかった．今入院している叔母の顔を見て，私が知っている中で一番やすらかな顔をしている．身体を痛めつけるようなことはしてほしくないとは思う，でも私のエゴかもしれな

表1 臨床倫理の4分割表

医学的適応	患者の意向
1．診断と予後 　診断名は心肺停止後，蘇生後脳症．昇圧薬がなく血圧は安定しているが，意識レベルはJCS：300で，自発呼吸なし 2．治療目標の確認 　現在行っている人工呼吸管理は続けるが，再度心肺停止状態になった際には，胸骨圧迫は行わない．また今後，昇圧薬の使用も行わない 3．医学の効用とリスク 　入院時より人工呼吸管理・昇圧薬の使用を行っていたが，入院数日後には，昇圧薬を使用しなくとも血圧が維持できるようになった．この状態から人工呼吸器使用の長期化が予測されること，ベッド上での臥床が続いていることにより，今後肺炎や無気肺といった合併症をきたすことが予測された 　ケアにより，そのリスクは軽減できる．逆にこれに対するケアは，安定したばかりの血圧や脈拍を変動させる可能性がゼロではない状態であった 4．無益性（Futility） 　現在，人工呼吸管理を行っているが，蘇生後脳症によりJCS：300で自発呼吸もなく，意識レベルの回復を望むのは厳しい状況にある．積極的な治療を行っても，対症療法としての効果は得られるかもしれないが，予後を改善するような効果は期待できない	1．患者の判断能力 　意識レベルはJCS：300であり，患者に判断能力はない 2．インフォームド・コンセント（コミュニケーションと信頼関係） 　患者は心肺停止状態で病院に搬送されており，自己心拍が再開した後も意識レベルはJCS：300のままであり，医療者とのコミュニケーションは不可能である 3．治療の拒否 　治療方針に同意しているかどうかは不明である 4．事前の意思決定（リビングウィル） 　夫を亡くしてから「こんなさみしい思いをするくらいならもう死んでしまいたい」と甥に話していた．しかし，その時点で，このような事態を予測していたかどうかは不明で，また，具体的に延命治療や蘇生に関しての具体的な意思はこれまで確認されていない 5．代理決定 　代理意思決定者は甥である．病院来院時は「できるだけの治療はしてほしい」と話していたが，その後のディスカッションの中で，今後，状態が悪化しても，昇圧薬は使用しないこと，心肺停止に至った際は，胸骨圧迫は行わないこという意思決定をした
QOL	周囲の状況
1．QOLの定義と評価（身体，心理，社会，スピリチュアル） 　現在は意識レベルJCS：300で人工呼吸器装着中であり，身のまわりのことは医療者に委ねられている 2．誰がどのような基準で決めるか 　患者本人に意思決定できる能力はない．患者本人が，治療方針やQOLをどのように望むかは不明である．A氏は夫を亡くしてから，「こんなさみしい思いをするくらいならもう死んでしまいたい」と甥に話していたが，このような状況になることを予測して「死んでしまいたい」と話したかどうかは不明である 　甥は治療方針の決定に関して「本人の身体を痛めつけるようなことはしてほしくない」と話し，今後，胸骨圧迫や昇圧薬の使用は行わないことを決定した．この決定の最後に，「叔母はこれまで夫の介護に人生をささげて苦労してきた．心休まるときはなかった．今入院している叔母の顔を見て，私が知っている中で一番やすらかな顔をしている．身体を痛めつけるようなことはしてほしくないとは思う，でも私のエゴかもしれないが，もうしばらく，このやすらかな叔母の顔を見ていたい．何だかようやく叔母が楽になれた気持ち」と話した 3．QOLに影響を及ぼす因子 　心肺停止後の蘇生後脳症により重篤な状態，人工呼吸器装着中	1．家族や利害関係者 　A氏は，夫を1か月前に病気で亡くしており，その後は一人暮らしをしていた．子どもはなく，甥は「Aさんは自分が幼いころから，子どものように可愛がってくれていた．自分も母のように慕ってきた」と話した 　A氏が夫を亡くしてからは，甥が毎日のようにA氏宅に電話をしていた．A氏が夫を亡くしたことで元気がない様子を甥は気にしていて，近いうちにA氏が甥の家で一緒に生活することになっていた 2．経済的側面，公共の利益 　A氏は年金暮らしで，甥も年金暮らしであるが，今後の治療によっては医療費がかかることを医師から説明された際に，「お金はいくらかかってもかまわない．私が責任もって払います」と答えていた 3．施設の方針，診療形態 　集中治療室での治療中である．救命救急科の医師は通常チーム制で診療を行っているが，本問題に関して，看護師は看護チームのカンファレンスから医療の提案をしており，担当の医師は1人で看護師からの投げかけに対応している 　これまで，医療チームでのカンファレンスは一度も行われていない

いが，もうしばらく，このやすらかな叔母の顔を見ていたい．何だかようやく叔母が楽になれた気持ち」と話している．医師は合併症の予防のケアについての看護師の提案に「もう積極的な治療はしないのだし，無理はしなくていい」と答えたが，これは甥の気持ちと同じ方向を向いているとはいいがたかった．

　医療倫理の自律尊重の原則を考えた際に，A氏の意思を確認することはできない中で，代理意思決定者である甥は母子のような関係性にあり，A氏を思い，A氏のこれまでの人生を考えながら意思決定をしようとしていることが感じられた．看護師は，A氏のこれまでの生活や，考えられる価値観，甥の意思決定に至る思いを医師に伝え，医師が甥の意思決定の意味を理解することができるように働きかけた．そのことで医師は甥の言葉をくみ取りながら，看護師の提案について共に考えられるようになった．結果として，医師は看護師からの提案以外の場面でも，1人ではなくチームの他の医師・看護師と相談しながら，治療1つ1つを慎重に考え，時に甥にも細かく意思を確認していくようになった．

医師と看護師の共通理解促進

　医師が看護師からの呼吸ケアの提案に対して「それは必要ない．もう積極的な治療はしないのだし，無理はしなくていい」といったのは，単に何もしなくていいという意味ではなく，医療倫理の無害の原則により，ケアすることによる患者の状態の変化を危惧してのものだった．

　しかし，ケアを行うことでリスクを減らすことのできる合併症に対し，ケアを何も行わないことは，患者に危害を与えることにもなりかねない．そこで看護師は，善行の原則により，患者に利益をもたらすために，患者の予後回復にはつながらないとしても，合併症の予防を行うことは当然と考えていた．

　正義・公平の原則を考えた際には，患者の状態は不安定で，その時々で優先される治療やケアは変化するため，どちらが公平な選択とはいえず，変化しうる患者の状態を見きわめながらケアを提供することが必要である．

　今後の方向性を医師と考えるとき，どちらもA氏のことを考えたうえでの提案であることを確認できるように調整した．そのうえで，合併症予防のケアはA氏に最善を尽くすためには必要なケアであり，配慮すべきは，そのケアを安全に行い患者に不利益が生じることがないようにすることであると伝えた．また，そのためには患者の状態を細かく観察しながらケアのプランニングをする必要がある．医師，看護師がこれらを共有していくべきであることを提案した．

評価

　クリティカルケア領域において「積極的な治療はしない」の言葉に隠れた意味には，非常に幅がある．人工呼吸器を使用するかどうか，胸骨圧迫をするかどうか，昇圧薬はどうするか，輸血はどうするか，栄養管理をどうしていくかなど，クリティ

カルな状況の中では，さまざまなことが考えられるが，その言葉の意味を医療者が考えていくうえでは「集中治療に携わる看護師の倫理綱領」（日本集中治療医学会，2011）にも書かれているように，患者と家族の思いを知り，それらを満たすために患者およびその家族からの情報収集に努め，家族の望みや考えを伝えられる場を調整し，それらの思いを満たすように努めることが大切である．

今回，ジョンセンらの臨床倫理の4分割表を活用したことで，これらの情報を整理することにつながり，A氏とその代理意思決定者である甥の思いについて，医療者が共に考えることができた．クリティカルケア領域で倫理調整に携わる看護師には，患者ケアに関する決定において，常に患者の権利が第一に考慮されることを保証し，常に患者の擁護者となり，権利が擁護されているかどうかについて倫理原則を適用しアセスメントすることが求められている．

整理した情報をもとに医師と看護師の価値を互いに確認できたことで，違いはあれど皆がA氏への最善な医療を考えていることを認識し合えた．意見の違いは何が原因で起きているか，対立している価値は何と何であるか，どのような方針が患者の権利擁護となりうるか，それらを具体的なレベルにまで落としこみながら考えていくことができたと考える．このような介入をきっかけに，他の場面においても1人ではなくチームで医療を考える姿勢がみられたことは，副次的効果として組織の倫理的組織風土に変化をもたらしたとも考えられる．

文　献

Becker, D., Kaplow, R., Muenzen, P. M., & Hartigan, C. B. (2006). Activities performed by acute and critical care advanced practice nurses：American Association of Critical-Care Nurses Study of Practice. *Am J Crit Care*, 15 (2), 130-148.

Fry, S. T., & Johnstone, M. J. (2008)/片田範子・山本あい子訳 (2010). 看護実践の倫理―倫理的意思決定のためのガイド　第3版．日本看護協会出版会．

淵本雅昭・神田直樹編 (2012). カンファレンスで根付かせる看護倫理―現場導入の仕方．日総研出版．

Hamric, A. B., Spross, J. A., & Hanson, C. M. (2008). Advanced practice nursing：an integrative approach 4ed. Saunders.

Jonsen, A. R., Siegler, M., & Winslade, W. J. (2002)/赤林朗・蔵田伸雄・児玉聡監訳 (2006). 臨床倫理学―臨床医学における倫理的決定のための実践的なアプローチ　第5版．新興医学出版社．

日本集中治療医学会 (2011) 集中治療に携わる看護師の倫理綱領．http://www.jsicm.org/pdf/110606syutyu.pdf（2013年4月8日閲覧）

野末聖香編 (2011). リエゾン精神看護―患者ケアとナース支援のために (pp. 208-255). 医歯薬出版．

Part 3. 倫理調整の実際

第2章 医療者を対象とした倫理調整

2 ベッドコントロールにおける倫理的問題

伊藤伸子

事例紹介

患者 B氏，70歳代，女性．
診断名 膵頭部がん（膵頭十二指腸切除術，門脈合併切除術）．
家族背景 夫は死亡し，未婚の長男（50歳代）と同居している．既婚の長女（40歳代）は別居（図1）．

経過 瘙痒感・黄疸を主訴として近医を受診し，閉塞性黄疸の診断で病院を紹介され入院となった．諸検査の結果，膵臓がんの診断で外科へ転科することとなり，治療方法として手術を選択した．

B氏は「旦那のときは，がんだっていうことも全部本人に教えた．だから私にもはっきり教えてほしい．手術はとても怖くて恐ろしいが，がんばらないと」と話していた．

長男はB氏に対して「楽にしたいというよりは，とにかく長生きしてほしい．寝たきりになっても面倒みるから，とにかく助けてほしい」との思いがあった．

B氏は，術後に覚醒遅延と気管出血がみられたためICUへ入室し，人工呼吸器管理，輸液・輸血療法，透析療法などの集中管理が行われた．しかし，全身状態はさらに悪化し人工呼吸器管理の長期化が予測されたため，数日後，家族に気管切開の説明が行われ，ICU入室後10日目に気管切開が行われた．その後も状態の改善はみられず，DIC（播種性血管内凝固症候群），MODS（多臓器障害）へと移行した．

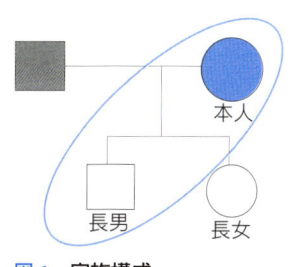

図1 家族構成

主治医からはキーパーソンである長男と長女に対し,「全身状態が悪化し回復困難であるが, 治療は継続しており改善点もある, ただし生命の危機状態は脱していない」という内容が説明された. 長男は「どんな状態でもいいから生きていてほしい」とB氏の生を望み, また主治医も「この状況をなんとか乗り越えたい」との思いから, ICUでの治療が継続された.
　しかし, 看護師の中にはB氏の状況を「終末期」と捉え,「一般病棟に転室し, 家族とともに過ごす時間をつくったほうがいいのではないか」との意見もあった.
　当初, 家族には術後の状態が安定次第, 一般病棟への転室を考えるという説明をしていた. しかし, B氏の回復を信じ治療を継続したいという家族の思い, 治療効果を期待する主治医の思いから,「終末期」の意味を含んだ転室については伝えられていなかった.
　B氏の状況を「終末期」ととらえている看護師は「B氏の状況を家族は理解していないのではないか」と考え, 主治医に「厳しい状況だということを家族に説明してほしい」と要望した. 主治医はそれに応じ, 家族に状態の説明を行っていた. しかし, 面会にくる家族の様子に変化はみられず,「がんばれよ. ゆっくりでもいいからよくなって」と回復を望む言葉が多く聞かれた. そのような様子から, 看護師は主治医に同様の要望を何度も繰り返し, また, 主治医は何度もその要望に応え, 家族への説明を行った.
　面会のたびに思うように家族の受容が進まない状況から, 看護師は主治医に対する不満を募らせ, だんだん主治医は看護師との会話を避けるようになり, 次第に医師と看護師の関係は悪化していった.

　現在の状況　そのような状況下, 準夜勤務帯がはじまったころ, 満床のICUへ入室の申し込みがあり, そのためにICUから一般病棟へ転室する患者を選択しなければならなくなった. ベッドコントロールにあたり, 当日のICUの担当医は患者状態を自ら把握するとともに, ICU看護師からも情報提供を受けた. その結果, 回復困難な状況との情報からB氏の転室が打診された. ICUで治療の継続を考えていた主治医は, B氏の状態は不安定ではあったが, 不満ながらもそれを受け入れ, 病棟個室への転室準備が進められた.
　その中で, リーダー看護師はB氏の転室に疑問をもっていた. 最少の要員である夜勤帯の一般病棟で不安定な状態のB氏を管理することが困難であり, さらに回復の希望をもちICUでの治療継続を望む家族が, その状況をすぐに受容できるとは思えなかった. 意固地になっている主治医と転室準備を進めるスタッフの間で, リーダー看護師は困惑した (図2, 図3).

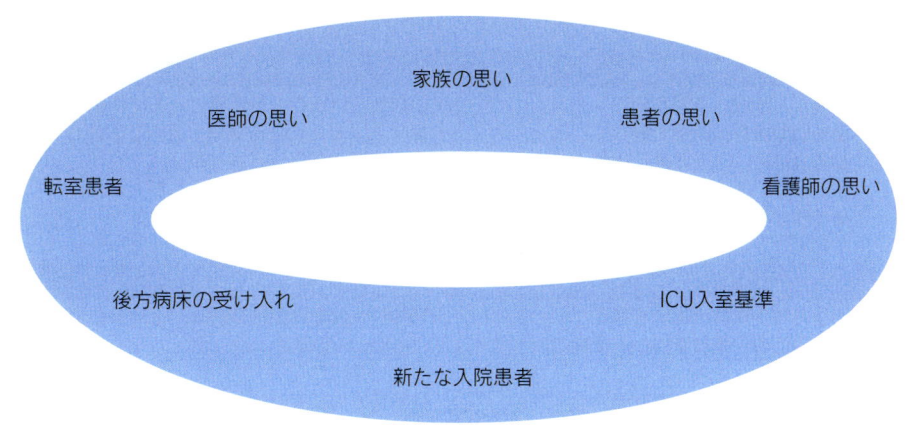

図2 患者を取りまく環境

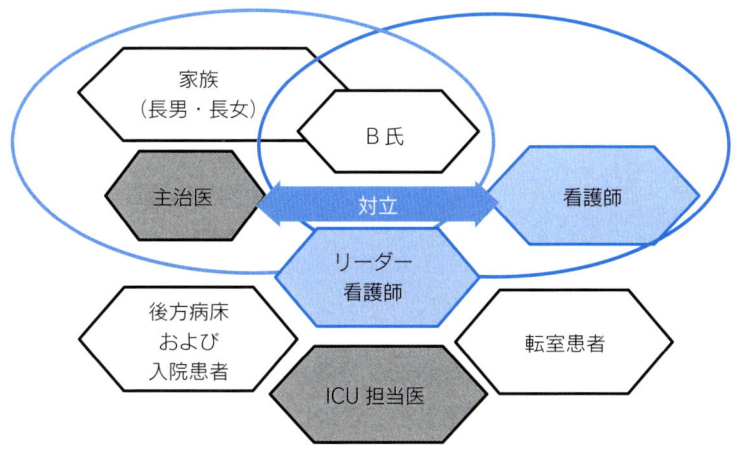

図3 患者に関与する人々

倫理分析

ジョンセンの臨床倫理の4分割法（表1）を用いて情報の整理と分析を行った（Jonsen, Siegler, & Winslade, 2002/赤林・蔵田・児玉, 2006）.

医学的適応（恩恵・無害）

膵臓がんであり，予後は非常に悪く，治療開始にあたっては合併症発症の高リスク状態であることが説明されている．さらに，MODSに陥ってしまった状況からも，患者の状態は回復困難であると判断できる．

しかし，この時点での家族および主治医の治療方針は，回復を信じ，できる限りの治療を行うことで一致していた．手術を受けることを決断し，「がんばる」と語ったB氏にとっては，治療を継続することは善であるかもしれない．しかし，意思疎通ができない現時点でのB氏の思いは不明である．

表1　臨床倫理の4分割表

医学的適応	患者の意向
・膵臓がん術後，多臓器障害 ・全身状態悪化，回復困難 ・治療方針は，可能な限り治療を継続することとして，家族・主治医ともに一致 ・重症度が高い：夜勤帯での転室によるB氏と転室先への影響	・手術を受けることを家族とともに決断 ・現状では本人による治療の選択は不可能 ・代理意思決定者は長男・長女 ・家族の思いを尊重した治療方針
QOL	**周囲の状況**
・治療継続：家族の思いを尊重 ・身体的苦痛：薬物を用いた疼痛コントロール ・ICUでの長期管理：精神的苦痛 ・医師「回復困難な状況であるが，治療効果は皆無ではない」 ・看護師「家族とともに過ごす時間をつくりたい」	・「家族―医師」関係は良好 ・「主治医―看護師」のコミュニケーション欠如：関係悪化 ・夜勤帯での転室要請 ・一般病棟の夜勤看護体制 ・ICU病床の不足 ・ICUの管理体制：状況を把握しきれていないICU担当医 ・特定集中治療管理料の算定期間超過

　また，B氏の状態は不安定であり，転室による身体への影響は大きく，転室後に一般病棟で管理するには重症度が高いと思われる．突然の転室では重症患者を受け入れる準備は不十分であり，夜勤帯の一般病棟の体制ではマンパワー不足が考えられた．安全管理面からもB氏はもとより，他患者への影響も考えなくてはならない．

　ICUの限られたベッドをどのようにコントロールするかは，入室中の患者の状態や後方病床の受け入れ態勢も十分に把握し，すべての患者の害を回避できるよう判断されなければならない．

患者の意向（自己決定の原則）

　意識レベルが低下し，判断能力が乏しいB氏には，現状での治療選択は不可能である．手術を受けることを決断し，「がんばる」と語ったB氏にとっては治療を継続することは善であるが，現時点での思いは不明である．

　長男・長女はB氏とともに治療に関する説明を受け，手術を決断しており，治療に関する代理決定をすることには法的に矛盾がない．長男・長女は主治医から何度も回復困難であることの説明を受けているが，「どんな状況でも生きていてほしい」との希望をもっている．その思いと主治医の治療方針にズレはなく，「医師―家族」間の関係において信頼関係は確立されている．

QOL（幸福追求）

　不安定な状態を，昇圧薬や輸血で保っている状況であり，治療を中止した場合，患者の残された時間は明らかに短くなる．しかし現行の治療を行ったとしても回復の見込みは少ないといわざるを得ない．治療を継続することは，家族の思いを尊重することではあるが，患者の苦痛を考えると善であるかどうかは疑問である．

　身体的苦痛に対しては，薬剤によるコントロールが開始されているが，ICUとい

う閉鎖環境の中では家族と共に過ごす時間は制限され，患者の思いを想像すれば精神的苦痛は否めない．

　看護師は，そのような苦痛の緩和について，精神的安寧を目的として残された時間を家族と過ごすことを患者や家族の善と考えている．

　家族がそのような状況を判断するためには，正しい情報を理解することが必要である．回復困難な状況ではあるが，治療効果が皆無ではないという主治医からの説明は，B氏の治療を代理決定する家族の判断に直接影響を及ぼす．B氏にとって何が最善であるのか，主治医と看護師が意見交換することはなかった．そのため，家族へは主治医の意見のみが伝えられ，その内容は看護師の本意ではなかった．

　また，ICUはオープンタイプであり，ベッドコントロールはICU担当医の役割とされていたが，日ごとの交替制であり，患者状況を把握しきれていない現状があった．

周囲の状況（公平と効用）

　治療の決定に関しては，医師が長男・長女に状況を説明し，思いを尊重しながら行っている．そのため「医師―家族」間での信頼関係は構築されている．

　看護師には，これまでの経験から，B氏の状況を「終末期」ととらえ，家族と共に過ごす時間を大切にしてほしいとの思いがあった．そのため，家族が状況を受け入れ，一般病棟の個室へ転室することがB氏と家族にとっての善であると考えていた．回復の希望をもつ家族について「状況を理解できていない」と捉え，主治医に何度も厳しい状況を説明することを求めている．回復の希望をもち，治療を継続している医師と看護師の思いにズレがあり「医師―看護師」間の関係は悪化している．

　また，夜勤帯で不安定な患者を転室させ，その後を管理するには安全管理上問題があり，さらなる重症化や生命危機の可能性も大きく，さらに他患者への影響も考えられる．

　B氏のICUでの治療は長期化し，特定集中治療室管理料の算定期間は超え，経済的側面だけを考えると入室対象としての基準を満たさない．ICUの入室基準などが定められてはいるが，入室継続の判断には患者の状態はもちろん，多くの倫理的問題や状況も検討しなければならない．

倫理調整を要する問題点と調整の方向性

● 問題の明確化

　ICU病床という限られた医療資源の適切な利用・配分に関する問題であり，すべての患者に無害となるベッドコントロールが最善であると考えた．

　1人の患者の治療方針や治療環境に関する医師と看護師の価値観の相違がベッドコントロールの判断に大きく影響しており，患者の安全，家族の受容も含めて検討すべき問題である．

```
┌─────────────────────────────────────┐
│ ベッドコントロール                      │
│ ・ICU担当医，看護師の思いを確認          │
│ ・再検討を提案                         │
│ ・転室患者検討                         │
└─────────────────────────────────────┘
          ↓
   ┌─────────────────────────────────────┐
   │ 家族への説明内容と家族の反応の確認      │
   │ ・医師の思い傾聴                      │
   │ ・インフォームド・コンセントへの同席    │
   │ ・家族の様子を観察                    │
   │ ・家族の反応の理解                    │
   └─────────────────────────────────────┘
              ↓
      ┌─────────────────────────────────────┐
      │ 家族の受けとめかた・思いの確認         │
      │ ・主治医との情報共有・意見交換         │
      │ ・家族の思いを傾聴                    │
      │ ・家族の状況理解の確認・説明補足・提案  │
      └─────────────────────────────────────┘
                 ↓
         ┌─────────────────────────────────────┐
         │ 転室計画・終末期ケアへの移行          │
         │ ・家族の思いや意思について情報共有    │
         │ ・転室の計画を提案                   │
         │ ・転室先への情報提供・環境調整の依頼   │
         │ ・終末期ケア                        │
         └─────────────────────────────────────┘
```

図4　倫理調整の過程

● 調整の方向性

　すべての患者の害を回避すべく，ベッドコントロールを行う．

　家族の思いや受容状況を把握し，説明の補足や治療方針に関する意思の確認をする．

　医師と看護師が患者の治療方針について共通理解をもち，患者・家族の治療環境を整える（図4）．

倫理調整の実際

ベッドコントロール

　ICUからの転室の準備が急がれたが，患者の安全性や転室先の他患者への影響も考慮し，家族の思いを確認後，改めて転室を計画する病棟との調整が必要であった．その問題についてICU担当医やリーダー看護師と話し合い，ベッドコントロールの再検討を提案した．その際，ICU在室中の患者の状態を把握し，患者の状態と後方病床についてICU担当医へ情報提供しながら，ベッドコントロールに関する意見交換を行った．

　看護師やICU担当医は，B氏が回復困難な終末期であるとの認識をもっていた．しかし，B氏の今の状態や家族の受容状況から，突然の転室が困難であることを理

解し，転室を中止した．ICU 在室中の他患者の状況を把握し，後方病床での管理も検討し，ベッドコントロールが行われた．

　このことは，ICU 転室を余儀なくされた他患者にとっては最善とはいえないが，すべての患者にとっての害を回避するものであった．

家族への説明と反応の観察

　看護師は主治医の家族への説明に不満をもち，何度も家族への状況説明を求めた．主治医は毎日のようにB氏の状態について家族へ説明をしており，看護師の要求に戸惑っていた．そこで，主治医の説明内容とそれに対する家族の反応を確認する必要があった．家族への状況説明の場に看護師が同席し，内容を確認するとともに家族の様子を観察した．

　主治医は家族に対し，B氏の深刻な状態をありのままに説明した．家族は病態が悪化している事実を受けとめながらも，長男は「がんばるよな？ 大丈夫だよな？」とB氏に声をかけ，回復を信じることに固執しているように感じられた．

　その反応は危機的状況にある家族の防衛的反応として理解し，家族の受けとめかたや思いを確認する必要があると考えた．

家族の思いの確認

　B氏の状態や治療方針について，家族に説明の補足が必要であると判断した．そのため，B氏の予後や今後の治療方針，終末期の意味をも含む転室について，看護師は主治医と話し合いの機会をもち共通理解を深めた．

　家族の思いや受容状況を確認すること，そのうえで必要であれば説明の補足をし，家族の意思を確認するための場を設定することを主治医に提案し，承諾を得た．

　医師からの状態の説明の後，長男・長女との面談の場を設定し，思いを傾聴した．家族は病態や治療結果の不確実さ，回復困難である予後について，何度も質問を繰り返し，それに対して理解の確認や補足をした．また，治療は一般病棟においても継続可能であり，共に過ごす時間をもつことも選択できることを提案した．その過程で，改めて深刻な状況であることを感じ，「そんなに悪かったのか……」と動揺しながらも，少しずつB氏の状況を理解していった．その結果，「残された時間が少ないなら，一緒に過ごしたい」と一般病棟の個室への転室を希望された．

終末期ケアへの移行

　家族の意思を主治医や看護師に情報提供し，計画的な転室を提案した．ICU 看護師長へ状況を説明し，転室先への情報提供，環境調整の依頼をした．一般病棟への十分な申し送りのうえ，転室の環境が整えられた．

　また，ICU ではB氏と家族のニーズの充足を中心に終末期ケアへと移行していった．家族の思いを受けとめ，面会時間の調整や家族のケア参加など，できる限りB氏が家族との時間を過ごすことができるよう環境調整された．

数日後，B氏はさらに不安定な状態となったが，家族が納得したうえで一般病棟の個室へと転室され，最期の時間を過ごした．

評価

この事例で，主治医にはB氏の治療をICUで継続するとの考えがあった．これは患者の治療において，身体的側面を最優先に考え，「善行」と「無害」の倫理原則を適用したものであり，また「自律的自己決定」の原則として，代理意思決定者である家族の思いを尊重し治療方針を決定しているものと考える．

看護師もまたB氏の状態を予見し，B氏のQOLを考慮した対応をすべきという「善行」と「無害」の原則を適用しているといえる．そして「自律的自己決定」の原則を適用し，代理意思決定者である家族の思いを尊重しようという考えもある．

両者の適用する倫理原則は同様であり，価値の対立はないが，医師と看護師の専門性の相違によるコンフリクト（conflict，対立）が存在していた．

「自律的自己決定」は，家族が提供された情報を正確に理解しているかが重要であり，この事例では，その情報の共有ができていなかった．「忠誠」の原則として，互いの専門性を尊重したうえで，倫理的意思決定が行われる必要があり，そこに調整が必要とされた．

また，この事例でのベッドコントロールは，人的および物質的医療資源の配分を検討するという「正義」の原則に反した決定であり，看護師のB氏への思いと，不十分な体制でのICU担当医の判断によってなされた．そして，医師と看護師の間のコンフリクトの存在が，その判断に大きく影響していた．

調整の結果として，看護師と医師が両者の考えや価値を受けとめ，それを共有することにより，正確な情報のもとに家族の意思決定がなされ，B氏の転室は計画的に進められた．また，ベッドコントロールは関係しうるすべての患者にとって害を回避できる決定となった．

本事例を振り返り，危機的状況の家族への看護師の役割についてカンファレンスを行った．特に，家族の意思決定プロセスにおいて，医師との共通理解のもと，家族にそれを補足説明することも「患者擁護」として重要な看護師としての役割であることが認識された．看護師と医師とのコミュニケーションの必要性，チームとしてのアプローチの必要性を感じた事例であった．

文　献

Jonsen, A. R., Siegler, M., & Winslade, W. J. (2002)/赤林朗・蔵田伸雄・児玉聡監訳 (2006). 臨床倫理学―臨床医学における倫理的決定のための実践的なアプローチ　第5版．新興医学出版社．

Part 3. 倫理調整の実際

第2章　医療者を対象とした倫理調整

3 看護師間の価値観の相違へのかかわり

阿部美佐子

事例紹介

患者　C氏，60歳代，男性．

家族背景　C氏は離婚し，現在独居．キーパーソンは兄と2人の姉（図1）．

ICU入室までの経過　悪性リンパ腫（Ⅳ期B，IPI[*1]4：高リスク群）で肺，胃，食道下部にあったリンパ腫の腫大による閉塞性胆管炎を生じERBD[*2]による胆汁のドレナージがなされた．肺炎に加え，胸水貯留（細胞診：クラスⅣ）から腫瘍増悪が考えられ，ステロイド，CHOP療法[*3]が開始された後，呼吸状態がさらに悪化し，気管挿管による管理が必要な状態となった．

C氏の兄は患者とともに主治医（血液腫瘍科医）から数回，病状説明を受けた．C氏と兄は共に「できる治療はすべてしてほしい」との意思を示しICUに入室した．

ICU入室後の経過　SIRS[*4]/高サイトカイン血症（hyperdynamic state）であると考えられ，低酸素血症，代謝性アシドーシス，肝機能低下を呈していた．

翌日，腎機能低下，また腫瘍崩壊症候群の進行が考えられCHDF[*5]が導入された．

ICU入室4日目，ERBDチューブ内腔の閉塞による胆管炎から生じたと考えられる敗血症性ショックに陥った．

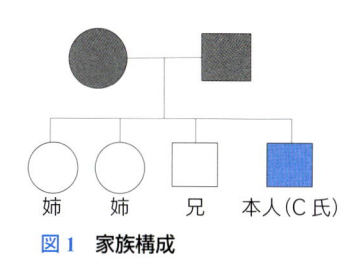

図1　家族構成

---

*1　IPI：international prognostic index，国際予後因子．
*2　ERBD：endoscopic retrograde biliary drainage，内視鏡的逆行性胆管ドレナージ法．
*3　CHOP療法：3種類の抗がん薬と副腎皮質ホルモンを併用する標準的な治療法．
*4　SIRS：systemic inflammatory response syndrome，全身性炎症反応症候群．
*5　CHDF：continuous hemodiafiltration，持続血液濾過透析．

C氏は持続鎮静下（RASS：-5）で経過しており，主治医から兄に内視鏡を用いたERBDチューブ入れ替えについて，次のような提案がされた．

　「現在の感染症増悪がERBDチューブ閉塞によるものであれば，入れ替えにより再度病状が改善する可能性がある．しかし，閉塞によるものでなければ入れ替えで病態が改善するわけではない．また，入れ替えを実施している間に急変する可能性もある．しかし処置をしなければ，おそらく数日から数週間しかもたない可能性が高い．処置をして胆管炎が改善し，悪性リンパ腫・肺炎も徐々に改善すれば，元の状態に回復する見込みはある」

　兄は，2人の姉と話し合った結果，「現在がすでにかなり厳しい状態であり，これ以上本人につらい思いはさせないほうがいいと思う．迷うところではあるが，これ以上のつらい処置はしないでほしい」とERBDチューブの入れ替えを拒否し，CHDFも再開しない方針となった．

　家族（兄と2人の姉）は，抗がん薬治療を行った場合，3年で20%前後の生存率であり，治癒の可能性はあると説明を受けていた．また，CHOP療法の導入は，これまでTIA[*6]発症，両胸水貯留に肺炎を合併している可能性から慎重に検討され，今回の呼吸状態悪化が腫瘍浸潤によると考えられたことから決定されていた．

倫理分析

家族の代理意思決定に対し葛藤を抱く看護師

　クリティカルケア看護領域の中堅看護師Xは，ERBDチューブ入れ替えを実施しないことに葛藤しながら看護ケアを行っていた．敗血症が改善すれば人工呼吸器離脱・抜管に至ることができ，医療者が入れ替えをもっと強力に提案し，C氏の兄が承諾できるよう援助することが必要ではなかったのか，また兄は姉妹と医療者の板挟みであり，有効な代理意思決定か疑問に思うと急性・重症患者看護専門看護師（以下，専門看護師）に話した．

　専門看護師は看護師Xに，家族は適切に現状を認識しており，またこれまでC氏とも良好な関係だったことがわかり，決断はC氏の最善を求めた結果だったと考えられることを伝えた．看護師Xは，今回の代理意思決定は要件・プロセス上の問題はなさそうだが，これまで血液腫瘍科病棟で看護を行った経験から，敗血症から離脱し抜管に至ることで「QOLを尊重した生活を送れたのではないか」としっくりこない思いを話した．

　また，同じくクリティカルケア看護領域のベテラン看護師Yは「ERBDチューブを入れ替えないことが決定されたが，CHDF再開の余地は残しているのではないか，肺の透過性低下を伴う酸素化能悪化に対しCHDFは再開しないのか，どの範囲

[*6] TIA：transient ischemic attack，一過性脳虚血発作．

の治療・処置まで行うことになるのか」と問うてきた．

　看護師X，Yとも，ERBDチューブ入れ替えをはじめとした集中治療により敗血症を離脱できる可能性があると考えていることがうかがえた．これは，2人の看護師が敗血症の病態，治療を理解し管理に長けていること，また実際に成功例をみていることからくる意識であろう．だからこそ，C氏の兄の代理意思決定が適切な過程を経たと認識し，その意思を尊重すべきであると思う一方で，病状改善のための治療手段がとられないことに葛藤を抱いていると考えられた．

　また，看護師Xは，敗血症が改善しICUを退室した後のQOLに考えを及ばせていた．つまり，C氏自身が意思決定しQOLを決定できる状態まで病状を改善させることが集中治療・看護の重要な役割であると考えていた．

　血液腫瘍疾患の患者がICUに入室するのは，造血細胞移植後の合併症のコントロール不良で集中治療を要する場合が多く，その入室患者数は予定術後入室患者数と比べると格段に少ない．したがって，ICUの看護師は血液腫瘍疾患とその治療・看護に関して苦手意識がある．血液腫瘍科病棟での経験がある看護師Xが，C氏自身の意思決定やQOLに関して言及した背景には，それらの意識もあると考えられる．

　看護師Yは，長年クリティカルケア看護に携わってきた経験から，ERBDチューブ入れ替えという処置を実施しないという決断に，他の集中治療の実施について思考し，意思決定の効力が及ぶ範囲の問題点にまで至ったと考えられる．

　他の看護師にも同様の葛藤や釈然としない気持ちが生じている可能性もあると考えられ，整理・表出し，軽減できるよう援助する必要があると考えた．また，C氏に直接かかわりをもたなかった看護師も，代理意思決定について見識を深める機会をもつことが必要であった．

　以上から，看護師が，代理意思決定の要件と適切なプロセスを理解したうえで今回の事例を整理でき，葛藤や釈然としない気持ちを表出し，軽減できることを倫理調整介入の目標とし，倫理カンファレンスを開催することとした．

倫理調整の実際

　専門看護師に考えを伝えてきた看護師はじめ，今回の代理意思決定について記録でしか情報をもたない看護師も対象に，カンファレンスを開催した．

　まず，専門看護師が事例の経過に加え，一連の介入過程と結果，主治医，兄・姉妹，C氏本人の価値観・考え，代理意思決定の過程が適切であったか疑問を抱く看護師もいることについて報告し，問題点の整理を行った．その後，看護師が自らの考えや思いを率直に話しやすい雰囲気をつくり，かつ思考・発言を強制されていると感じさせないよう配慮し，話し合った．

　中堅看護師Zは，消化器外科病棟での看護の経験上，閉塞性胆管炎におけるERBDチューブ留置が有効であり，また侵襲も比較的少ないと考えられることか

ら，「ERBD チューブの入れ替えを実施できるように援助することが必要であったのではないか」と意見を述べた．

看護師 Y は，自らが肉親を在宅で看取った経験を踏まえて，C 氏の兄と姉妹の反応や思いは妥当であり，決断者はいろいろな重圧を背負って決断しているので，兄の葛藤も妥当なものである．これにより「この家族のサポートは有効に機能していたといえ，その家族の決断は尊重するべきと思う」と話した．

看護師 Y は，また C 氏の兄と姉妹の出生順に触れ，姉，姉，兄，C 氏という家族内の力関係も決断に関係していたのではないか，と述べた．

専門看護師は，各看護師の意見は，それぞれの経験などに基づいて C 氏および家族の価値を検討したものであり，どれも誤りでないことを話した．そのうえで，「家族が代理意思決定を行った状況や過程を十分に考慮することで，その決定を尊重できるのではないか」と伝えた．

これに対し，カンファレンスに参加した看護師からは，家族の行った代理意思決定に対し「もやもやとした思いがあったが，それが家族の価値を示しているとわかった」「家族の状況を考慮すると，代理意思決定を尊重する必要があるとも思えた」という意見が聞かれた．

また，看護師からは，C 氏の背景を踏まえると，今回の治療方針とその決定過程は妥当であったとの意見があり，「意思決定者は決断後もつらい思いをしていることを理解した」との声が聞かれた．

この倫理カンファレンスを通して，看護師は代理意思決定の状況や過程を整理し，自らの葛藤を表現して，他の看護師の意見を聴くことで，意見の相違や異なる価値観を知ることができた．これにより，自らの葛藤を整理し，そのうえで家族の代理意思決定を支持するに至った．

家族の代理意思決定に対し，看護師たちは，敗血症離脱に向け ERBD チューブ入れ替えを実施すべきだったのではないか，との考えを抱き葛藤していた．しかし，その考えの理由は各人で異なっていた．

すなわち，看護師 X は「患者自身が治療方針について意思決定し QOL を決定できる」，看護師 Z は「実施可能な治療の選択肢のうち有効で侵襲の少ない治療を受けられる」，看護師 Y は「代理意思決定を行う家族が有効に機能できる」ことに価値をおいて考え，そのための葛藤であった．さらに，看護師 Y は ERBD チューブ入れ替えが実施されなくても「代理意思決定が他の集中治療の実施に及ぶ範囲」にも考えを及ばせていた．

つまり，葛藤を生じる際に根拠となる価値観が看護師により異なっていたと考えられる．この価値観の相違から生じる葛藤は，その状況を起こしている構図を整理し，もやもやした思いを表出し，他の者の価値観を知ることによって解決をめざすことができると考えられ，今回は倫理カンファレンスによって，それが実現された．

それぞれの背景や経験をもつ看護師が共に看護にあたる以上，今後も看護師間で価値観の相違はあり得る．しかし，看護師によって価値観が異なり，治療・看護方

針に関し意見が割れることは，患者の最善を求めるためには，かえって有用であるとも考えられる．多様な観点から患者・家族の価値を捉える可能性があるからである．なぜ意見が割れているのか，それらの意見は，それぞれどのような患者の価値を反映しているか検討し，最善を実現する方策を決定できるよう話し合う必要がある．

評価

　倫理カンファレンスにより，事例における治療決定過程が妥当であると理解できた看護師がいた．これにより，専門看護師の介入は，目標達成に有効であったと考えられる．しかし，納得に至らず，あるいは葛藤を表出できない看護師もいたことが推測される．

　各看護師の価値観とその土壌である背景を理解し，看護師が検討できるよう調整するための方策を検討する必要がある．また，看護師が抱えている葛藤を率直に表出できる機会や組織の風土もつくる必要があると考える．

　背景や経験の相違から看護師間には価値観の相違が生じ得る．この葛藤を患者の最善を実現するための多様な視座として用いていくことをめざしたい．

Part 3. 倫理調整の実際

第2章　医療者を対象とした倫理調整

4　看護師の非倫理的行為

井上昌子

看護師の非倫理的行為とは

看護者の倫理綱領の視点から

　日本看護協会は1988年に「看護師の倫理規定」を作成，その後2003年に「看護者の倫理綱領」（以下，倫理綱領とする）に改訂した（日本看護協会，2003）．
　倫理綱領は15条からなり，第1条～第6条は「看護提供に際して守られるべき価値・義務」，第7条～第11条は「責任を果たすために求められる努力」，そして第12条～第15条は「個人的徳性と組織的努力」というように構成されている（図1）.
　倫理綱領は，あらゆる場で実践を行う看護者を対象とした行動指針であり，自己の実践を振り返る際の基盤を提供するものである（日本看護協会，2003）．したがって，ここでは，看護者の倫理綱領に反する行為を看護師の非倫理的行為として考えてみたい．

自殺企図患者に対する看護師の非倫理的行為

　たとえば救命救急センターやICUなどで勤務していると，自殺患者とその家族にかかわる機会も多い．患者の中には何度も自殺企図・自傷行為を繰り返す場合も

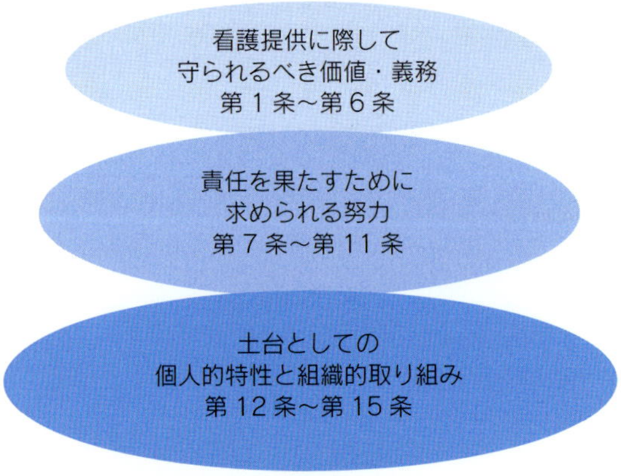

図1　「看護者の倫理綱領」の構造
日本看護協会（2003）．看護者の倫理綱領の構造．より作成

あり，医療スタッフの中には「また運ばれてきた」「生きたくても生きられない患者もいるのに」など，陰性感情を抱いて自殺企図患者を批判したり否定する気持ちを抱くこともあるだろう．また，患者から「生きていても迷惑になる」「死にたい」「どうして助けた」と訴えられた場合，ケアをしたことに無力感を生じ，多くのストレスを感じることになる．こういった場面で何が看護師の非倫理的行為となるのかを考えてみたい．

自殺企図患者に向かって，実際に看護師が「生きたくても生きられない人もいるんだから，しっかりしなさい」などと，抱いた陰性感情をそのまま患者に向かって発した場合どうだろうか．倫理綱領には「看護者は，対象となる人々への看護が阻害されているときや危険にさらされているときは，人々を保護し安全を確保する」（第6条）とある．看護師は常に対象となる人々が適切な看護を受けられるような配慮が必要になる．自殺企図患者にとっての，他者からの不用意な態度や発言は，自殺願望を助長・再燃させてしまうこととなり，何の解決にも至らない．

医療者は，希死念慮のある患者に対して，精神科治療機関への受診を促し，治療が継続されるように介入し，最適な社会資源のサービスを受け，問題が解決できるように情報提供を行うことも必要となる．

自殺企図患者が十分な治療やケアが受けられ，適切に治療を継続し，また社会資源などの情報を知り活用できれば，再度の自殺企図を防ぎ得ると考える．倫理綱領では，看護者の行為が対象となる人々を傷つける可能性があることも含めて，看護の状況におけるいかなる害の可能性にも注意を払い，予防するように働きかけるとされている（日本看護協会，2003）．基本的なことではあるが，看護師が患者とかかわりたくないと考えたり，患者に向けた嫌悪感や怒りなどの感情が生じても，患者に対しては決して言動として表わさないことが求められる．

また，何度も自殺未遂を繰り返す患者に対するケアへの達成感が得られず，無力感からストレスを感じて看護師が健康を害してしまう場合もある．倫理綱領には「看護者は，より質の高い看護を行うために，看護者自身の心身の健康の保持増進に努める」（第12条）とある．人々の健康を支援している看護師は，自らの心身の健康を基盤として看護を提供している．看護師自身の心身の健康を保持増進するために，活動と休息のバランスや個人に限らず職場内のストレスマネジメントを機能させることが必要となる．

次に，事例を通して看護師の非倫理的行為について考えてみる．

事例紹介

患者 D氏，50歳代，男性，会社員．
家族構成 独身，一人暮らし．高齢の母とその母を介護する兄が他県にいる．
既往歴 糖尿病，パニック障害．
診断名 頸髄損傷．

経過 飲酒をし，飲食店の階段から転落．頸髄損傷により四肢麻痺，かろうじて肩をすくめることができる状態で緊急入院となる．

入院後，すぐにステロイドパルス療法を実施したが，明らかな効果は得られなかった．頸部の安静を保つため頸椎カラーを装着し，体位変換は愛護的に行うよう医師からの指示があった．

キーパーソンとなる兄が事情により，すぐに面会にくることができず，患者本人に頸髄損傷によって重度の障害が残ること，ステロイドパルス療法に関するインフォームド・コンセント，さらに呼吸状態悪化時，気管挿管・人工呼吸器による管理を行う必要があることが説明された．

夜間睡眠時，呼吸が弱くなり酸素飽和度が低下したため，非侵襲的陽圧換気（NPPV）を施行した．しかし，マスクによる圧迫でパニックになり中止となった．そのことから医師は呼吸抑制を考慮し睡眠薬の使用を中止した．その後は，何とか酸素療法，吸引，体位変換などを行い対応できていた．

現在の状況 患者は時々「ちょっとタクシーで家に帰ってくるから」「立ったほうがいい？ ちょっと肩貸して，立ってみるから」などと話した．受け持ち看護師は，そのつど医師からの病状説明をどのように聞いているのか，患者に現状を確認した．患者は医師からいわれたとおり「重度の障害が残り，よくても車椅子生活だといわれた．自分では何にもできない」と話していた．しかし，何度も「家に帰ってくるから」「立てるから」といい，そのたびに受け持ち看護師は医師からどのように説明されているのかと同じことを聞いていた．

患者は，対応してくれない受け持ち看護師に対して大声を出すなど，苛立つようになった．ナースコールは増えるばかりで，そんな患者に対して受け持ち看護師は，どのように対応してよいのかわからず，患者の部屋を避けるようになった．また，なるべく患者とかかわらないように，他の病室でのケアを優先し，D氏のナースコールに対応しなくなった．

倫理分析

倫理綱領による分析

患者の状況をふまえ，受け持ち看護師の行動を倫理綱領に照らし合わせて検討してみる．

患者は自分自身のことを他人に頼らずには生きていけない状況である．そのため十分に看護師の介入が必要であるにもかかわらず，受け持ち看護師は最終的には何の対応もしなくなっている．

> 「看護者は，対象となる人々への看護が阻害されているときや危険にさらされているときは，人々を保護し安全を確保する」（第6条）

看護は，対象となる人々との間に築かれる信頼関係を基盤として成立しているが，

ここでは患者と看護師との間に信頼関係は築かれていない．患者は家族の面会もなく，医療者に頼るしかない状況で，1人で入院生活を過ごしている．誰もケアしてくれなければ，患者は人としての生きる権利も尊重されていないことになる．

> 「看護者は，対象となる人々との間に信頼関係を築き，その信頼関係に基づいて看護を提供する」（第3条）

看護師は，人々の健康と生活を支える援助専門職であり，ほとんど自分で活動ができない患者にとって看護師のケアは必要不可欠である．

> 「看護者は，人間の生命，人間としての尊厳及び権利を尊重する」（第1条）

看護師は，いかなる場面においても生命，人格，尊厳が守られることを判断および行動の基本とし，自己決定を尊重し，そのための情報提供と決定の機会の保障に努めるとともに，常に温かな人間的配慮をもって対応しなければならない（日本看護協会，2003）．家に帰りたい，立ちたいという思いが強かったことは，患者にとって何か気になることがあったのかもしれない．患者のおかれた状況を踏まえながら患者に寄り添い，どのようにしたらいいのか考える必要があった．

> 「看護者は，国籍，人種・民族，宗教，信条，年齢，性別及び性的指向，社会的地位，経済的状態，ライフスタイル，健康問題の性質にかかわらず，対象となる人々に平等に看護を提供する」（第2条）

受け持ち看護師の気持ちを推察してみると，最初「どうして患者は，医師の説明を理解しているようなのに同じことを繰り返し言ってくるのだろう，こっちも他の患者がいて忙しいのに」という思いがあった．看護師は他の患者にも平等に看護を提供する必要があると考えたかもしれない．

確かに，他の患者に対するケアがおろそかになってはいけないが，この患者は，ほとんど他者を頼らずには生活できないのが現状である．看護における平等とは，単に等しく同じ看護を提供するのではなく，その人の個別的特性やニーズに応じた看護を提供することである（日本看護協会，2003）．看護師は患者の個別的特性やニーズを考えてケアをしなければならなかったのである．

> 「看護者は，自己の責任と能力を的確に認識し，実施した看護について個人としての責任をもつ」（第7条）

実はD氏の受け持ち看護師は，クリティカルケア領域の看護の経験が少なく，患者の状況を十分にアセスメントすることができなかったのである．看護師は何度説明しても，同じことの繰り返しで，どうしていいかわからなくなっていた．

看護者は，自分の能力を超えた看護が求められる場合には，支援や指導を自ら得たり，業務の変更を求めたりして，提供する看護の質を保つように努めなければならない．看護師は自分自身の状況をもアセスメントし，その状況を他のスタッフや上司に相談する必要があった．また，この看護師の変化に気づき，すぐに相談できる職場環境を整える必要も他のスタッフや管理者にはある．しかし，いつまでも自分は経験がないから，わからない，できないとは言っていられない．

> 「看護者は，常に，個人の責任として継続学習による能力の維持・開発に努め

る」（第8条）

　専門職業人としての自己研鑽や能力の維持・開発に努めることは，看護者の責任・責務である．自分は何ができないのか，何がわからないのか，何を学習しなければならないのかなど，計画的に考えて学習の機会に積極的に参加することも必要である．

　さらに，患者の母や兄は県外に在住で，すぐに来院したり，継続的に通院したりすることも困難であった．患者が何を望んでいるのか，どのような社会資源を活用し支援することが可能か，他県にいる支援者の家族がどのように思っているのかなどを確認することが必要であった．

　「看護者は，他の看護者及び保健医療福祉関係者とともに協働して看護を提供する」（第9条）

　今後の治療方針や，他県への転院が可能かどうかなども含め，医師やソーシャルワーカーと情報を共有しながら，患者に対して医療を提供することもできる．

　他職種と情報を共有したり，互いに自立した専門的な能力が発揮できるような関係を築き，協働していくことが必要である．また，看護師は他の看護師とも協働しなければ継続した看護を提供できない．看護師どうしで声をかけやすい，また互いの変化に気づける環境づくりも普段から取り組んでいかなければならない．

分析結果

　上記のことから，看護師はクリティカルケア領域での経験が少なく，患者の状況を十分にアセスメントすることができず，そのため患者にどのように対応していいのかわからず，自らも気づかないうちに非倫理的行動をとっていたことが明らかになった．

倫理調整の実際

　看護師は何度もナースコールを押す患者の部屋を訪れるたびに，ため息をついてナースステーションへ帰ってきた．それを見ていた先輩看護師が「どうしたの？」と声をかけると，受け持ち看護師は患者に対する経過を話しはじめた．

　そこで，先輩看護師は患者について＜医学的側面＞＜患者の状況＞＜QOL＞＜周囲の状況＞に関して情報を収集し，一緒にアセスメントをしてみようと提案し，実施した（表1）．

　受け持ち看護師は，先輩看護師の助けを借りて，患者についてアセスメントしたことで，以下のようなことに気づいていった．

　患者は，飲酒後の受傷で状況がつかめないまま体動困難となり緊急入院していた．そのため，すぐに医師からの病状説明を受けたが，動かなくなってしまった自分を1人で受け入れなければならず，不安や脅威にさらされていたのではないだろうか．また患者自身が頸髄損傷という喪失体験から自分を守るために，否認などの防衛機制を働かせていたとも考えられる．

表1 情報収集と整理

医学的側面	・頸髄損傷によりステロイドパルス療法を実施したが，効果はなかった ・自分で動かすことができるのは頭部から頸部にかけてである ・頸髄損傷により呼吸抑制が生じ，今後，人工呼吸器による管理が必要になり，その際は離脱が困難となる．したがって気管切開なども必要になる可能性がある ・現在は，入眠時に呼吸抑制が生じるため，睡眠薬を使用していない．今後，頸髄の固定術を行うことも考えられるが，頸部の安定をはかることが目的で，これ以上の症状の改善は望めない ・現在，経口からの食事量が少なく，必要エネルギーが摂取できていないため，不足分を点滴療法で補っている ・今後の治療計画としては，合併症を予防していくことである
患者の状況 QOL	・患者は，1人で病状説明を受け，ステロイドパルス療法の説明に同意した．入院後すぐに病状説明や治療の利益・リスクの説明が行われたが，混乱していたことも考えられる．自分の状況を受け入れられず，とりあえず医師の治療に頼るしかない状況である ・患者は末梢のしびれを自覚している．さらに余剰幻肢があり，立てそうな気がしている．何度も看護師に立てそうだと話すが，自分のいうことを聞いてくれず，ストレスが蓄積している ・もともと睡眠薬を使用しないと睡眠ができないが，内服することができず，夜間隣室などの騒音，吸引，定期的な体位変換から眠ることができていない ・NPPV装着時の恐怖があり，人工呼吸器に対する恐怖がある ・今まで自分のことは自分で決めてきたため，今後も家族には迷惑をかけたくないと思っている ・今後，頸髄固定術を行っても患者が元の生活にもどれることはない．症状の進行を防ぐことが中心となり，また手術をすれば手術を行わなかったときよりも早く車椅子に乗車することが可能になり，行動範囲が増えることが予想される ・今後は自ら動くことがほとんどできず，他者に多くのことを頼らざるを得ない状況である．患者は今後をどのように生活していくことが可能か，患者の意向を踏まえながら一緒に考えることが必要となる
周囲の状況	・キーパーソンの兄は，母の介護や他県に住んでいることから現在は面会などの協力が得られない．近くの病院に転院できれば面会は可能になるとのことだった ・今後，患者は離職しなければならず，社会資源を利用する必要がある．患者に必要な社会資源は何なのか，どのように提供することができるのかを看護師は情報収集しなければならない ・症状の安定をはかることができれば，急性期病院から転院しなければならない ・現在，頸部の安定をはかるため，体位変換などに多くの看護スタッフを要する．また，何度も同じことを言う患者の対応に困惑している

　さらに，患者は呼吸抑制を考慮され睡眠薬の使用ができなかったこと，定期的な体位変換や吸引，他患者の騒音などから夜間に入眠することが困難になっていた．夜間にNPPVを使用した記憶から，夜間になると，ますます精神的に不安定になり，ストレスフルな状態でもあったと考えられる．

　安静療法や吸引による不眠，さらには食欲がわかず，食事の摂取量が少なく，必要エネルギーも摂れていなかった状況で，食事や睡眠などの生理的ニーズも満たされておらず，患者の自律性は低くなっていたことも考えられる．

　また患者は医師からの説明を言葉で表現できているようであるが，受容の段階まで至る状況ではなく，さらに患者の言動には一部日内変動があり，精神的危機的状況とQOLの低下から正常な判断ができていないと考えられた．

　現在まで長い間，一人暮らしをし，自分のことは自分で決めて，家族や他者にはあまり頼らずに生きてきた．壮年期の患者が自立したADLの他に仕事や社会での

役割，QOLを失ったことが，さらにストレスを与えていたとも考えられる．

以上のことから，この患者に対して必要なケアは，まず睡眠や安楽，栄養などの管理をし，患者の危機的状況に対して環境を整えながらケアを行うことだと受け持ち看護師は理解できるようになっていった．

また，患者にケアを行わなければ廃用症候群が進み，さらに介入を必要とする状況が起きてくる．社会福祉など資源の利用や情報提供，MSWなどの存在を伝え，患者・家族と連携し，サポートする必要があることについても気づけるようになった．

そして，主治医やリエゾン精神科医，理学療法士やMSW，薬剤師なども含めたカンファレンスを行い，具体的な介入を考えるきっかけを見いだすことができるようになった．

評価

チャンブリスは，点滴，配薬，入浴，配膳，バイタルサイン測定，書いても書いても終わらない記録，書類，血液検体を送る—ナースの1日はこれらで埋め尽くされ，おきまりの仕事が何度も繰り返される．道徳など，この山のような繰り返し業務の中に埋もれてしまい，ルーチンが道徳的問題をぼやかしてしまうという（Chambliss, 1996/浅野, 2002）．

看護師が日常生活ケアの中で，また困難な状況に立ち向かうときも，何が倫理的問題であるのかを明らかにできる倫理的感受性が必要である．日ごろのケアをおろそかにせず，日々の看護を振り返りながら，専門職業人として行動していく必要がある．また，日本看護協会は，倫理的問題に直面した看護職が，その解決に向けて組織的な検討をすることができるように臨床倫理委員会の設置とその活用に関する指針を作成している（日本看護協会, 2006）．この指針は，患者にとって，最善の選択をすることができるよう，直面する臨床倫理問題の解決に向けた1つの手段として，医療従事者が率直に互いの情報や考えなどを出し合い，相談対応機能を十分に活用することをめざしている．

看護師自らの倫理的感受性や倫理的行動力を向上させることもさることながら，それらを周囲に適切に伝えることができ，1人で抱え込まず，倫理的問題解決に取り組める環境整備に取り組む必要がある．

文献

Chambliss, D. F.（1996）/浅野祐子訳（2002）．ケアの向こう側—看護職が直面する道徳的・倫理的矛盾（pp.19-20）．日本看護協会出版会．
日本看護協会（2003）．看護者の倫理綱領．
日本看護協会（2006）．臨床倫理委員会の設置とその活用に関する指針．

Part 3. 倫理調整の実際

第2章　医療者を対象とした倫理調整

5　研究における非倫理的行為

中村美鈴

倫理の概念

　急性・重症患者看護専門看護師およびクリティカルケアの場で働く看護師が現場で遭遇する臨床における「倫理調整」の場面は数多く存在する．

　クリティカルケアの場で求められる倫理調整は，医療における治療環境に関する倫理的問題に対する患者・家族の尊厳や擁護を目的とする調整であり，かかわるメンバーの価値観を尊重しながら，最善の対応を模索していく取り組みが重要である．こういった中での研究における倫理調整は，自ずと医療における治療環境の中で生じやすい．

　医療における治療環境の中で生じやすい倫理的問題を考えるために，まず臨床における倫理，特に生命倫理（bioethics），医療倫理（medical ethics），臨床倫理（clinical ethics），先端医療倫理（advanced medical ethics），ケア倫理（care ethics），環境倫理（environmental ethics）の概念を整理しておく．

　最も大きな概念としては，生命を取りまく「生命倫理」がある．その中に，主に医療に関係する「医療倫理」があり，さらに遺伝子治療，臓器移植というような「先端医療の倫理」がある．また，医療倫理と重なる関係で「臨床倫理」がある．

　それら日常的な医療倫理と臨床倫理と密接して「ケア倫理」がある．そして，生命倫理において医療倫理，臨床倫理以外のものとして「環境倫理」が位置づけられる（図1）．

　このように概念の整理をすると，クリティカルケアの場では，すべての倫理概念に関連して研究に取り組む場合が多い．そのため，研究における非倫理的行為も知らず知らずのうちに生じやすい．

　生じやすい非倫理的行為を回避するためには，研究にかかわる看護者や医療者の研究における倫理的感受性の育成から倫理的推論やその実行への支援などを行う．それによって患者・家族を擁護できる．そのためアドボケーター（擁護者）を育成していく取り組みが必要である．

　全人的な看護実践研究の実現をめざすためには，倫理調整を行う者の自律的意思決定が最も重要となる．

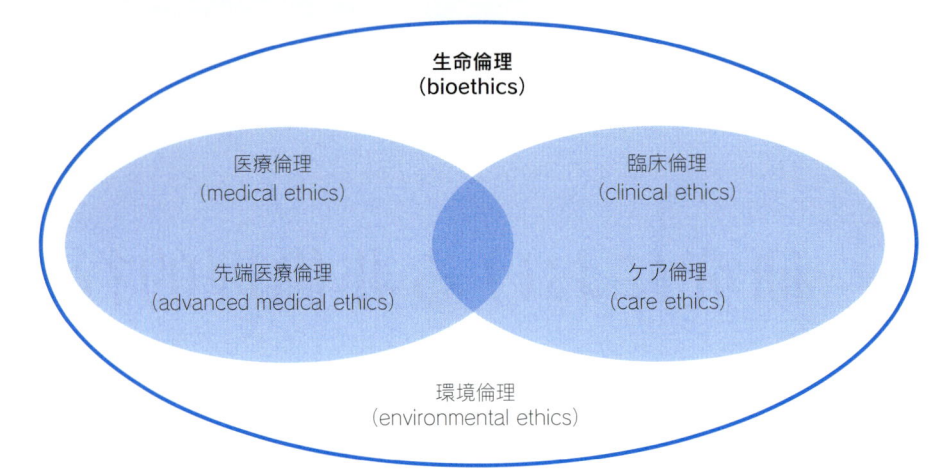

図1 倫理に関する概念の整理
白浜雅司（2001）．日本における臨床倫理の適応．INR 日本版編集委員会編，臨床で直面する倫理的諸問題—キーワードと事例から学ぶ対処法（p.79）．日本看護協会出版会．より許可を得て転載

　急性・重症患者看護専門看護師およびクリティカルケアの場で働く看護師に関する研究における倫理的行為について述べ，研究における非論理的行為と，その倫理的課題を解決するための必要な方法論を説明する．

研究における倫理

研究における倫理的行為

　看護師は，専門知識・技術の向上や臨床における根拠に基づく看護実践の開発をめざし，研究活動を行う．日々の業務の中で，研究に取り組むことは至難の業であるが，急性・重症患者看護専門看護師にとっては，研究に取り組む態度そのものが，倫理的態度であり，かつ倫理的行為といえる．

　実際に研究に取り組む際には，研究における倫理指針に沿って，起こり得る倫理問題へ，どのような対策が講じられているか，十分に検討する必要がある．すなわち起こり得るリスクに対して，それを取り除くために，どのような対策が倫理的配慮としてなされているかを検討するのである．

　一般的に，研究は患者（対象者）に直接の利益を及ぼさない場合が多い．この場合，ビーチャムとチルドレスの生命倫理の4原則にのっとり（表1），研究を推しはかる姿勢が求められる（Beauchamp & Childress, 2008/立木・足立，2009）．

　この4原則に準拠して，その時々にかかわる医療者が遭遇した現象を考えていくと，必然的にどのような倫理的意思決定をしていくとよいのかの手だてになる．そのため，自己の倫理観を日常的にしっかりと形成しておく態度が重要である．

表1　生命倫理の4原則

自律性尊重原理 (respect for autonomy)	自律性を尊重するという意味は，研究対象者が自分自身あるいは代諾者が研究参加への意思決定を行う状況などを指す
無害原理 (non-maleficence)	害を与えないという意味は，研究対象者の研究参加中の安全を確保するという状況などを指す
善行原理 (beneficence)	社会全体にとって善い行為を行うという意味は，看護実践の向上に意義がある研究を行うという状況を指す
正義/公平原理 (justice/equality)	不公平であってはならないという意味は，研究参加・不参加にかかわらず，不利益を受けないという保証がなされる状況を指す

Beauchamp, T. L., Childress, J. F.（2008）/立木教夫，足立智孝監訳（2009）．生命医学倫理　第5版．麗澤大学出版会．より一部改変し許可を得て転載

研究における非倫理的行為

　急性・重症患者看護専門看護師およびクリティカルケアの場で働く看護師が臨床で遭遇する「研究における非倫理的行為」は，2つに分類されると考える．

　1つは，患者や家族を対象とした研究における非倫理的行為である．もう1つは，取り組んだ研究成果を公表する際に陥りやすい非倫理的行為である．

　それぞれ事例を基に，その倫理的課題を解決するための考えかた，ならびに必要な方法を説明する．

患者や家族を対象とした研究における非倫理的行為

　クリティカルケアの場における患者・家族を対象とした研究では，治療環境との関連から，研究対象者そのものの脆弱性（vulnerability）が高くなる．そのため，研究課題が非倫理的行為とみなされる場合があり，検討の必要がある．

　クリティカルな看護実践の場に身をおいている看護師は，患者の脆弱性に対する意識が希薄化しやすい．看護者として非倫理的行為を実施する事態はないと考えるが，知らず知らずにうちに取り組んでいる研究そのものが，非倫理的行為となっている場合がある．そのため常に自らを律しながら研究に取り組む必要がある．

　研究における倫理的課題を解決するためには，研究対象者に対して十分な倫理的配慮がなされているかどうかを吟味する．例として研究の同意書について考えてみよう．

研究への同意書を得る時期

　「ICUに入室した食道がん術後患者の体験」について研究するため，研究方法としてICU退室後に面接調査を行う．では，研究参加への同意書は，いつの時点で対象者から得ることが望ましいだろうか．

　いつの時点で同意書を得るかは，微妙な問題である．同意書を得る時点で患者は研究対象候補者となる．この研究参加への同意は，研究対象候補者の心身の状態による．一般的にはICU入室前の病棟，もしくは外来受診にきている時点で，主治医

もしくは担当看護師の協力を得て，対象者が心身ともに安定していると判断されたときに，説明による同意を得る．

ただ，問題は，その時点で研究参加への同意を得られたとしても，その時点だけの同意でよいのかということである．なぜなら，ICU入室前に同意を得たときの患者の心理と，実際にICU入室体験をした後では，人の心理は往々にして変化しやすい．つまり，ICUで体験した事象が，ゆがんだ記憶として残された場合，対象者は「ICU入室のときの出来事は思い出したくない」「大変つらく苦しかったので，話すのもつらい」という心理に変わっている場合が考えられる．

そのため，無害の原則から，研究対象者への研究協力の同意は，ICU入室前と入室後の心身が安定している時期に得る配慮が必要である．つまり，このような事例の場合は2回の同意を得る倫理的配慮が必要である．ICU入室前のみの同意であると，非倫理的行為といえるだろう．

倫理的感受性を高める

知らず知らずのうちに，患者や家族を対象とした研究における非倫理的行為に陥らないために，日常的に倫理的感受性を高めておく必要がある．

急性・重症患者看護専門看護師およびクリティカルケアの場で働く看護師として，倫理的感受性を高めるための「教育」に，粘り強く取り組む役割が求められる（白浜，2005）．

倫理的感受性とは，個人の福祉や安寧に影響を与える状況的な倫理的側面を意識できるかどうかが関係する能力である．その意味は抽象度が高く，なじみが薄いものであるが，より身近な言葉で表現すると，ここでは研究に取り組む場合の倫理的側面における価値や価値の対立を認識する能力といえる．

この倫理的感受性を育成する，もしくは高めるための方法としては，①研究のケーススタディの実施，②倫理的感受性の効果測定ツールの活用，③ケーススタディからケースメソッドを学ぶ方法があり，それぞれの状況の問題点を明確にし解決方法を見いだしていく．

①ケーススタディと職場の風土づくり

取り組む研究において，①何が非倫理的行為で，②何が倫理的行為なのか，③それはいかなる倫理的根拠に根ざしているか，明確な言語で，他者がわかるように，倫理原則にのっとり説明できる能力が必要である．そのためには，他者がわかるように表現できる技術を身につけなければならない．

実際に遭遇した非倫理的行為と考えられる研究のケーススタディを，かかわったメンバーで行うとよいだろう．倫理的感受性は，一足飛びには育ちにくいものである．ケーススタディに取り組む中で，看護師が「おや，何か変」と倫理的感受性から気づき，立ち止まり，振り返られる体制づくりが必要である．加えて，そのような職場の風土づくりも重要である．

②倫理的感受性の効果測定

倫理的感受性については，客観的指標を用いて効果測定を行う尺度（道徳的感性尺度，Moral Sensitivity Test）もあり，定期的に活用するのも方法論として有用だろう．その尺度を用いることで，ケーススタディ前後の倫理的感受性の推移を把握できる（中村・石川・西田・伊達・西田，2003）．

倫理と道徳の概念は厳密な意味では同義語ではないが，広辞苑で「倫理は道徳」「道徳は倫理」と記載されているように同義語で扱われる場合が多い．そのため，道徳的感性尺度（Moral Sensitivity Test）を活用する場合は，尺度開発過程や信頼性・妥当性について，十分に理解したうえで，感受性を測定し評価することが必要であろう．

③ケーススタディからケースメソッドを学ぶ

まず，ケーススタディとケースメソッドの意味を確認しておこう．

ケーススタディ　問題も結論も明示的に示したうえで，ある一定の解釈的な評価にたどりつく検討をすることで，専門家らしく考えることを求める．つまりケーススタディの目的は問題点を明確にしたり解決方法を見つけることである．

ケースメソッド　結論を明示せず，中立性と客観性を保ちながら意思決定のトレーニングをする．つまりケースメソッドの目的は問題解決のための過程を学ぶ検討をすることである．

ケーススタディに取り組む際の注意点は，さまざまな倫理に対する考えを許容しながら，オープンに進めていくことである．一方を選択すれば，選択しなかった状況が起こり得ることも考慮しながら，建設的批判（良心的反対）を受け入れる考えかたをもつ．さらに，相手を非難するのではなく，冷静に前向きに話し合う姿勢が重要である．

④ケーススタディの結果と成果

たとえば急性・重症患者看護専門看護師が調整し，病棟のスタッフ，看護師長，医師も交えてケーススタディに取り組んだが，何も変わらなかった．その場合，その専門看護師は卓越した倫理調整を行ったといえるだろうか．

研究における非倫理的行為とは何かという複雑で困難な事例を吟味し，倫理にかかわる内容を明解な言語で整理したという行為そのものが「卓越性」である．また，患者・家族の権利を擁護できた調整につながる．

では，急性・重症患者看護専門看護師およびクリティカルケアの場で働く看護師が，研究における倫理調整を行うことで，何かが変わる必要があるのか．

目に見えて変わるものは，すぐにはないが，最も重要なスタッフの倫理的感受性や倫理的推論が育成され，かかわる看護師の研究における倫理的行為の意思決定プロセスが磨かれるのである．このアウトカム（成果）が，急性・重症患者看護専門看護師の卓越性といえるだろう．

研究発表の非倫理的行為

取り組んだ研究成果を発表する際に陥りやすい非倫理的行為としては，二重投稿，二重発表と利益相反に関する問題がある．

二重投稿・二重発表

取り組んだ研究成果を施設内で，また学会で発表するときに注意しなければならないものに二重投稿や二重発表がある．

最近では，機関リポジトリに登録している施設が多い．機関リポジトリとは，施設の研究成果を電子媒体で集積し保存する保存庫のようなものである．その施設ごとの知的生産物を電子書物として集めてインターネットを通して公表するのである．このような形で，すでに公表されている研究内容を学会で発表したり，学会誌などに公表する場合は，二重に発表・公表したとみなされる．

施設内の院内研究会などで発表し，それを学会などで発表する場合は，施設によるインターネット上での公表を取り下げる必要がある．本人が知らないうちに機関リポジトリとして公開されていたりする場合もあるので留意する．

研究成果を公表する場合は，未発表に限る．未発表とは，他の学会，出版物に投稿・掲載，インターネット上で公開されていないものである．病院報が公に配布されている場合や病院のホームページに掲載されている場合も，すでに公表しているとみなされる．

利益相反

研究に関連した薬品，商品などの企業などのかかわりについては，行った研究の透明性を確保し，研究の責務を適正に果たしていることを自己申告し，実証する必要がある．

利益相反がない場合 当該研究課題において，研究に関連した企業とは利益相反がないことを，抄録や発表に使用する媒体（スライドやポスター）に明記する必要がある．

表2 利益相反自己申告書

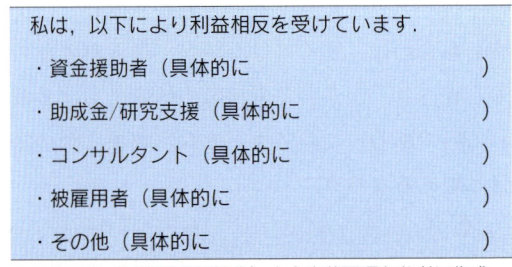

私は，以下により利益相反を受けています．
・資金援助者（具体的に　　　　　　　　　）
・助成金/研究支援（具体的に　　　　　　　）
・コンサルタント（具体的に　　　　　　　）
・被雇用者（具体的に　　　　　　　　　　）
・その他（具体的に　　　　　　　　　　　）

2013年ICN（国際看護師協会）大会応募要項を参考に作成．

利益相反がある場合 研究資金の援助を受けているなど利益相反がある場合は，利益相反に関する宣言を行うことが必要となる．例として，記載方法の1つを示す（表2）．

二重投稿や利益相反は，意識せず，知らず知らずのうちに行為している場合があるため，倫理的感受性を高めることが求められる．

文献

北村愛子（2008）．看護倫理のタペストリー看護倫理的探究の可能性を拓く―専門看護師の倫理調整の役割と実践．日本看護倫理学会誌，1（1），12-16．

Beauchamp, T. L., & Childress, J. F.（2008）/立木教夫・足立智孝監訳（2009）．生命医学倫理 第5版．麗澤大学出版会．

Fry, S. T., & Johnstone, M. J.（2008）/片田範子・山本あい子訳（2010）．看護実践の倫理―倫理的意思決定のためのガイド 第3版．日本看護協会出版会．

Jonsen, A. R., Siegler, M., & Winslade, W. J.（2002）/赤林朗・蔵田伸雄・児玉聡監訳（2006）．臨床倫理学―臨床医学における倫理的決定のための実践的なアプローチ 第5版．新興医学出版社．

中村美和子・石川操・西田文子・伊達久美子・西田頼子（2003）．臨床看護師の道徳的感性尺度の信頼性・妥当性の検討．日本赤十字看護学会誌，3（1），49-58．

白浜雅司（2001）．日本における臨床倫理の適応．INR日本版編集委員会編，臨床で直面する倫理的諸問題―キーワードと事例から学ぶ対処法（p.79）．日本看護協会出版会．

白浜雅司（2005）．臨床倫理の症例検討と山村の診療所の医師の日常を伝えるページ．http://square.umin.ac.jp/masashi/（2013年4月10日閲覧）

本書に出てきたカタカナ用語

（　）：本書で詳しい解説がされている頁

ア	
アサーティブ	assertive，アサーティブ（p.80）
アドボカシー	advocacy，権利擁護（p.24）
アンビバレント	ambivalent，相対立する意見や価値をもつこと
インフォームド・アセント	informed assent，説明を受けての同意（p.54）
インフォームド・コンセント	informed consent，説明を受け十分に理解し納得したうえでの同意（p.11）
エンゼルメイク	死後の処置
エンパワーメント	empowerment，社会で抑圧され意思決定への参加やその力を剝奪された人々が，自分自身や仲間の力で，あるいは他者の援助により，自意識を高め，意思決定への参画の力と機会を回復し，社会の承認を得ていくプロセス（p.25）

カ	
グリーフワーク	grief work，癒やしのための作業
ケースワーク	casework，環境に働きかけて個人を変える（p.84）
ゲートキーパー	gate keeper，命の門番．自殺のサインに気づき，適切な専門家の支援につなげる役割をもつ人
コラボレーション	collaboration，協働（p.38）
コンサルテーション	consultation，情報提供とアドバイス（p.84）
コンフリクト	conflict，対立

サ	
シェアード・デシジョン・メーキング	shared decision making，かかわるすべての人の意思を尊重し，合意のうえで決定するという考えかた
ジレンマ	dilemma，複数の相反する事柄の板ばさみになること
スーパービジョン	supervision，貧弱なスキルを教育する（p.84）

タ	
デフュージング	defusing，ストレス発散や解消を目的とした応急的ミーティング（p.128）
デブリーフィング	debriefing，同様の体験をしたチームメンバー，関係者を，介入が終了した後に集めて，その体験を事実，思考，感情の点から話し，共有する機会（p.129）
デモビリゼーション	demobilization，動員解除（p.129）

ナ	
ナラティブ	narrative，患者が語る自分の病気のことや生きかたに関する物語から患者を全人的にとらえる（p.70）

ハ	
パターナリズム	paternalism，父権主義．父親のような立場から，本人の意思とは関係なく本人の利益を考えて意思決定すること
プレホスピタルケア	pre-hospital care，病院に運ばれる前の医療処置．救急車内での対応

ラ	
ライフストーリー	life story，個人の体験を物語として語ること．またその語った内容（p.70）
リビングウィル	living will，生前に行われる意思の表明
リファー	refer，しかるべき他者に依頼する（p.84）
リフレクション	reflection，振り返り
リレーション	relation，関係（p.83）

Part 4

倫理的行動のための 基準

看護師が倫理的行動をとるための
基準となるもの ……………………………… 254

Part 4. 倫理的行動のための基準

看護師が倫理的行動をとるための基準となるもの

宇都宮明美

看護師の倫理綱領

倫理綱領とは，社会の価値観とニーズに基づいた職業人としての行動指針である．

● ICN 看護師の倫理綱領

看護師の国際的な倫理綱領は，1953 年に国際看護師協会（International Council of Nurses：ICN）によって採択されている．

複数にわたる改訂の後，2005 年に現在の改訂版が示された．その中で，看護の本質として，文化的権利，自ら選択し生きる権利，尊厳を保つ権利，敬意のこもった対応を受ける権利などの人権を尊重することが備わっていることが述べられている（表 1）．

● 看護者の倫理綱領

一方，2003 年に日本看護協会でも「看護者の倫理綱領」を明示している．

この中で，看護者の役割をあらゆる年代の個人，家族，集団，地域社会を対象として，健康の保持増進，疾病の予防，健康の回復，苦痛の緩和を行い，生涯を通じてその最期まで，その人らしく生を全うできるように援助を行うことであると述べ，

表 1 「ICN 看護師の倫理綱領」の前文と基本領域

前文
　看護師には 4 つの基本的責任がある．すなわち，健康を増進し，疾病を予防し，健康を回復し，苦痛を緩和することである．看護のニーズはあらゆる人々に普遍的である．
　看護には，文化的権利，自ら選択し生きる権利，尊厳を保つ権利，そして敬意のこもった対応を受ける権利などの人権を尊重することが，その本質として備わっている．看護ケアは，年齢，皮膚の色，信条，文化，障害や疾病，ジェンダー，性的指向，国籍，政治，人種，社会的地位を尊重するものであり，これらを理由に制約されるものではない．
　看護師は，個人，家族，地域社会にヘルスサービスを提供し，自己が提供するサービスと関連グループが提供するサービスの調整をはかる．

基本領域
1. 看護師と人々
2. 看護師と実践
3. 看護師と看護専門職
4. 看護師と協働者

International Council of Nurses（2005）/日本看護協会訳（2005）．ICN 看護師の倫理綱領．http://www.nurse.or.jp/nursing/practice/rinri/icnrinri.html（2013 年 4 月 10 日閲覧）より引用

表2 「看護者の倫理綱領」の前文と条文（日本看護協会）

前文
　人々は，人間としての尊厳を維持し，健康で幸福であることを願っている．看護は，このような人間の普遍的なニーズに応え，人々の健康な生活の実現に貢献することを使命としている．
　看護は，あらゆる年代の個人，家族，集団，地域社会を対象とし，健康の保持増進，疾病の予防，健康の回復，苦痛の緩和を行い，生涯を通してその最期まで，その人らしく生を全うできるように援助を行うことを目的としている．
　看護者は，看護職の免許によって看護を実践する権限を与えられた者であり，その社会的な責務を果たすため，看護の実践にあたっては，人々の生きる権利，尊厳を保つ権利，敬意のこもった看護を受ける権利，平等な看護を受ける権利などの人権を尊重することが求められる．
　日本看護協会の『看護者の倫理綱領』は，病院，地域，学校，教育・研究機関，行政機関など，あらゆる場で実践を行う看護者を対象とした行動指針であり，自己の実践を振り返る際の基盤を提供するものである．また，看護の実践について専門職として引き受ける責任の範囲を，社会に対して明示するものである．

条文
1. 看護者は，人間の生命，人間としての尊厳及び権利を尊重する
2. 看護者は，国籍，人種・民族，宗教，信条，年齢，性別及び性的指向，社会的地位，経済的状態，ライフスタイル，健康問題の性質にかかわらず，対象となる人々に平等に看護を提供する
3. 看護者は，対象となる人々との間に信頼関係を築き，その信頼関係に基づいて看護を提供する
4. 看護者は，人々の知る権利及び自己決定の権利を尊重し，その権利を擁護する
5. 看護者は，守秘義務を遵守し，個人情報の保護に努めるとともに，これを他者と共有する場合は適切な判断のもとに行う．
6. 看護者は，対象となる人々への看護が阻害されているときや危険にさらされているときは，人々を保護し安全を確保する
7. 看護者は，自己の責任と能力を的確に認識し，実施した看護について個人としての責任をもつ
8. 看護者は，常に，個人の責任として継続学習による能力の維持・開発に努める
9. 看護者は，他の看護者及び保健医療福祉関係者とともに協働して看護を提供する
10. 看護者は，より質の高い看護を行うために，看護実践，看護管理，看護教育，看護研究の望ましい基準を設定し，実施する
11. 看護者は，研究や実践を通して，専門的知識・技術の創造と開発に努め，看護学の発展に寄与する
12. 看護者は，より質の高い看護を行うために，看護者自身の心身の健康の保持増進に努める
13. 看護者は，社会の人々の信頼を得るように，個人としての品行を常に高く維持する
14. 看護者は，人々がよりよい健康を獲得していくために，環境の問題について社会と責任を共有する
15. 看護者は，専門職組織を通じて，看護の質を高めるための制度の確立に参画し，よりよい社会づくりに貢献する

日本看護協会（2003）．看護者の倫理綱領．
http://www.nurse.or.jp/nursing/practice/rinri/rinri.html（2013年4月10日閲覧）より許可を得て転載

　免許を有する資格者として果たすべき社会的責務を15の条文としてまとめている（表2）．

救急・集中治療におけるガイドライン

　クリティカルケア看護領域は，救急や集中治療が主な活動の場となる．
　集中治療の目的は，脳・心臓・肺・肝臓・腎臓・膵臓などの重篤な障害の治療および手術や重症外傷などの過大侵襲による生体反応に対する回復促進にある．
　救急においては，突然の発症と急激に変化する病態に対して，救命を最優先する医療が行われる．

● 集中治療における重症患者の末期医療のあり方についての勧告

　集中・救急医療の発展は数多くの命を救う結果をもたらしたが，脳死の判定，生

表3 集中治療における重症患者の末期医療のあり方についての勧告

1. 末期状態における治療の手控え並びに治療の終了（注）は，原則として患者自身の意思に基づいて検討されるべきものである
2. その実施にあたっては医学的な妥当性と家族の同意が必須の要件である
3. その過程においては透明性を維持し，診療録に適正な方法で記載すべきである
   末期状態における治療の進め方
   ①患者本人の意思確認について
   　書面で確認することが望ましいが，家族，同居者，親しい友人からの証言に基づく確認であってもかまわない．
   ②家族の同意について
   　家族の同意は必須の要件である．もし異議を唱える家族がいる場合，治療の手控えあるいは治療の終了は選択すべきでない
   ③家族の意思確認の方法について
   　担当医が患者の意思を確認し家族の同意を得た後，およそ12時間以上の間隔を置いて，責任ある医師が再度，適切な方法で確認すべきである
4. 末期状態であることの判断について
   担当医は末期状態であると推定した場合，患者あるいは家族の意思を把握した段階で，施設内の公式な症例検討会等で合意を得るべきである
5. 治療の手控え並びに治療の終了の選択肢決定にあたって
   選択肢の決定にあたっては，家族に，その内容と実施した場合に予想される臨床経過を出来る限り具体的かつ平易に説明し理解を得るべきである．同時に途中で変更できること，変更しても後戻りできない段階があることについても説明し理解を得るべきである
6. 透明性を高め維持する方策について
   複数の医師が患者本人と家族の意思を確認すること，末期状態の判断について施設内の公式な症例検討会等に付議すること，診療録に経過を記載することは透明性を高め維持するために不可欠な要件である．特に，家族の意思の確認や選択肢の決定に当たっては，代表した意思を持たない家族と担当医が単独で話し合うような事態は避け，予定された日時と場所に複数の医療者と代表する意思を持つ家族とが合議のうえで決定すべきである
7. 治療の手控え並びに治療の終了の実施に当たって，患者の疼痛，苦痛は完全に除去されていなければならない
8. 各施設は，早急に上記の手順に準じたマニュアルを作成し，その遂行に必要な体制を整備すべきである

（注）一般に末期医療の選択肢には，下記の4つのパターンが考えられる．
a．現在の治療を維持する（新たな治療を手控える）
b．現在の治療を減量する（全て減量する，または一部を減量あるいは終了する）
c．現在の治療を終了する（全てを終了する）
d．上記の何れかを条件付きで選択する

日本集中治療医学会（2005）．集中治療における重症患者の末期医療のあり方についての勧告．http://www.jsicm.org/kankoku_terminal.html（2013年4月10日閲覧）より許可を得て転載

命維持装置装着にまつわる問題，意識のない患者に対する病状の説明と同意を得ることの困難性，家族の意向に対する配慮などの新たな問題ももたらした．これらの課題に対して，2005年に日本集中治療医学会は「集中治療における重症患者の末期医療のあり方についての勧告」を示した．

ここでは集中治療領域における終末期に対する考えかたを明示し，治療の手控えについても言及している．また終末期であるという診断に対しては，生命の尊厳と科学的根拠を重視し，複数の医師での判断を必須としている（表3）．

表4 「終末期医療に関する提言」（ガイドライン）の一部

終末期の定義とその判断

　救急医療における「終末期」とは，突然発症した重篤な疾病や不慮の事故などに対して適切な医療の継続にもかかわらず死が間近に迫っている状態で，救急医療の現場で以下1)〜4)のいずれかのような状況を指す

1) 不可逆的な全脳機能不全（脳死診断後や脳血流停止の確認後なども含む）と診断された場合

2) 生命が新たに開始された人工的な装置に依存し，生命維持に必須の臓器の機能不全が不可逆的であり，移植などの代替手段もない場合

3) その時点で行われている治療に加えて，さらに行うべき治療方法がなく，現状の治療を継続しても数日以内に死亡することが予測される場合

4) 悪性疾患や回復不可能な疾病の末期であることが，積極的な治療の開始後に判明した場合

　なお，上記の「終末期」の判断については，主治医と主治医以外の複数の医師により客観的になされる必要がある

日本救急医学会（2007）. 救急医療における終末期医療に関する提言（ガイドライン）. http://www.jaam.jp/html/info/info-20071116.pdf（2013年4月10日閲覧）より許可を得て転載

表5 「救急医療領域における看護倫理」ガイドラインの一部

倫理的問題に対する救急看護師の基本姿勢

1) 高齢者や疾患構造の複雑化などから，必ずしも病気・病態による発症とは限らず，それらに続発する疾患や潜在する病気の顕在化などにより，急激に「死」に至ることも少なくない患者に対し，常に人の命・尊厳の尊重を判断基準として，患者・家族等の権利を擁護することを救急看護師の基本姿勢とする

2) 「人格や価値観が尊重され，医療提供者との相互の協力関係のもとで良質な医療を公平に受けることができる」患者の権利を基盤に，関係者と最善の努力を行なう

3) 患者の権利を擁護し，中立的立場で患者・家族等が必要とする情報を提供するとともに，患者・家族等の心情や心理的変化を受け止める

4) 救急看護を実践する看護者は，ケア倫理を理解し倫理的感受性を大切にして看護を展開する．そのために，倫理的問題を認識し実践的対策を立てることができるよう倫理的意思決定能力を養う

5) 倫理が問われる場合には，何らかの『ジレンマ』がある．その時には，社会的規範に従い「何をすべきか」「何が正しいのか」正当化の根拠を示す．答えが出ない場合には，その理由を考える

日本救急看護学会（2007）. 救急医療領域における看護倫理. http://jaen.umin.ac.jp/pdf/nursing_ethics_guideline.pdf（2013年4月10日閲覧）より許可を得て転載

- **救急医療における終末期医療に関する提言（ガイドライン）**

　2007年には日本救急医学会が救急医療における「救急医療における終末期医療に関する提言（ガイドライン）」を示した.

　ガイドラインでは考える道筋が説明されており，臨床で遭遇する葛藤に対する提案を行っている．終末期の判断，延命処置への対応，延命処置中断の方法など，医師の立場として，具体的に記述されている（表4）.

- **救急医療領域における看護倫理**

　看護領域においては，日本救急医学会のガイドラインと時を同じくして，日本救急看護学会から「救急医療領域における看護倫理」ガイドラインが作成された（表5）.

　ガイドラインの中で，救急医療を受ける患者の特性を明らかにし，ケア倫理を大

表6 「集中治療に携わる看護師の倫理綱領」の一部

集中治療における看護師の役割

1. 生きる権利を擁護するために，生命の危機的状況から脱出し，早期回復に向かうよう最善の看護を提供する
2. 知る権利を擁護するために，患者と家族に必要な情報をわかりやすく伝える
3. 治療および看護を選ぶ権利と断る権利を擁護するために，複雑な意思決定を求められる場合や患者本人が治療および看護を選択できない場合に，患者と家族が希望や思いを表現でき，意思決定できるよう支援する
4. 尊厳を持って死に行く患者の権利を擁護するために，重症患者の末期医療に関する勧告などを踏まえ，患者と家族の代弁者となる
5. 患者と家族の権利を擁護した質の高い看護を実践するために，自ら医療の現状に関心を持ち，自己研鑽に努める

日本集中治療医学会（2011）．集中治療に携わる看護師の倫理綱領．http://www.jsicm.org/pdf/110606syutyu.pdf（2013年4月10日閲覧）より許可を得て転載

きく4点に分類している．患者・家族の権利を守るための支援として「アドボカシー」，看護上の法的責任を果たす「責任責務」，患者・家族に関心を示し相手を理解する「ケアリング」，ケア実践において他者と協調し助け合う「協力」である．

ガイドラインの特徴として，看護実践への具体的活用を示している点があげられる．DNAR（do not attempt resuscitation，心肺停止が起きても蘇生を行わない）事例，脳死および臓器移植事例，重度の障害が残る事例，宗教上の治療拒否事例などの事例を紹介し，考えかたを明らかにしている．

● 集中治療に携わる看護師の倫理綱領

日本集中治療医学会では2011年に「集中治療に携わる看護師の倫理綱領」を作成している．倫理綱領では，集中治療を受ける患者の生きる権利，知る権利，治療および看護を選ぶ権利と断る権利，尊厳をもって死にゆく患者の権利を明らかにし，その権利を擁護したうえでの看護実践について述べている．

また，これらの権利擁護には医療現状に常に関心をもち，自己研鑽につとめる看護師のありようにも言及している（表6）．

● 集中治療領域における終末期患者家族のこころのケア指針

さらに終末期において，その家族らしい意思決定支援と悲嘆ケアが実践できるよう，ケアの方向性を示した集中治療領域における終末期患者家族のこころのケア指針が作成されている．終末期患者家族のこころのケアにおいて，終末期患者家族のこころのケア概念図を示し，家族の意思決定支援と悲嘆ケアの関係性を解説したうえで，5つの中核的要素（家族の権利擁護，家族の苦痛緩和，家族との信頼関係の維持，家族が患者の状況が理解できる情報提供，家族のケア提供場面への参加）と実践するための直接的・管理的アプローチについて述べている（図1）．

クリティカルケア領域の特徴である多臓器障害，急激な発症などから，患者自身の意思決定能力が著しく低下した中で，治療・看護を受ける患者にとっての権利擁

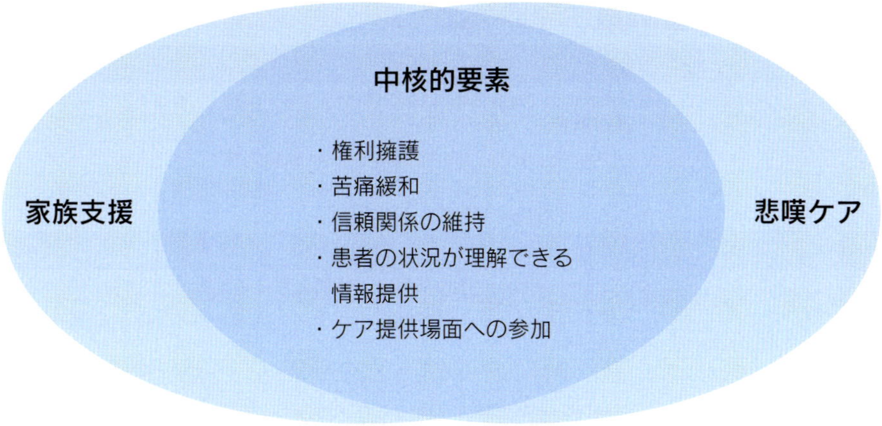

```
         中核的要素

         ・権利擁護
         ・苦痛緩和
家族支援  ・信頼関係の維持      悲嘆ケア
         ・患者の状況が理解できる
          情報提供
         ・ケア提供場面への参加
```

図1 終末期にある家族へのこころのケアの5つの中核的要素
日本集中治療医学会（2011）．集中治療領域における終末期患者家族のこころのケア指針．http://www.jsicm.org/pdf/110606syumathu.pdf（2013年4月10日閲覧）より許可を得て転載

護，患者・家族に対する代理意思決定支援という独特の役割をクリティカルケア領域に従事する看護師には求められる．

　日常のケア実践においては，自己・他者との間に葛藤が生じることがある．そのようなときには，これらの倫理綱領やガイドラインを参照することで，自らのケアの方向性を再確認する一助にしていくことが望ましい．

本書に出てきた欧文と略語

A	
AACN	American Association of Critical-Care Nurses，米国クリティカルケア看護師協会
ACLS	advanced cardiac life support，二次救命処置
APRV	airway pressure release ventilation，気道圧開放換気．自発呼吸を基本とした人工呼吸の管理法

C	
CHDF	continuous hemodiafiltration，持続血液濾過透析
CHOP療法	3種類の抗がん薬と副腎皮質ホルモンを併用する悪性リンパ腫の標準的な治療法
closed question	「はい」「いいえ」で答えることのできる閉じた質問
COPD	chronic obstructive pulmonary disease，慢性閉塞性肺疾患
CRT-D	cardiac resynchronization therapy-defibrillator，心臓再同期治療除細動器

D・E	
DNAR	do not attempt resuscitation，心肺停止が起こっても蘇生を行わない
ERBD	endoscopic retrograde biliary drainage，内視鏡的逆行性胆管ドレナージ法
ethical decision making	倫理的意思決定

G・I	
GAS	general adaptation syndrome，全身適応症候群
IABP	intra-aortic balloon pumping，大動脈内バルーンパンピング
ICD	implantable cardioverter defibrillator，植え込み型除細動器
ICN	International Council of Nurses，国際看護師協会
IPPV	intermittent positive pressure ventilation，間欠的陽圧換気
IPW	inter-professional work，専門職連携協働

M	
MODS	multiple organ dysfunction syndrome，多臓器障害
MOF	multiple organ failure，多臓器不全

N・O	
NPPV	noninvasive positive pressure ventilation，非侵襲的陽圧換気
open question	ある程度考えて具体的な言葉にしなければ答えられない開いた質問

P	
PCPS	percutaneous cardio pulmonary support，経皮的人工心肺装置
PEA	pulseless electrical activity，無脈性電気活動
PTSD	post-traumatic stress disorder，心的外傷後ストレス障害

Q・S・T	
QOL	quality of life，生活の質
SIRS	systemic inflammation response syndrome，全身性炎症反応症候群
TIA	transient ischemic attack，一過性脳虚血発作

V	
VALI	ventilator associated lung injury，人工呼吸器関連肺傷害
VAP	ventilator associated pneumonia，人工呼吸器関連肺炎
VAS	ventricular assist system，補助人工心臓

W	
withdrawal	治療の中止
withholding	新たな治療の差し控え

数字	
4A	ask（質問），affirm（確認），assess（評価），act（実行）．道徳上の苦悩を克服するクリティカルケア看護師の最善な実践

索引

あ

アイデンティティ……………168
アクシデント…………………36
アサーティブ…………………80
　　―・コミュニケーション……80
アセスメント……………96, 109
アドボカシー…………………24
アドボケーター………………34
アンビバレント………………66
言い換え………………………85
医学的適応………………71, 176
意思決定………………………45
　　―支援……………………120
　　―プロセス………………121
意思表示困難…………………63
一人前看護師…………………138
医療チーム………123, 125, 216
　　―調整……………………126
医療費…………………………116
医療モデル……………………125
インシデント……………36, 128
インフォームド・アセント……54
インフォームド・コンセント
　………………………11, 54
　　―の原則…………………11
促し技法………………………78
エンゼルケア…………………185
エンゼルメイク………………104
エンパワーメント……………25

か

介護保険制度…………………116
解釈技法………………………78
解隊サービス…………………129
外的刺激………………………93
回復志向コーピング…………100
カウンセリング………………82

　　―技法……………………82
　　―理論……………………83
家族……………………………159
　　―主義……………………66
課題モデル……………………99
価値観…………………………233
葛藤モデル……………………49
看護記録………………………140
看護者の倫理綱領………238, 254
看護倫理教育…………………138
感情障害………………………175
感情的反応……………………99
感情反映………………………84
感情表出………………………183
カンファレンス………………130
　　―シート…………………133
管理的アプローチ……………128
危機………………………88, 107
　　―介入………………52, 88
　　―介入の原則……………88
　　―モデル…………………91
希死念慮………………………174
機能的モデル（アドボカシーの）
　………………………………26
気分障害………………………175
虐待……………………116, 188
　　―対策委員会……………194
キュア…………………………17
救急医療領域における看護倫理
　………………………………257
救急外来………………………216
共感……………………………171
　　―技法……………………79
　　―的理解…………………86
協働………………………38, 40
協力……………………………38
具申……………………………84

グリーフケア……………98, 102
グリーフワーク………………104
繰り返し………………………83
　　―技法……………………78
クリティカルインシデント……128
ケア……………………………17
　　―リング…………………17
　　―リング理論……………106
経済的問題……………………66
継続教育………………………140
傾聴技法………………………84
ケースカンファレンスシート
　………………………………133
ケースワーク…………………84
ゲートキーパー………………174
研究……………………………245
権利擁護…………………24, 128
高額療養費制度………………116
行動的反応……………………99
行旅病人取扱法………………116
コーピング…………53, 95, 100
　　―モード…………………95
呼吸ケアチーム………………126
こころのケア…………………67
個人情報の保護に関する法律
　………………………………116
個人情報保護法………………116
個人的意思決定………………47
コミュニケーション…………76
コラボレーション…………38, 137
コンサルテーション…………84
コンフリクト……………82, 127

さ

サリー・ガドウ（Gadow, S）……26
シェアード・デシジョン・メーキング
　………………………………9

時間的切迫性……………………65
自己決定…………………………176
死後の処置………………………104
自殺企図……………………174, 238
自殺者……………………………174
支持………………………………83
実存的モデル（アドボカシーの）
　………………………………26
実践能力（看護師の）……………15
質問………………………………84
　―技法…………………………79
児童虐待……………………117, 188
　―の防止等に関する法律
　………………………………116, 117
　―判断チェックリスト………195
　―防止法…………………116, 117
児童相談所………………………189
児童の権利に関する条約………181
死別………………………………104
死亡宣告…………………………103
社会資源…………………………114
社会的問題………………………66
集合教育…………………………139
集中治療における重症患者の末期
　医療のあり方についての勧告
　………………………………256
集中治療に携わる看護師の倫理綱
　領……………………………258
集中治療領域における終末期患者
　家族のこころのケア指針……258
終末期……………………………56
　―医療……………………54, 118
　―医療に関する提言…………257
　―医療の決定プロセスに関する
　　ガイドライン……………202
受容………………………………83
情報交換…………………………127
初心者……………………………138
自律尊重の原則……………11, 143
自律の原則………………………9
事例検討シート………………72, 74
事例分析……………………70, 141
ジレンマ…………………………62
新人看護師………………………138

―教育……………………………139
身体拘束…………………………36
身体障害者福祉制度……………116
身体的虐待………………………188
身体的反応………………………99
心不全……………………………59
心理的虐待………………………188
心理的ストレスモデル…………94
心理的ストレス理論…………93, 94
診療録……………………………58
スーパービジョン………………84
ストレス………………………93, 95
　―コーピング理論……………93
　―反応…………………………93
　―マネジメント………………93
　―モデル………………………96
ストレッサー……………………93
スピリチュアリティ……………106
スピリチュアルケア
　…………………………106, 109, 112
スピリチュアルニーズ…………112
スピリチュアルペイン……106, 107
生活保護法………………………116
正義の原則……………………8, 143
誠実の原則………………………9
精神的動揺………………………65
性的虐待…………………………188
責任………………………………32
責務………………………………32
接遇………………………………140
セリエ（Hans Selye）……………93
善行の原則………………8, 11, 143
専心………………………………19
専門職連携協働…………………67
臓器移植…………………………153
臓器提供意思表示カード………153
喪失志向コーピング……………100
ソーシャルサポート……………53

た

ターミナルケア…………………57
対決技法…………………………79
代理意思決定……53, 62, 120, 234
多職種カンファレンス……137, 208

多専門職カンファレンス………137
多臓器障害………………………57
多臓器不全………………………57
達人看護師………………………139
段階モデル………………………99
チーム医療…………………41, 125
チームカンファレンス…………134
中堅看護師………………………138
忠誠の原則………………………10
直接的アプローチ………………128
治療拒否…………………………211
治療選択…………………………57
治療中止…………………………159
沈黙技法…………………………79
適応………………………………71
デフュージング…………………128
デブリーフィング……………129, 143
デモビリゼーション……………129
同意能力……………………12, 13
動員解除…………………………129
同感………………………………171
道徳………………………………2
　―的責務………………………34
トータルペイン…………………107
徳…………………………………21
閉じ込め症候群…………………64
突然死……………………………179
ドナーカード……………………153

な

ナイチンゲール（Florence Nightingale）…………………………17
ナラティブ……………………70, 202
二重過程モデル………………99, 101
二重投稿…………………………250
二重発表…………………………250
人間尊重モデル（アドボカシーの）
　………………………………27
認知的反応………………………99
ネグレクト…………………188, 192
脳死………………………………153
ノディングズ（Nel Noddings）
　………………………………18

は

- パターナリズム……………9, 202
- パターン（アドボカシーの）……28
- パターン痕………………………194
- 判断力不足…………………………63
- 悲嘆…………………………………98
  - 一反応…………………98, 183, 184
  - 一プロセス………………99, 100
- ヒューマンケア……………………20
- 非倫理的行為……………………238
- フィードバック……………………84
- 複雑性悲嘆………………………100
- 父権主義……………………………9
- プレホスピタルケア………………62
- 分散教育…………………………141
- ベッドコントロール……………225
- ベナー（Patricia E. Benner）……20
- 法……………………………………3
- 防衛機制……………………………66
- 暴言………………………………117
- 法的責務……………………………33
- 暴力行為…………………………117
- 保証技法……………………………79

ま

- マリー・コーンク（Kohnke, M. F.）…………………………………26
- 看取り……………………………152
- 無害の原則…………………12, 143
- 明確化………………………………84
  - 一技法……………………………79

メイヤロフ（Milton Mayeroff）…………………………………18
- 物語論………………………………70

や

- 擁護者………………………………34
- 要約…………………………………85
  - 一技法……………………………78
- 予期悲嘆…………………………101

ら

- 来院時心肺停止…………………179
- ライフストーリー…………………70
- ラザルス（Richard S. Lazarus）…………………………………93, 96
- ラポール………………………172, 182
- リア・カーティン（Curtin, L. L）…………………………………27
- 利益相反…………………………250
- リビングウィル……………………64
- リファー……………………………84
- リフレクション…………………113
- リレーション………………………83
- 臨床倫理原則………………………10
- 倫理…………………………………2
  - 一カンファレンス………………130
  - 一教育…………………………138
  - 一原則……………………7, 10
  - 一の5原則………………………8
  - 一調整……………………………5
  - 一的意思決定…………………5, 6

- 一的意思決定プロセス……………6
- 一的課題…………………………52
- 一的ジレンマ……………62, 138
- 一的問題……………127, 138
- 一ワークショップ………………135
- レイニンガー（Madeleine M. Leininger）……………………20
- 労災保険制度……………………116

わ

- ワトソン（Jean Watson）…………………………………20, 106

欧文

- AIUEOTIPS………………………64
- APN…………………………………5
- CNS-FACE 家族アセスメントツール……………………………103
- CPAOA…………………………179
- DNAR………………………57, 64
- ICN 看護師の倫理綱領………254
- ICU………………………………217
- IPW…………………………………67
- MODS………………………………58
- MOF…………………………………57
- QOL…………………………………72

数字

- 3つの「変」（児童虐待の）……192
- 4A（ask, affirm, assess, act）……55
- 4分割表……………………………71

看護のためのクリティカルケア場面の問題解決ガイド
基礎からわかる臨床に活かす倫理調整

発　行	2013年10月10日　第1版第1刷Ⓒ
監　修	一般社団法人　日本クリティカルケア看護学会
編　者	江川幸二（えがわこうじ）・山勢博彰（やませひろあき）
発行者	青山　智
発行所	株式会社　三輪書店
	〒113-0033　東京都文京区本郷6-17-9
	☎ 03-3816-7796　FAX 03-3816-7756
	http://www.miwapubl.com
印刷所	三報社印刷　株式会社

本書の内容の無断複写・複製・転載は，著作権・出版権の侵害となることがありますのでご注意ください．

ISBN978-4-89590-445-2　C 3047

JCOPY ＜(社)出版者著作権管理機構 委託出版物＞
本書の無断複写は著作権法上での例外を除き禁じられています．複写される場合は，そのつど事前に，(社)出版者著作権管理機構（電話 03-3513-6969, FAX 03-3513-6979, e-mail: info@jcopy.or.jp）の許諾を得てください．

■ 見てわかる！誤嚥性肺炎を防ぐ決め手

図解 ナース必携 誤嚥を防ぐ ポジショニングと食事ケア
食事のはじめからおわりまで

編集　迫田 綾子（日本赤十字広島看護大学客員教授）

あなたの患者さんは，食事場面で体が傾いてはいないだろうか．顎があがったまま，食事をしようとしてはいないだろうか．

2012年（平成23年）人口動態統計の死亡数・死亡率の死因順位では，第3位が肺炎となり，長くその地位にあった脳血管疾患を抜いた．高齢による死因での肺炎の比重が増してきていることがうかがえる．本書では，安全に食べるために必要な嚥下のメカニズム等の基礎知識，「ポジショニング 5つのポイント」やアセスメントの進め方等を解説，一読すれば実際に誤嚥を防ぐポジショニングができるようになる構成となっている．食事時の適切なポジショニングは，対象者の自立を促し，誤嚥を予防し，ひいては命を守ることにつながる重要なケアであることは，臨床知として認識されるものだろう．患者さんの安全を守り，さらに療養中の楽しみでもある食事を通して，豊かな生活を支えるスキルを得られる1冊である．

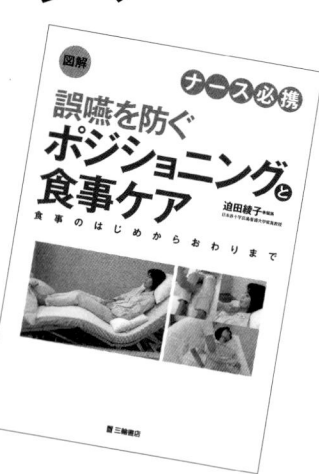

■ 主な内容 ■

誤嚥を防ぎ，安全に食べるための　ポジショニング　5つのポイント
ポジショニングで知っておきたいメカニズム

第1章　おさえようポジショニングの基本
① 食事におけるポジショニング
② 摂食・嚥下のメカニズム
③ 誤嚥
④ ポジショニングにおける倫理的配慮

第2章　食事時のアセスメント
① 食事時のアセスメントの進めかた

第3章　ポジショニングの実際
① ベッドでの姿勢を整える
② ベッド上での食事時のポジショニングと介助
③ ベッド上端座位のポジショニング
④ 車いす上座位でのポジショニング（シーティング）
⑤ 在宅における食事のポジショニング

第4章　食事援助のポイント
① 自力摂取をめざした安全な食事援助
② 誤嚥リスクとケア
③ 窒息時のケア
④ 患者・家族指導
⑤ 増粘剤と使用方法

第5章　食べるための口腔ケア
① 口腔ケア
② 口腔ケアの方法
③ 食前の口腔ケア
④ 食後の口腔ケア

第6章　嚥下障害がある患者の服薬
① 服薬とリスク管理
② 安全な服薬法
③ 与薬時のポジショニング

第7章　ポジショニング・トレーニング
① 身体が足元にずれた
② ベッドと腰の位置が合わない
③ 介助が不十分で頸部が伸展
④ 見守りから食事介助移行が不適切
⑤ 足底に力が入らない
⑥ 身体が傾く
⑦ 食事介助で患者の頸部が伸展

付　録
① 嚥下体操
② 口腔ケアのための必要物品の選択
③ 自立のための便利用品
④ ポジショニングに使用する便利用品

コラム
● ポジショニングで変わった看護観
● やったつもりのポジショニング
● ポジショニングで患者の意欲向上
● 総義歯での食事
● 精神疾患と拒薬

● 定価 2,520円（本体 2,400円＋税5％）　B5　頁184　2013年　ISBN 978-4-89590-441-4

お求めの三輪書店の出版物が小売書店にない場合は，その書店にご注文ください．お急ぎの場合は直接小社に．

〒113-0033
東京都文京区本郷 6-17-9　本郷綱ビル

三輪書店

編集 ☎03-3816-7796　FAX 03-3816-7756
販売 ☎03-6801-8357　FAX 03-3816-8762
ホームページ：http://www.miwapubl.com